任应秋

中医基础理论十讲

任应秋 著

中国健康传媒集团
中国医药科技出版社

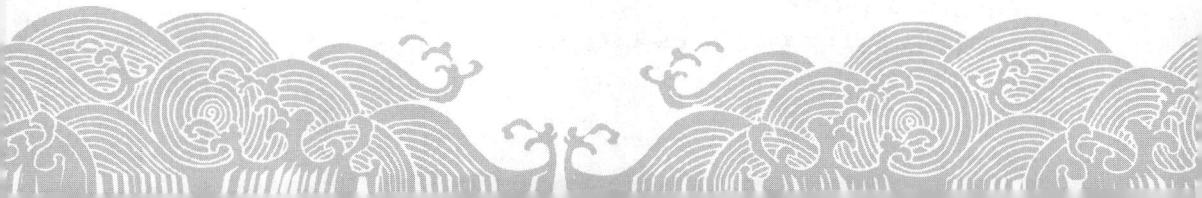

内 容 提 要

中医基础理论是学习中医的基础课之一，是临床诊疗的基石，既是临床诊疗的基础也是工具。中医基础理论是诊断立法、遣方用药的"规矩"，无论是初入杏林中医学子或是中医爱好者，中医基础理论都是必修课。任应秋先生是国内享有盛名的中医专家，其对中医基础理论的研究有很深的造诣，本书设十讲，从阴阳、藏象、气血、病因病机等内容层层深入讲解中医基础，对中医基础理论研究的科学工作者具有一定的参考价值，并且为中医学生提供学习中医的方法与门径，是中医初学者以及中医爱好者的参考用书。

图书在版编目（CIP）数据

任应秋中医基础理论十讲／任应秋著 . — 北京：中国医药科技出版社，2019.4
ISBN 978-7-5214-1050-1

Ⅰ . ①任… Ⅱ . ①任… Ⅲ . ①中医医学基础 Ⅳ . ① R22

中国版本图书馆 CIP 数据核字（2019）第 053980 号

美术编辑　陈君杞
版式设计　也　在

出版　**中国健康传媒集团** | 中国医药科技出版社
地址　北京市海淀区文慧园北路甲 22 号
邮编　100082
电话　发行：010 - 62227427　邮购：010 - 62236938
网址　www.cmstp.com
规格　710 × 1000mm $\frac{1}{16}$
印张　15 $\frac{1}{2}$
字数　237 千字
版次　2019 年 4 月第 1 版
印次　2024 年 3 月第 2 次印刷
印刷　三河市万龙印装有限公司
经销　全国各地新华书店
书号　ISBN 978-7-5214-1050-1
定价　**39.00 元**

任应秋先生（1914～1984年）是近现代中医学史上一位不能不提及的学者，他是我国著名的中医学家和中医教育学家，其学术成就在业界有口皆碑。先生一生著有学术专著四十余部，论文及著述五百余篇，内容涉及中医学史、中医文献学、中医临床学、医古文教育、中医基础理论、中医各家学说、中医经典著作研究等诸多领域。其中，中医学理论的整理和研究，是先生尤为重视的学术范畴，并为其做出了卓越的贡献。诸如，任先生率先提出了"中医学理论体系""辨证论治""理法方药"等重要的中医学理论概念等。

关于中医学理论的话题，在国内外相关学术界的争论已有百余年的历史，至今这个讨论也没有停歇过。归结其焦点有两个：一是中医是否有理论？二是中医理论是否科学？今天我们整理出版《任应秋中医基础理论十讲》一书，也是顺应了这一思潮。

从中医学术发展史的角度讲，名家的学术心得和临床经验都经历了临床实践验证，是值得我们汲取和借鉴的，因此承认中医学是有理论的已是不争的事实。

从现代实验科学认识论的角度来看，中医学理论不是科学理论，这是显而易见的。但在多元化的现代社会中，并不是只有实验科学才有价值，才叫科学。因此，中医学理论是否科学？这个问题并不重要了，重要的是中医学理论存在于当下的价值是什么！这是我们编著此书的目的所在。

说到底，"科学"只是人类认识世界的一种方法，而探求客观世界的真谛、规律，绝不只有一种方法、一种理论，应该是多元化的。那么，认识人体，研究人类的健康和疾

前　言

病，产生了中西医两种医学体系的并峙，这是完全可以理解的。中国几千年的历史可证明，中医学对中华民族的生存和繁衍做出了无可争议的贡献。而且，时至今日中医学还在服务于人类的健康事业，并逐渐地走出了国门，走向了世界。正如任先生所言：历经千载更光辉！如果仅仅限于经验，限于文化，而没有理论的医学，是不可能做到的。

按照任应秋先生的认识，中医学不仅仅是一些经验和技术的堆砌，更重要的是，中医学有一套相当严谨的理论体系，诸如阴阳五行学说、藏象学说、辨证论治学说、理法方药学说等，正是这些中医学的理论对今天的中医临床实践的指导，中医才会不断地创造出临床的奇迹，也正是中医学理论知识的不断丰富，才会使中医学的传承和教育不断地发展和壮大。

在任应秋先生的相关论著中，我们可以看到，他也曾在中西医结合的道路上探索过，但是由于中西医学有着完全不同的立论和方法论，因此，现今也只能停滞在临床治疗方面的相互补充，以及学术上的相互理解和诠释，至于其理论的融合几乎是没有可能的，目前看来也没有这个必要，但是两种医学相互的启迪还是非常有价值的。我们可以从任应秋先生的相关论著中发现，中医学可以在西医学知识的启迪下，更合理地解释和理解中医学的一些理论认识，而中医学天人合一的宇宙观、自然整体的生命观、平衡消长的运动观，对西医学及其他人类科学的启迪也是别的医学不可替代的。

本书收集了任应秋先生 1946～1983 年间的相关文章和讲稿，在既定主题的前提下，笔者尽量按照时间的顺序进行编排。为了避免文章在内容上不必要的重复，我们采用了节选、合编的整理方式，但严格遵守了先生在文字中想表达的旨意。从跨度近半个世纪的文字来看，有些地方不可避免地带有时代思潮的一些印记，但在字里行间可以清楚地看到，先生始终没有背离中医学的思维方法和医学宗旨，因此这并不妨碍我们去了解前辈的学术观点和治学态度，反倒会激发我们对某些问题的反思。此外，我们还可以近距离地了解他们这一代中医人的非凡经历，为中医学理论体系的创立和发展所作出的不朽贡献，或权当是对中医学理论发展史的一次穿越吧！

任廷革

2019 年 3 月 20 日

目 录

第一讲

阴阳五行学说

中医学的阴阳认识论（1956年）

一、阴阳学说渗入医学

阴阳学说是我国农耕社会的产物，对我国学术思想形成和发展的影响很大，从《史记·孟子荀卿列传》中记载驺衍的"阴阳消息"便可概见，因而当时的医学受其影响也不能例外。太史公司马迁在《六家要旨》中说："夫阴阳、四时、八位、十二度、二十四节，各有教令，顺之者昌，逆之者不死则亡，未必然也，故曰使人拘而多畏。夫春生、夏长、秋收、冬藏，此天道之大经也，弗顺，则无以为天下纲纪，故曰四时之大顺，不可失也。""阴阳"在当时社会上占有这样的权威，宜乎无一不受其影响。尤其是"阴阳灾异"的理论，与"疾病寿夭"的理论极为接近，因而医学受到阴阳学说的影响也是最大的。

《左传》昭公元年记载，秦国的医和诊晋侯的病时说："天有六气，降生五味，发为五色，征为五声，淫为六疾。六气曰：阴、阳、风、雨、晦、明也。分为四时，序为五节，过则为灾。阴淫寒疾，阳淫热疾，风淫末疾，雨淫腹疾，晦淫惑疾，明淫心疾。女，阳物而晦时，淫则生内热惑蛊之疾。"医和这个说法，与司马迁述阴阳家之言基本上是一致的，兼以董仲舒之流大力渲染"阴阳灾异"说，其对医学影响尤深。

《汉书·五行志》中云："形罚妄加，群阴不附，则阳气胜，故其罚常阳也……及人则多病口喉咳者，故有口舌疴。"又云："盛夏日长，暑以养物，政弛缓，故其罚常奥也。奥则冬温，春夏不和，伤病民人，故极疾也。"又云："寒气动，故其鱼孽……极阴之孽也……及人则多病耳者，故有耳疴。"《汉书·五行志》中这类的说法很多，这些都可能是影响医学的渊薮。从此以后，阴阳便随时出于医家之口，阐述于医学经典之中。

二、《内经》中的阴阳说

《内经》中阐述的阴阳至夥至繁，综其要义不外以下几方面。

（一）保持了农耕社会的原始意识

《内经》中的阴阳学说，既然是接受远古农耕社会"教授民时"的阴阳概念及其推求"灾异"的演变而来的，因而仍然摆脱不掉农耕社会的原始意识。例如《素问·四气调神论》中云："夫四时阴阳者，万物之根本也，所以圣人春夏养阳，秋冬养阴，以从其根。"《素问·阴阳离合论》中云："天为阳，地为阴，日为阳，月为阴。"《素问·阴阳应象大论》中云："阴阳者，天地之道也，万物之纲纪，变化之父母，生杀之本始，神明之府也。"《素问·阴阳应象大论》中云："故积阳为天，积阴为地，阴静阳躁，阳生阴长，阳杀阴藏。"《素问·阴阳应象大论》中云："水为阴，火为阳，阳为气，阴为味。"以上"天地""日月""春夏""秋冬""变化""生杀""躁静""养藏"等，都是农耕社会的人们必具的知识，而且是人们最能亲身体会到的，所以《内经》中的阴阳基本上没有摆脱掉这样的认识。

（二）说明一切事物对立统一的现象

《内经》用阴阳学说来说明一切事物发展过程中所存在的矛盾及其矛盾运动，可以说是在原有的基础上将阴阳学说又向前推进了一步。

《内经》认为，自然界的一切现象和过程普遍都含有矛盾着两个方面，它们有互相排斥、互相对立的趋向，称其为"阴阳"。如《素问·四气调神大论》中云："故阴阳四时者，万物之终始，死生之本也，逆之则灾害生，从之则苛疾不起，是谓得道。"《素问·生气通天论》中云："阴者，藏精而起亟也；阳者，卫外而为固也。"《素问·生气通天论》中云："凡阴阳之要，阳密乃固，两者不和，若春无秋，若冬无夏，因而和之，是为圣度。故阳强不能密，阴气乃绝；阴平阳秘，精神乃治；阴阳离决，精神乃绝。"《素问·阴阳应象大论》中云："天地者，万物之上下也；阴阳者，血气之男女也；左右者，阴阳之道路也；水火者，阴阳之征兆也；阴阳者，万物之能始。故曰：阴在内，阳之守也；阳在外，阴之使也。"《素问·阴阳离合论》中云："天覆地载，万物方生，未出地者，命曰阴处，名曰阴中之阴；则出地者，命曰阴中之阳。阳予之正，阴为之主。故生因春、长因夏、收因秋、藏因冬，失常则天地四塞。阴阳之变，其在人者，亦数之可数。"《素问·气交变大论》中云："阴阳往复，寒暑迎随……太过不及，专胜兼并。"

诸如"四时""万物""终始""死生""逆从""藏亟""卫固""有无""离决""平秘""气血""男女""左右""水火""内外""使守""覆载""出处""生长""收藏"等等，这些说明一切事物都是充满着矛盾的，而且是在矛盾中发展和变化着的。所谓"阴阳往复，寒暑迎随"，世界的一切事物总是这么矛盾着的。所谓"生因春，长因夏，收因秋，藏因冬"，整个世界并非静止的，而是在矛盾中变化着的。并强调说"阴阳之要，阳密乃固"。

总之，《内经》对世界做这样的看法，具有这样的观点，可说是并非形而上学的，而具有了辩证法的元素。

（三）说明人体的统一整体性

《内经》认为，人体是内外环境是互相关联的、完整的统一体。尽管中医学在远古时不认识什么是生命的物质基础，但中医学对生命过程中（时间）的统一整体观是有相当认识的，这个认识以什么为代表呢？就是阴阳学说。

如《素问·生气通天论》中云："夫自古通天者，生之本，本于阴阳。天地之间，六合之内，其气九州、九窍、五脏、十二节，皆通乎天气。"《素问·生气通天论》中云："平旦人气生，日中而阳气隆，日西而阳气已虚，气门乃闭。"《素问·金匮真言论》中云："阴中有阴，阳中有阳。平旦至日中，天之阳，阳中之阳也；日中至黄昏，天之阳，阳中之阴也。合夜至鸡鸣，天之阴，阴中之阴也；鸡鸣至平旦，天之阴，阴中之阳也。故人亦应之。夫言人之阴阳，则外为阳，内为阴；言人身之阴阳，则背为阳，腹为阴；言人身之脏腑中阴阳，则脏者为阴，腑者为阳。"《素问·阴阳应象大论》中云："故清阳为天，浊阴为地；地气上为云，天气下为雨；雨出地气，云出天气。故清阳出上窍，浊阴出下窍；清阳发腠理，浊阴走五脏；清阳实四肢，浊阴归六腑；水为阴，火为阳；阳为气，阴为味；味归形，形归气，气归精，精归化，精食气，形食味，化生精，气生形；味伤形，气伤精，精化为气，气伤于味；阴味出下窍，阳气出上窍；味厚者为阴，薄为阴之阳；气厚者为阳，薄为阳之阴。"等等。

以上这些论述主要在说明，人体并不是孤立的存在，其所以有生命就是因为人体的内在环境和外在的环境是息息相关的，认为"九窍""五脏""十二节"等"皆通乎天气"。又如出上窍（即耳、目、口、鼻）的清阳，指涕、唾、气、液等类；出下窍（前阴、后阴）的浊阴，指屎、尿等类。发腠理的清阳，指体温及经蒸发不见点滴的汗液；走五脏的浊阴，指血液里可提供营养的诸种物质，为新陈代谢及内分泌等功用所需。实四肢的清阳，指营养物质所发生的营养作用；归六腑的浊阴，指营养代谢后的剩余物质等。然而这些生理的变化，是受着外在环境的影响的。所以《内经》在远古时期，便以自然界的"天""地""云""雨"与人体的"气""味""精""形"比拟而谈。如《素问·天元纪大论》中说："阴中有阳，阳中有阴。"又云："动静相召，上下相临，阴阳相错，而变由生也。"这就是《内经》基于阴阳认识的人体整体观。

（四）观察和认识病理变化的过程

《内经》认为，当人体与环境正常的相互联系被破坏时，这便是疾病发生的原因所在，即中医学认为的"阴阳失调"。

如《素问·阴阳应象大论》中说："阴胜则阳病，阳胜则阴病，阳胜则热，阴胜则寒，重寒则热，重热则寒。"《素问·阴阳应象大论》中云："阳胜则身热，腠理闭，喘粗为之俯仰，汗不出而热，齿干以烦冤、腹满死，能冬不能夏；阴胜则身寒，汗出，身常清，数栗而寒，寒则厥，厥则腹满死，能夏不能冬。此阴阳更胜之变，病之形能也。"

所谓"阳胜"是指生理机能的亢奋，"阴胜"则是指生理机能的衰减。如心功能亢奋，血液循环便会加快，血压会升高，热觉中枢亢奋便会发热，所以说"阳胜则热"；反之，心功能衰减，血循环变慢，血压会降低，热觉中枢衰减便会体温低落，所以说"阴盛则寒"。如身热、腠理闭、喘粗、齿干、烦冤，这便是生理机能过度亢奋的结果，中医学辨为"大青龙汤"的表实里热证；汗出身常清、数栗而寒、寒则厥，这是生理功能过分衰竭的结果，中医学辨为"四逆汤"的表虚里寒证。于此，《内经》用阴阳来说明人体机能的亢奋和衰减的两种病理现象。

又如《素问·调经论》中说："帝曰：经言阳虚则外寒，阴虚则内热，阳盛则外热，阴盛则内寒……不知其所由然也。岐伯曰：阳受气于上焦，以温皮肤分肉之间，今寒气在外，则上焦不通，上焦不通，则寒气独留于外，故寒栗。帝曰：阴虚生内热奈何？岐伯曰：有所劳倦，形气衰少，谷气不盛，上焦不行，下脘不通，胃气热，热气熏胸中，故内热。帝曰：阳胜则外热奈何？岐伯曰：上焦不通利，则皮肤致密，腠理闭塞，玄府不通，卫气不得泄越，故外热。帝曰：阴盛生内寒奈何？岐伯曰：厥气上逆，寒气积于胸中而不泻，不泻则温气去，寒独留，则血凝泣，凝则脉不通，其脉盛大以涩，故中寒。"所谓"阳胜"是指表实证，如症见发热、无汗的麻黄汤证;"阴胜"是指里实证,如痰饮、水肿之类;"阳虚"是风伤卫,如桂枝汤证,症见发热、恶寒;"阴虚"是里虚证,如虚劳、潮热之类。这里的阴、阳又是代表病理变化的机势了。

又如《素问·阴阳应象大论》中云:"阳化气,阴成形。"《素问·阴阳应象大论》中云:"阴在内,阳之守也;阳在外,阴之使也。"《素问·生气通天论》中云:"阴之所生,本在五味,阴之五宫,伤在五味。"这里的阴、阳,是指人体的物质(形)和功能(气)两方面而言。如肠胃消化、血管运输的种种营养物质都是内在的,所以说"阴在内";营养物质通过了新陈代谢的作用,而产生各种功能活动便都显著可见的,所以说"阳在外"。"阴"是供给"阳"的物质条件,"阳"的功能作用以"阴"为物质基础,所以说"阳之守""阴之使"。而物质和功能总要保持一种平衡状态,一旦出现不平衡便要发生疾病。如《素问·生气通天论》中云:"阴不胜其阳,则脉流薄疾,并乃狂;阳不胜其阴,则五脏气争,九窍不通。"阴不胜阳,就是物质缺乏,会发生营养分消耗过度的"真阳外越",所以说"并乃狂";阳不胜阴,是功能衰弱,而有郁血、蓄水等阴盛的现象出现,所以说"九窍不通"。前者是阴虚的虚证,后者是阴盛的实证,这是"阴"代表物质,"阳"代表功能的又一情况。

总之,《内经》的"阴"指物质,"阳"指功能;"阳盛"即为亢进性的实证,"阳虚"即为衰减性的虚证;"阴虚"多为营养不良、体液缺损,"阴盛"每指循环障碍、瘀血蓄水等现象。《内经》用阴阳学说观察和认识病理大概至此。

三、《伤寒论》中的阴阳说

张仲景在《伤寒卒病论集·自序》中说:"博采众方,撰用《素问》《九卷》《八十一难》《阴阳大论》《胎胪药录》,并平脉辨证,为《伤寒杂病论》。"可见《伤寒论》也要受到《内经》阴阳学说的影响。可是全书398条(赵开美本)中,谈及阴阳的不过30余条,兹就其所谈的内容,分述如下。

(一)描述两种不同性质的脉搏

《伤寒论》第3条云:"太阳病,或已发热,或未发热,必恶寒,体痛呕逆,脉阴阳俱紧者,名为伤寒。"第283条云:"病人脉阴阳俱紧,反汗出者,亡阳也。"第6条云:"风温为病,脉阴阳俱浮,自汗出,身重,多眠睡，鼻息必鼾，语言难出。"第 97 条云："太阳病未解，脉阴阳俱停（一作微），必先振栗，汗出而解，但阳脉微者，先汗出而解，但阴脉微者，下之而解，若欲下之，宜调胃承气汤。"以上阴阳两脉同属一种性类，即"俱紧""俱浮""俱停"。此处阴阳代表的是脉诊的部位或诊法，因而有的注家以"寸"为阳、以"尺"为阴，有的注家以"轻举"为阳、"重取"为阴。无论其阴阳为何义，而其各代表一方面则是一致的。

《伤寒论》第 12 条云："太阳中风，阳浮而阴弱，阳浮者，热自发，阴弱者，汗自出，啬啬恶寒，淅淅恶风，翕翕发热，鼻鸣干呕者，桂枝汤主之。"第 100 条云："伤寒阳脉涩，阴脉弦，法当腹中急痛，先与小建中汤，不差者，小柴胡汤主之。"第 274 条云："太阴中风，四肢烦疼，阳微阴涩而长者，为欲愈。"以上阴阳两脉是属不同性类的脉象，但同样有"尺""寸"部位和"轻取""重取"的意义。其中可以看出脉搏受着机体整体的影响：如充血发热则阳"浮"，汗出热解则阴"弱"，因疼痛影响而脉管紧张度增高则见"弦"等均是；阳脉不过分的亢奋而脉"微和"，阴脉并不衰竭而脉"长浮"，这是体力恢复的征象，因而都主病势欲愈。

《伤寒论》第 178 条云："脉按之来缓，时一止复来者，名曰结。又脉来动而中止，更来小数，中有还者反动，名曰结阴也；脉来动而中止，不能自还，因而复动者，名曰代阴也。得此脉者必难治。"结阴、代阴，都是指歇止脉。"结"之歇止，一止后有若干搏动特别加速，以补偿歇止的至数，所以说"动而中止，更来小数"。"代"之歇止，一止后没有加速的补偿，所以说"动而中止，不能自还"。但不管何种歇止脉象，多由心肌收缩力的衰弱引起，血液不能持续不断地输送于桡骨动脉的结果，故为"难治"之症。所以这个"阴"字，仍然含有衰减的意思。

《伤寒论》第 245 条云："脉阳微而汗出少者，为自和也；汗出多者，为太过。阳脉实，因发其汗，出多者，亦为太过。太过者，为阳绝于里，亡津液，大便因鞕也。"第 246 条云："脉浮而芤，浮为阳，芤为阴，浮芤相搏，胃气生热，其阳则绝。"这两条是在说明"阳脉"属亢奋性的脉搏，所以称"阳脉实""浮为阳"。

《伤寒论》中所涉及的"脉"之阴阳者，只此 11 条，但有人颇怀疑这 11 条均非仲景本文。

（二）创立三阴三阳的辨证论治方法

《伤寒论》运用阴阳说创立了辨证论治的方法，这就是"三阴三阳"的基本辨治方法。所以从来读《伤寒论》者，无不以先了解仲景"三阴三阳"的精义为首要。三阴即太阴、少阴、厥阴，三阳即太阳、阳明、少阳，合之而为"六经"。

柯韵伯说："仲景之六经，是经略之经，而非经络之经。"这话很有道理。所谓"经略"，就是客观地对一切事物进行全面的观察得到通盘的了解后，从而予以处理的方式方法。如太阳、阳明、少阳都属阳性病证，太阴、少阴、厥阴都属阴性病证；太阳、阳明、少阳都属热性病证，太阴、少阴、厥阴都属寒性病证；太阳、阳明、少阳都属实性病证，太阴、少阴、厥阴都属于虚性病证。这阴阳、寒热、虚实之中，又有在表、在里和在半表半里的不同。太阳是表，少阴也是表，太阳之表属热属实，少阴之表属寒属虚；阳明是里，太阴也是里，阳明之里属热属实，太阴之里属寒属虚；少阳是半表半里，厥阴也是半表半里，少阳之半表半里属热属实，厥阴之半表半里属寒属虚。太阳、少阴都是表，太阳之表证见"发热""恶寒"，少阴之表证见"无热恶寒"；阳明、太阴都是里，阳明之里证见"胃实"，太阴之里证见"自利"；少阳、厥阴都是半表半里，少阳的半表半里证见"寒热往来"，厥阴的半表半里证见"厥热进退"。太阳、少阴都是表，太阳之表"可汗"，少阴之表"不可汗"；阳明、太阴都是里，阳明之里"可下"，太阴之里"不可下"；少阳、厥阴都是半表半里，少阳之半表半里"可和解"，厥阴之半表半里"不可和解"。而三阳病唯恐其"热"，三阴病唯恐其"寒"；三阳病唯恐其"实"，三阴病唯恐其"虚"；三阳病的体力抵抗都未至于衰减，所以三阳病很少见死证；三阴病的体力抵抗都感不足，所以三阴病的机势较为危殆。

总之，太阳病多属于疾病的发展期，少阳病多属于渐病期，阳明病多属于亢极期，太阴病多属于渐衰期，少阴病多属于衰减期，厥阴病多属于极弱期。如此错综复杂的分析和归纳，即所谓"六经万变"，便构成了《伤寒论》三阴三阳辨证论治的治疗法则，经若干中医千余年来临床实践经验的证明，这种以"阴阳"来辨识疾病的辨证法则完全是正确的。

（三）用阴阳俱虚描述人体的衰惫

《伤寒论》第 23 条云："太阳病，得之八九日，如疟状，发热恶寒，热多寒少，其人不呕，圊便欲自可，一日二三度发，脉微缓者，为欲愈也。脉微而恶寒者，此阴阳俱虚，不可更发汗更下更吐也。"第 153 条云："太阳病，医发汗，遂发热恶寒，因复下之，心下痞，表里俱虚，阴阳气并竭，无阳则阴独，复加烧针，因胸烦，面色青黄，肤者，难治，今色微黄，手足温者，易愈。"第 111 条云："阴阳俱虚竭，身体则枯燥，但头汗出，齐颈而还，腹满微喘，口干咽烂，或不大便，久则谵语，甚者至哕，手足躁扰，捻衣摸床。"第 337 条云："凡厥者，阴阳气不相顺接，便为厥，厥者，手足逆冷是也。"

以上四条都是讲"阴阳俱虚"的情况，阴阳俱虚是人体物质缺损、功能衰竭的严重情况。如"阴阳气不相顺接，便为厥"，即体温（阳）极度降低，营养（阴）不能提供能量，于是出现"不相顺接"的情况。又如"脉微而恶寒者，此阴阳俱虚"，因体温低落而恶寒，是为"阳虚"，因心脏衰弱血液减少而脉微，是为"阴虚"，基本上是一个原因。又如阴阳气并竭的"面色青黄，肤眴者"，这是因脱水的血循环障碍现象，属于阴虚，"无阳则阴独"属于阳虚。

总而言之，"阴阳俱虚"是物质和功能同时衰惫的结果；相反"阴阳自和者"是良好的转归。如第 58 条所说："凡病，若发汗、若吐、若下，若亡血、亡津液，阴阳自和者，必自愈。"这就是说，凡是治病，不管用"汗""吐""下"任何一种方法，只要机体的物质和功能不发生太大的损害而能自和的，总是良好的征象。

（四）用亡阳描述严重脱水征象

《伤寒论》第 27 条云："太阳病，发热恶寒，热多寒少，脉微弱者，此无阳也，不可发汗，宜桂枝二越婢一汤。"第 30 条云："问曰：证像阳旦，按法治之而增剧，厥逆，咽中干，两胫拘急而谵语。师曰：言夜半手足当温，两脚当伸，后如师言。何以知此？答曰：寸口脉浮而大，浮则为风，大则为虚，风则生微热，虚则两胫挛，病形像桂枝，因加附子参其间，增桂令汗出，附子温经，亡阳故也。"第 211 条云："发汗多，若重发汗者，亡其阳，谵语，脉短者死，脉自和者不死。"第 245 条云："因发其汗，出多者，亦为太过，太过者，为阳绝于里，亡津液，大便因硬也。"第 283 条云："病人脉阴阳俱紧，反汗出者，亡阳也，此属少阴，法当咽痛而复吐利。"第 346 条云："伤寒六七日不利，便发热而利，其人汗出不止者死，有阴无阳故也。"

《伤寒论》中的"无阳"或"亡阳"，只此数条，而无阳或亡阳的表现只有两个，一是"大出汗"，一是"脉微弱"。"大出汗"的结果是脱水，脱水的结果是血液浓缩，血液浓缩的结果是心排受阻、血液循环障碍。其实，亡阳就是阴虚所造成的，古人比较强调功能作用，所以只言"亡阳"而不言"亡阴"。

（五）用阳盛描述血循环亢奋

《伤寒论》第 46 条云："太阳病，脉浮紧，无汗、发热，身疼痛，八九日不解，表证仍在，此当发其汗，服药已微除，其人发烦目瞑，剧者必衄，衄乃解，所以然者，阳气重故也，麻黄汤主之。"第 48 条云："二阳并病，太阳初得病时，发其汗，汗先出不彻，因转属阳明，续自微汗出，不恶寒，若太阳病证不罢者，不可下，下之为逆，如此可小发汗，设面色缘缘正赤者，阳气怫郁在表，当解之熏之，若发汗不彻，不足言，阳气怫郁不得越，当汗不汗，其人躁烦。"第 111 条云："太阳病中风，以火劫发汗，邪风被火热，血气流溢，失其常度，两阳相熏灼，其身发黄。阳盛则欲衄……"

以上三条都是讲"阳盛"的情况，也就是血循环亢奋、体温升高和充血等现象，其中所说的"衄血""面色赤""躁烦""发热"等均属之。

（六）用阳微描述生理机能衰减

《伤寒论》第 29 条云："伤寒脉浮，自汗出，小便数，心烦，微恶寒，脚挛急，反与桂枝欲攻其表，此误也，得之便厥，咽中干，烦躁吐逆者，作甘草干姜汤与之，以复其阳。"第 122 条云："病人脉数，数为热，当消谷引食，而反吐者，此以发汗，令阳气微，膈气虚。"第 148 条云："伤寒五六日，头汗出，微恶寒，手足冷，心下满，口不欲食，大便硬，脉细者，此为阳微结，必有表复有里也，脉沉亦在里也，汗出为阳微。"

以上三条是言由于"汗"和"吐"法用得不恰当，便会影响身体的抵抗力，仲景把这种情况称作"阳微"，也就是生理机能的衰减。

（七）概述辨识疾病机转的法则

《伤寒论》第 134 条云："太阳病，脉浮而动数，浮则为风，数则为热，动则为痛，数则为虚，头痛发热，微盗汗出，而反恶寒者，表未解也，医反下之，动数变迟，膈内拒痛，胃中空虚，客气动膈，短气躁烦，心中懊憹，阳气内陷，心下因硬，则为结胸，大陷胸汤主之。"第 269 条云："伤寒六七日，无大热，其人躁烦者，此为阳去入阴故也。"这里的"阳"是指表证而言，所以"文蛤散"条说："病在阳，应以汗解之。"在这两条文献中，前条是由误下而引发的浆液性胸膜炎症，仲景称作"阳气内陷"，后条的"阳去入阴"同样是表邪入里的意义，其表现是"无大热，其人躁烦"。

《伤寒论》第 7 条云："病有发热恶寒者，发于阳也，无热恶寒者，发于阴也。"第 342 条云："伤寒厥四日，热反三日，复厥五日，其病为进，寒多热少阳气退，故为进也。""发热""恶寒"预示着抵抗力的亢奋，"无热恶寒"预示着抵抗力的衰减，前者属阳性表现，后者属阴性表现；热多寒少为阳性表现，寒多热少为阴性表现，前者为正盛邪衰，后者为正衰邪盛。

《伤寒论》第 366 条云："其面戴阳，下虚故也。""戴阳"常见于消耗热病，所以主下虚。第 384 条云"伤寒，其脉微涩者，本是霍乱，今是伤寒，却四五日，在阴经上，转入阴必利。"这里的"阴"是指里证，也有体力衰减的含义。

以上六条，统为《伤寒论》用阴阳辨识疾病机转的法则。

四、结论

阴阳学说是在远古的农耕社会为适应当时的历史条件而产生的，后来浸润在封建社会里，被形而上学的思想所渲染。正如《汉书·艺文志》所云："及拘者为之，则牵于禁忌，泥于小数，舍人事而任鬼神。"使阴阳学说披上了浓厚的玄学外衣。

阴阳学说虽然不是为中医学所创造，但阴阳学说却成功地被中医学所利用，成为《内经》重要的思想方法之一，在这个思想方法指导下，张仲景结合临床应用完成了一部具有治疗学意义的巨著《伤寒论》。从这两部书来看，中医学成功地运用阴阳学说来说明事物间矛盾现象，中医学用阴阳的"偏胜""往复""调和""统一"等理论来阐明事物的运动方式。王肯堂在《证治准绳·杂病》中说："阴阳各因其对待而指之。形与气对，则以形为阴，气为阳；寒与热对，则以寒为阴，热为阳；升与降对，则以降为阴，升为阳；动与静对，则以静为阴，动为阳……一气之中，而有阴阳、寒热、升降、动静备于其间。"这寒热、升降、动静，即是阴阳的运动形式。《素问·五运行大论》中说："成败倚伏，生乎动，动而不已，则变作矣。"因此，阴阳之说，舍此之外，似别无他意。

阴阳五行学说（1959 年）

"阴阳五行学说"是贯穿于中医学理论的指导思想，学习中医学而不尽先弄清楚阴阳五行学说的理论，其事必倍费，其学必无成。

明代张景岳在《景岳全书·传忠录·阴阳》中说："凡诊病施治，必须先审阴阳，乃为医道之纲领。阴阳无谬，治焉有差？医道虽繁，而可以一言蔽之者，曰阴阳而已。故证有阴阳，脉有阴阳，药有阴阳。以证而言，则表为阳，里为阴；热为阳，寒为阴；上为阳，下为阴；气为阳，血为阴；动为阳，静为阴；多言者为阳，无声者为阴；喜明者为阳，欲暗者为阴；阳微者不能呼，阴微者不能吸；阳病者不能俯，阴病者不能仰。以脉而言，则浮大滑数之类皆阳也，沉微细涩之类皆阴也。以药而言，则升散者为阳，敛降者为阴；辛热者为阳，苦寒者为阴；行气分者为阳，行血分者为阴；性动而走者为阳，性静而守者为阴。此皆医中之大法。至于阴中复有阳，阳中复有阴，疑似之间，辨须的确，此而不识，极易差讹，是又最为紧要，然总不离于前之数者。但两气相兼，则此少彼多，其中便有变化，一皆以理测之，自有显然可见者。若阳有余而更施阳治，则阳愈炽而阴愈消；阳不足而更用阴方，则阴益盛而阳斯灭矣。设能明彻阴阳，则医理虽玄，思过半矣。"张氏之说，好像是只谈阴阳而不及五行，其实阴阳实为五行所衍生，言阴阳者五行即在其中。如张氏所言动者、升者，皆木之性也；明者、热者，皆火之性也；静者、守者，皆土之性也；敛者、降者，皆金之性也；暗者、寒者，皆水之性也。所以周敦颐在《太极图说》中说："阳变阴合，而生水火木金土，五气顺布，四时行焉。五行，一阴阳也；阴阳，一太极也；太极，本无极也。五行之生也，各一其性。无极之真，二五之精，妙合而凝。乾道成男，坤道成女。二气交感，化生万物，万物生生而变化无穷焉。"

阴阳为五行之合，五行为阴阳之分，阴阳中各具五行，五行里互含阴阳。正如《素问·天元纪大论》中所说："天有五行御五位，以生寒、暑、燥、湿、风……在天为风，在地为木；在天为热，在地为火；在天为湿，在地为土；在天为燥，在地为金；在天为寒，在地为水。故在天为气，在地成形，形气相感，而化生万物矣。然天地者，万物之上下也；左右者，阴阳之道路也；水火者，阴阳之征兆也；金木者，生成之终始也。"风为五行木之气，热为五行火之气，湿为五行土之气，燥为五行金之气，寒为五行水之气。是五行之气不断地在天地阴阳中变化着。如何变化呢？天为阳，地为阴，上下异位，地阴之气由左而升，天阳之气由右而降，左升右降即阴阳上下交通之所由，亦即五行之气变化所从出。如地阴初从左升，而为春季风木之气；升而至极，而为夏季热火之气；升已而降，天阳初从右降，而为秋季燥金之气；降而至极，而为冬季寒水之气。凡此变化，阴阳虽不可得而见，而五行的水火，确为阴阳所在之验证。春木之气初升，为万物发生所由始；秋金之气初降，为万物收成所由终；金木水火，阴阳终始之气，无一不有赖于土之变化。阴阳五行不可割离的关系有如此者。

凡此阴阳五行的关系，在认识自然界现象的变化是如此，在认识人体中的生理现象也是如此，并借此沟通了人体与自然界相互影响的关系，这是中医学理论之所从出。所以说，如果不把阴阳五行的道理尽先会通，是很难进入中医学理论之大门的。

一、阴阳五行的发现

生活在大自然环境中的远古人类，不断地接触到日往与月来、白天与黑夜、晴朗与阴雨等种种两极现象的变化，便很自然地产生了"阴""阳"两个观念。农业发展至殷代，已成为主要的生产方式，这从卜辞（卜辞，在殷墟发掘出的甲骨文字，皆为占卜所用而刻制的文辞）中所述及的关于农业情况便可以知道。由于人们重视农业生产，自然就会引起重视时间的观念。例如古代的一首民歌说道："日出而作，日入而息；凿井而饮，耕田而食。帝力于我何有哉？"（《帝王世纪·击壤歌》）农耕者的作息时间，完全受着日出、日入的支配，日出为阳，日入为阴。所以《管子·四时》中亦说："日掌阳，月管阴。"是阴阳在早期人类的观念中，不过是正、反两种现象而已。

随着农业生产不断发展，人们越来越重视时间阴阳的变换，所以我国的历法亦早在殷代便创始了。殷代的历法是以太阴为依据的，纪月的方法是以月的一次圆缺为标准。月有大建、小建，又必须与太阳年合，因而便置"闰月"以配合之，阴阳的概念便愈来愈扩大了。如《春秋左传·昭公元年》记载医和说："六气曰阴、阳、风、雨、晦、明也，分为四时，序为五节。"这不仅说明一年当中的四季五节，出于阴阳诸气的变化而发生，亦开始把自然界的气候变化运用于医学上了。这里虽是阴、阳、风、雨、晦、明并言，实则"风"与"明"均为阳气，"雨"与"晦"均为阴气，所以一般均言阴阳而不以六气并称了。例如《国语·周语》说："阴阳分布，震雷出滞。"又云："夫天地之气，不失其序；若过其序，民乱之也。阳伏而不能出，阴迫而不能烝，于是有地震。今三川实震，是阳失其所而镇阴也。阳失而在阴，川源必塞。"又云："阴阳序次，风雨时至。"阴阳的概念，至此已大大推进了一步。首先认为，自然界的阴阳变化是有一定秩序的，阴阳本身实代表着两种极巨大的自然力；其次认为，阴阳变化的秩序如果乱了，自然界就要发生变异。

五行观念，最迟亦是在殷代便已开始发生了，也是殷人在生活实践中体验出来的。其发生的过程，可能是先有五方观念，再对五材（五种材质）有具体的认识，逐渐发展为认识事物变化规律的五行学说。胡厚宣在《论殷代五方观念及"中国"称谓之起源》中说："殷代确有五方之观念，则可由卜辞证之。如帝乙帝辛时卜辞有曰：……东土受年，南土受年，西土受年，北土受年。此卜商与东南西北四方受年之辞也。商者，亦称中商……中商而与东南西北并贞，则殷代已有中东南西北五方之观念明矣……然则，此即后世五行说之滥觞。"这是一种有意义的说明。五方观念和一年的春夏秋冬加上"中节"互相配合，循环不已，年复一年，是和农业生产有密切的关联的。

卜辞中还有关于四方风雨的记载。如《卜辞·通纂·天象门》中载："癸卯今日雨，其自西来雨？其自东来雨？其自北来雨？其自南来雨？"为什么一"雨"要问东南西北的方向呢？因为在当时的殷人看来，不同方向的风雨可以对农耕发生不同的作用，因而产生了对不同方向风雨的认识。这与后世的五行说仍有极大的联系。

五方观念不断地发展，到了春秋时候，人们便很清楚地认识了自然界存在着五种物质元素，即水、火、金、木、土。如《左传·襄公二十七年》中说："天生五材，民并用之，废一不可。""五材"，杜预注云："金木水火土也。"《左传·文公七年》又载："水火金木土谷，谓之六府。"《左传·昭公二十五年》又载："用其五行。"《国语·郑语》亦云："以土与金木水火杂，以成百物。"《国语·鲁语》中云："及地之五行，所以生殖也。"而《尚书大传·洪范五行传》中解说得尤为切要，它说："水火者，百姓之所饮食也；金木者，百姓之所兴作也；土者，万物之所资生也，是为人用。"这些都充分地说明了水、火、金、木、土，无非是五种人类所必需的生活资料而已。

阴阳五行成为一种学说，并成为中国早期的哲学体系的重要组成部分，是战国末期到秦汉之际的事。因为在这以前，中国唯物主义哲学重点在于说明宇宙万有的生成和发展的原因，对于自然界现象的复杂性、多样性的根据涉及得很少，至于有关人类本身的生理现象、心理现象、疾病现象的说明就更不够了。自从阴阳五行成为一种学说，成为中国古代哲学和自然科学的原则以后，用阴阳五行的学说来解释客观世界的多样性和它们内在的联系性，显然比单纯地用"道"或"气"来解说更具有说服力，更能较为深刻地反映事物的矛盾对立和相互关联。所以郭沫若在《十批判书》中说："在神权思想动摇的时代，学者不满足于万物为神所造的那种陈腐的观念，故尔有无神论出现，有太一、阴阳等新观念产生。对这种新的观念犹嫌其笼统，还要更分析入微，还要更具体化一些，于是便有原始原子说的金、木、水、火、土的五行出现。万物的构成，求之于这些实质的五个元素，这思想应该算是一大进步。"的确，阴阳五行学说认为，世界上一切事物都是由水、火、金、木、土五种不同的阴阳元素互相配合而形成的。

成分简单的东西其构成的元素就较简单，成分复杂的东西，如生物、人类，就是由五行元素在复杂条件之下的阴阳变化互相配合而产生的。所以《素问·天元纪大论》中说："夫五运阴阳者，天地之道也，万物之纲纪，变化之父母，生杀之本始，神明之府也。"这段话的意思即是说：宇宙的运动，是按照五行生克、阴阳对待的原则而进行的，所以万物因之而有规律，生命因之而有变化，生杀因之而有往复，以至生生化化无穷无尽，故曰"神明之府也"。

可以看出，阴阳五行学说的产生，从一开始就是从朴素的唯物主义宇宙观出发的。随着古代哲学和科学进一步结合，竟从五行不同的物质中抽象出阴阳属性来并为之演绎了。如《尚书·周书·洪范》中说："水曰润下，火曰炎上，木曰曲直，金曰从革，土爰稼穑。"水之性湿润而下流，火之性炎烈而上升，木性本柔能曲复能直，金性虽坚可从火化而变革，土性善于变化为稼穑所从出。照这样演绎出来的一切事物，凡具润下之性的皆为水，凡具炎上之性的皆为火，凡具曲直之性的皆为木，凡具从革之性的皆为金，凡具稼穑之性的皆为土。润下、从革、稼穑皆属阴，炎上、曲直皆属阳。只需从其属性类分，便不必是指实物了，这是中国古代认识论不同于唯物认识论的区别所在。

总之，阴阳五行是在说明客观存在的事物，先认识到物质之存在，更进而认识其不同的属性，分析其不同的运动规律，以至发展而为阴阳五行学说。阴阳五行学说具有唯物主义的和辩证法的元素，但又有所区别。这并不是偶然的，更不是不可知的。

二、阴阳五行学说击破了神权迷信

阴阳五行虽早在殷代便已萌芽了，但不等于说殷人已有了阴阳五行的学说，相反殷人在奴隶制国家的统治形成后，思想上普遍存在着"天"和"鬼"的观念。因为自种族国家建立以后，社会上阶级壁垒就形成了，有了统治者和被统治者，最早的一位统治者自然是殷国王。在人们心目中，至高无上者是天帝，也称作上帝；在人间，至高无上者是国王，也称作皇帝。天帝有如父亲，皇帝是天帝的儿子，所以称作"天子"。做儿子的一切都得服从父命，于是天子的所行所为，都可说是天帝的意志，于是所有的被奴役的人都得服从，否则不仅是违背了天子，而且还违背了天帝，因而人人对天帝都怀畏敬之心。如《尚书·商书·伊训》中说："惟上帝不常，作善，降之百祥，作不善，降之百殃。"在《尚书》中像这类的观点是举不胜举的。

殷人在氏族制时代崇拜"玄鸟"，这玄鸟成为他们的图腾（氏族社会形成时各部落所采用的用以区别的标志，后发展为一种带有宗教色彩的象征）。后来又崇拜"夔"，夔成为他们的祖先。无论拜玄鸟与拜夔，都是殷人尚鬼的实例。殷人对"天"的观念被周人承袭了，所以周人取得殷政权以后，仍然是毕恭毕敬地崇奉上天和拜祷神祇。《尚书·周书·泰誓上》中说："惟受罔有悛心，乃夷居，弗事上帝神祇，遗厥先宗庙弗祀。""受"即殷纣王，周武王伐殷，指责殷纣不祀上帝神祇、不祀宗庙，为罪大恶极，并以此而为伐殷的理由，可见周人对天的信奉并不次于殷人。周武王伐殷商胜利了便严肃地布告说："天休震动，用附我大邑周。惟尔有神，尚克相予，以济兆民，无作神羞。"（《尚书·武成》）其意若曰：上天有美意（天休），使我执掌周朝的大权，神祇亦帮助我取得了战争的胜利，现在有了众多的老百姓来拥护我，我亦无愧于天神了。可见殷周之际，天帝鬼神的观念是很浓厚的，尤其是上层统治者，因为这样才有利于统治。

但多数的被统治者，由于不堪统治者的压榨，终于怀疑到不会有这样残酷而极不公道的天神。从古代诗歌里很显然看得出他们逐渐对天神的抱怨、怀疑，甚至要革命。如《诗经·大雅·召旻》中说："旻天疾威，天笃降丧，瘨我饥馑，民卒流亡，我居圉卒荒！"文意是说：天老爷太不好呀，给我们这么大的灾害，到处都是饿荒的痛苦，老百姓各自逃亡，数不清的田土房舍都荒芜了。抱怨的结果就是对天神的否定，因而他们便说："下民之孽，匪降自天；噂沓背憎，职竟由人。"（《诗经·小雅·十月之交》）人民大众的罪孽，并不是什么上天所给予的，所有的纷争与祸乱，都是由人（统治者）所制造出来的，接着就是要挺起胸膛来干，一切依靠自己的努力。他们说："天命不彻，我不敢傚，我友自逸。"（《诗经·小雅·十月之交》）所谓"天命"是靠不住的，我们不能再像过去那样愚蠢了，我们应各自拿出豪迈的精神来干。如《尚书大传·洪范五行传》中说："水火者，百姓之所饮食也；金木者，百姓之所兴作也；土者，万物之所资生也，是为人用。"这一段文字充分说明，那些受压迫的奴隶们，要理直气壮地争取掌握水、火、金、木、土这五种生产资料和生活资料。殷周人从被压迫中提出了一个真理：没有什么上帝，组成世界的只是水、火、金、木、土五种物质元素而已。这一从唯物论出发的世界观竟能取天命而代之，这在的确是一个了不起的进步。

到了西周末年，社会发生了根本的变化，族有土地变而为私有，奴隶生产变而为佃农生产，贵族没落，工商业抬头，过去"学在官府"的制度逐渐变为学术下及于庶人了。如《史记·历书》中记载："幽、厉之后，周室微，陪臣执政，史不记时，君不告朔，故畴人子弟分散，或在诸夏，或在夷狄，是以其机祥废而不统。"过去住在官府里的那一批人物，由于他们自身的处境与职务，对现实与天神的认识往往具有较清醒的自觉，也只有在这样的情况下，他们所具有的自然科学知识逐渐地摆脱了天神观念的束缚。当然这些人还不是彻底的无神论者，他们的身份和教养都还不允许他们直接否定天神。尽管如此，他们已经不用鬼神而是用五行来解释世界万物的构成，不用天帝而用是阴阳来解释自然界的变化。前面所引用的《易传》《洪范》《左传》《国语》等，有关阴阳五行的论述都是这样产生出来的。

随着人们对真理的发现和学术思想的巨大转变，于是万有之无限多样性的统一，渐次通过"阴阳学说"表达出来，宇宙运动的规律性，渐次通过"五行学说"的和谐体系表达出来。因而可以说，阴阳五行学说在古代是神权迷信的劲敌，是击破了神权迷信而逐渐成长起来的。

当然，我们亦不能忘记历史上的唯心主义者，如子思（孔子之孙）、邹衍（战国时齐国临淄人）、董仲舒之流。子思认为，朴素的五行说会对统治者不利，又无法予以根本上的否定，便把五行附会到人事、政治和迷信各方面，由五行而化为貌、言、视、听、思五事，以及五福、六极的赏罚等。邹衍倡言"五德转移"的学说，认为历代帝王的兴废，都是由于金木水火土五行的转移所致。董仲舒，是汉代思潮的权威，"罢黜百家"就出自他的建议，他的思想是儒家与阴阳家的混合产物，好讲阴阳五行及天象人事的相应。如此种种，用阴阳五行说来论证所谓有意识的、有人格的"天"，把阴阳五行学说神秘化了。但这不是阴阳五行学说的本来面目，尤其与医学范围内所谈的阴阳五行内容有本质上的区别，不能混为一谈。

三、阴阳运动的基本规律

阴阳，应该说是有属性的两类事物的统一体，两者属性之间，既有相对的一面，也有相成的一面。从自然界言，有"天"便有"地"，有"昼"便有"夜"，天为阳，地为阴，昼为阳，夜为阴。天与地的关系，既是相互对待的，又是相互依存的；昼与夜的关系，也是既相互对待，又相互依存的；而属性不同之天阳地阴、昼阳夜阴存在于不可分割的统一体中。他如"上"之于"下"，上为阳，下为阴；"南"之于"北"，南为阳，北为阴；"东"之于"西"，东为阳，西为阴；"大"之于"小"，大为阳，小为阴；"男"之于"女"，男为阳，女为阴；"气"之于"血"，气为阳，血为阴。推而至于百、千、万、亿、兆的事物，无不各有其阴阳的属性存在，而这种属性关系无不有其相互对待、相互依存的联系。《素问·阴阳离合论》中说："阴阳者，数之可十，推之可百，数之可千，推之可万，万之大不可胜数，然其要一也。"王冰注云："一，谓离合也。"阴之于阳，离则为二，合则为一。"离"即为对待，"合"即为依存，这一离一合，即是两者属性的联系所在。相反，两者之间不存在有这种属性的，便无阴阳之可言了。由于阴阳属性的普遍存在，并按照一定的发展规律运动着，毫无休止的时候。正如周敦颐在《太极通书·动静》中所说："五行阴阳，阴阳太极。……四时运行，万物终始……混兮辟兮！其无穷兮！"五行亦源出于阴阳，阴阳更出乎太极，所谓太极，即阴阳未分的混一体。即是说，由太极混一体的运动，便分化为有属性的阴阳，阴阳的不断运动即分化为五行，五行中亦各具阴阳，因之四时得以运行无已，万物得以成始成终。本原于一，即曰"混"，散殊万端，即曰"辟"，因而一混一辟便没有止息了。阴阳运动的规律究竟怎样呢？约可分为下列四种方式。

（一）两体合一

两体，即指事物的两个对立体，或曰对待体。事物两体的对待合一，或叫作对立统一，是为两体合一。凡对待者皆有其合一，凡一体必包含对待；对待者的相摩相荡、相反相求，便引起无穷无尽的变化。如《周易·系辞上》中说："一阴一阳之谓道。"又《周易·系辞下》中说："乾坤其易之门邪？乾，阳物也；坤，阴物也。阴阳合德，而刚柔有体，以体天地之撰。"

事物的变化是阴阳相互作用的结果。有阴阳即有变化，阴阳两体若毁灭，变化便会停止，变化停止，也就没有什么阴阳了。要之，变化原于对待，有对待才有变化，没有对待便没有变化，阴阳二者的对待才是变化之所从出。如《素问·阴阳应象大论》中说："积阳为天，积阴为地。阴静阳躁，阳生阴长，阳杀阴藏。阳化气，阴成形。"阳气清轻，所以天积的阳气至大；阴气重浊，所以地积的阴气至厚。积阳的天体至刚至躁，积阴的地体至柔至静，这天阳的刚躁与地阴的柔静，是对待合一的两面。刚躁的阳气主生发，主肃杀，而发挥其"化气"的作用；柔静的阴气主长养，主闭藏，而发挥其"成形"的作用。这种对待统一方式，一般习称为"阴阳调和"。但对待统一中的阴阳调和，并不意味着阴阳绝对的平均，而是在不同的时间、空间，其属性便要发生不同的变化。如《素问·金匮真言论》中说："平旦至日中，天之阳，阳中之阳也；日中至黄昏，天之阳，阳中之阴也。合夜至鸡鸣，天之阴，阴中之阴也；鸡鸣至平旦，天之阴，阴中之阳也。"从一昼夜来看，尽管阴阳各有偏盛偏衰的时刻，仍然是统一而调和的。

如此两体对待合一的道理，宋人朱熹颇有明确的解说，他在《朱子语类》中说："阴阳虽是两个字，然却只是一气之消息。一进一退，一消一长。进处便是阳，退处便是阴；长处便是阳，消处便是阴。只是这一气之消长，做出古今天地间无限事来。所以阴阳做一个说亦得，做两个说亦得。"不仅此也，朱熹还在《朱子语类》说："统言阴阳只是两端，而阴中自分阴阳，阳中亦有阴阳。乾道成男，坤道成女。男虽属阳，而不可谓其无阴；女虽属阴，亦不可谓其无阳。"是对待的两者，各自更含对待，层层对待，更无单独。所谓阴阳之中各含阴阳，即谓正中有正负，负中亦分正负。这样无穷尽的对待，无穷尽的合一，实为认识阴阳的核心。所以宋人张载《正蒙·太和篇》中说："两不立则一不可见，一不可见则两之用息。两体者，虚实也，动静也，聚散也，清浊也，其究一而已。"又在《正蒙·参两篇》还说："一物两体，气也。一故神……两故化。"对待，合一，正是变化的根源所在。同时他以"气"及"太虚"解释宇宙，宇宙万有皆气所成，而气之原始是太虚，太虚便是时空，气即最细微最流动的物质，以气与太虚解说宇宙实可谓一种唯物论。

（二）动静升降

动静升降，是阴阳具体运动的方式。从阴阳对待的两方说，阳主动，阴主静，阳主升，阴主降；从阴阳对待合一的方面说，动中复有静，静中复有动，升中必有降，降中必有升，如果截然划分开了，便不可能维系阴阳的永恒运动。

周敦颐在《太极图说》中说："无极而太极。太极动而生阳，动极而静，静而生阴，静极复动。一动一静，互为其根，分阴分阳，两仪立焉。"所谓"动"，即物体内在的运动。太极者，大而无外；太极动，便有阳分出；动极而静，便有阴分出。是所谓"阳"，实即物体之动；所谓"阴"，实即物体之静。动极则静，静极则动，一动一静的互根，即一阴一阳的相续。是阴阳以动静为生命，如果没有动静，便无生命之可言。所以周敦颐又在《周子通书·动静》中解释说："动而无静，静而无动，物也。……动而无动，静而无静，神也。……动而无动，静而无静，非不动不静也。……物则不通神妙……水阴根阳，火阳根阴。……五行阴阳，阴阳太极。四时运行，万物终始。……混兮辟兮，其无穷兮。"有动而无静，或有静而无动，这都是没有生命的死物，即曰"物则不通神妙"。动而无动，即是动中有静；静而无静，即是静中有动；有动有静，才是富有生命、变化无穷的神物。

富有生命的阴阳动静，是无时或已的。朱熹在《太极图说》中说："无静不成动，无动不成静。譬如鼻息，无时不嘘，无时不吸，嘘尽则生吸，吸尽则生嘘，理自如此。"朱熹认为，阴阳是一气，阴气流行即为阳，阳气凝聚即为阴；气之流行即为阳动，气之凝聚即为阴静。严格言之，动与静只是事物的两种不同方式的运动而已，不能把"静"理解为静止不动。《朱子语类》中还说："静者，养动之根，动者，所以行其静。"因而动之极即为静之始，静之极即为动之始，故不能把动、静分看成两个绝对的东西。

阴阳一动一静的运动，主要表现在"升"和"降"两种形式。《素问·阴阳应象大论》中说："清阳上天，浊阴归地。是故天地之动静，神明为之纲纪，故能以生长收藏，终而复始。"清阳上天，浊阴归地，就是阴阳一动一静运动的具体表现。如此升降运动不已，则一年四季春生、夏长、秋收、冬藏的变化亦无有止息。

何以证明阴阳的升降运动呢？则如《素问·阴阳应象大论》中所云："清阳为天，浊阴为地，地气上为云，天气下为雨，雨出地气，云出天气。"又《素问·六微旨大论》中说："升已而降，降者谓天；降已而升，升者谓地。天气下降，气流于地；地气上升，气腾于天。故高下相召，升降相因，而变作矣。"地阴之气随阳上升于天，阴凝上结则合以成云；天阳之气化阴下降于地，阳散下流则注而为雨。阴雨从阳云以施化，故言"雨出地气"；阳云凭阴气以交合，故言"云出天气"。阳则升，阴则降。地阴之气要上升而不能自升，必得阳气之助而后升，地之阳，即天下降之阳，以阳助阴升，故虽曰"阴升"，而实为阳升；天阳之气要下降而不能虚降，必随阴气之降而后降，天之阴，即地上升之阴，以阴随阳化，故虽曰"阳降"，而实为阴降。当升当降的时候为动，升已降已的时候为静。阴阳升降，即动静相因的道理，略尽于此。

（三）终始嗣续

阴阳运动，为什么无穷极呢？是因为终始延续性存在的缘故。宋人邵康节在《皇极经世·观物外篇释义·四明丛书》中说："康节却以为数，易之数穷，天地终始。或曰：天地亦有终始乎？曰：既有消长岂无终始？天地虽大，是亦形器，乃二物也。"即云：阴阳之消是其所终，阴阳之长是其所始，一终一始，一始一终，生命便赖此以延续下来了。

战国时的大哲学家庄子在《庄子·知北游》中说："无古无今，无始无终，未有子孙而有子孙可乎？"无古则无今，即是无始则无终；有古则有今，有始则有终；而子又生子，孙又生孙，亦无非是终始相续的道理而已。正如朱熹的弟子蔡九峰在《洪范皇极内篇》中所云："数终而复乎一，其生生而不穷者也。阴之终，阳之始也；夜之终，昼之始也；岁之终，春之始也；万物之终，万物之始也。是故，入乎幽者所以出乎明，极乎静者所以根乎动；前天地之终，其后天地之始乎？"前天地之终，即是后天地之始，其间毫无间断的。这个道理，是在他老师朱熹所云"昨日之夜，今日之昼耳，阴阳亦一大合辟也"的基础上来发挥的。

有人认为，事物运动没有终始，实际是针对终始的持续无穷而言。如明末清初衡阳人王船山在《周易外传》中说："即始即终，即所生即所自生，即所居即所行，即分即合，无所不肇，无所不成……成形成色，成生成死，今日始、今日终也。"又在《周易外传》中云："其始也，人不见其始；其终也，人不见其终。"不见其始，不见其终，不等于没有始没有终，其所以不见，是由于其间无所间断的缘故，而终始仍是潜然存在着的。

有终始，才有更代，有更代，才能持续。如《素问·四气调神大论》中说："故阴阳四时者，万物之终始也，死生之本也。"张景岳在《类经》中注解说："阴阳之理，阳为始，阴为终；四时之序，春为始，冬为终。"如此一始一终，而岁序以成。《素问·天元纪大论》中又说："终期之日，周而复始……金木者，生成之终始也。"日往月来，暑去寒来，昼去夜来，都属于"终期之日，周而复始"的更代范畴。金主秋，木主春，春木主生，秋金主成，春生为万物之始，秋成为万物之终，而春去秋来，阴阳终始不断地更代，一年四季便因之而得以持续。不仅此也，《素问·六微旨大论》论六气终始："岁气会同，终而复始。"犹言六十年间，阴阳气数的流行会合，仍然是在终而复始的变化中持续下来的，推而至于千万年，也是由终始而持续下来的。

相传古代有专门阐述阴阳终始理论的书籍，古籍不可得见了，而《灵枢·终始》篇是其所遗。《灵枢·终始》中说："凡刺之道，毕于终始，明知终始，五脏为纪，阴阳定矣……谨奉天道，请言终始，终始者，经脉为纪。"《灵枢·终始》篇的主要内容是：就人体言，以五脏六腑为始，手足十二经脉为终；就人体与自然界的关系言，则阴阳六气为始，而脏腑经脉为终；无论脏腑与经脉的终始也好，阴阳六气与脏腑经脉的终始也好，其间均有阴阳偏盛偏衰的虚实关系发生，便当用补或泻来调治其终始之气的虚实。试看人体十二经脉的循行，始于手太阴，终于足厥阴；太阴肺主气，厥阴肝主血，气为阳，血为阴，是始于阳而终于阴；足厥阴肝复交于手太阴肺，又是始于阴而终于阳。若分别就十二经脉之手足言，始于手太阴终于手阳明，始于足阳明终于足太阴，始于手少阴终于手太阳，始于足太阳终于足少阴，始于手厥阴终于手少阳，始于足少阳终于足厥阴。如此阴阳终始，如环无端，人的生命便得以持续。反之，终而无始，轻则病，重则死矣，《灵枢·终始》篇最后阐述六经的终气，就是终而不始的具体说明。

（四）两极反复

事物的"反复"，是与"终始"密不可分的另一问题。什么是反复呢？即事物发展演变达到极度，无可再进，势必一变而为其反面，如是不已。事物由无有而发生，既发生乃渐充盈、发展，以至于极盛，乃衰萎堕退而终于消亡，而新陈代谢，又有新的事物发生。凡事由成长而剥落谓之"反"，而剥落之极新生则谓之"复"。"复"在《素问》中称为"迁复"。迁，登也，自下而上为迁。迁复是指事物的新生，不是复于故旧。因而"反复"是事物向前推进的一种方式，应该理解为是螺旋式的上升，而不是团团转的循环。

　　"反复"的概念不同于"终始"，终始表达的是事物发展的延续性，而反复则强调事物不断地新生。《易传·彖上传》中说："反复其道，七日来复，天行也。"天地之所以运行不息，就是由于事物反复的变易而没有终止。《易传·彖下传》中又说："日中则昃，月盈则食，天地盈虚，与时消息。"一切事物的发展，都会达到否定那个地步，事物发展到无可再进的时候，便一变而为其反面，这反面乃象征着事物的新生。正如《易传·系辞下》所谓："穷则变，变则通，通则久。"穷，即事物之发展到极点；变，即反；通，即复生而更始。

　　西汉人扬雄在《太玄·玄攡》中说："阳不极则阴不萌，阴不极则阳不牙。极寒生热，极热生寒。信道致诎，诎道致信。其动也，日造其所无而好其所新，其静也，日减其所为而损其所成。"极则必反，不极不反，其达到极之前必有积渐的发展，当成长发展时，日达其所无而趋于新，及其衰萎，乃日减损以至于消亡。这个理论在《内经》里也很重视。如《素问·脉要精微论》中说："万物之外，六合之内，天地之变，阴阳之应，彼春之暖，为夏之暑，彼秋之忿，为冬之怒。"夏之暑，即由春暖的积渐发展而来；冬之怒，即由秋忿的积渐发展而来。从春暖而到夏暑，阳之极也；从秋凉而到冬寒，阴之极也。阳极必反而为阴，阴极必反而为阳。所以《素问·阴阳应象大论》中又说："寒极生热，热极生寒……阳胜则热，阴胜则寒，重寒则热，重热则寒……故重阴必阳，重阳必阴。"

　　这种物极而反的反复运动，也就是阴阳两极之间的相互转化。例如冬寒为阴，阴寒至极了，春暖的天气便到来，所以大寒节以后，紧接着便是立春，这就是寒极生热、重阴必阳。夏热为阳，阳热至极了，秋凉的气候便到来，所以大暑节以后，紧接着便是立秋，这就是热极生寒、重阳必阴。《素问·天元纪大论》中说："阴阳之气，各有多少……故其始也，有余而往，不足随之，不足而往，有余从之。"无论其为阴气、阳气，当其有余时，不足之机已积渐矣，极则一反而为不足；当其不足时，有余之机已积渐矣，极则一反而为有余。寒热阴阳、反复之变，理固如此。虽然如此，但今年之热，并不同于去年之热；明年之寒，也不同于今年之寒；所以这种阴阳两极的反复变化，实为螺旋式的反复。

四、五行运动的基本规律

前面已经谈到五行即阴阳所化生。从历史发展的过程来看，人类先认识昼夜之阴阳，再辨别东南西北中之五方，这是很自然的事。从五行的理论渊源来看，初见于今文《尚书·洪范》篇。其说："五行：一曰水，二曰火，三曰木，四曰金，五曰土。"这一水、二火、三木、四金、五土的数字，并不是偶然的，试看《易传》便明白了。《周易·系辞上》中说："天一、地二、天三、地四、天五、地六、天七、地八、

图 1　河图

天九、地十。"《周易正义·系辞上》卷七中云："此言天地阴阳自然奇偶之数也。"一、三、五、七、九，为天之阳数，二、四、六、八、十为地之阴数。这就具体说明了五行的生成是出于阴阳匹偶的变化。如果要进一步了解阴阳之数化生五行的道理，便只有用"河图"来说明，可参见图 1。

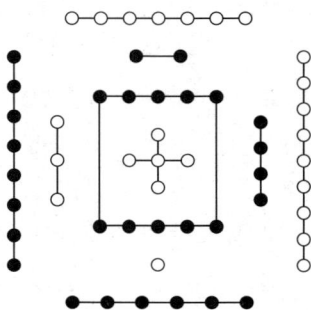

图 1 中白圈为阳数，黑圈为阴数。从图 1 中可以看出：阳数"一"与阴数"六"相匹偶于北方，阴数"二"与阳数"七"相匹偶于南方，阳数"三"与阴数"八"相匹偶于东方，阴数"四"与阳数"九"相匹偶于西方，阴数"十"与阳数"五"相匹偶于中央。水、火，木、金、土五行，便由此阴阳数的匹偶而生成于北、南、东、西、中等五方了。

扬雄在《太玄·数》中说："一六为水，为北方，为冬……二七为火，为南方，为夏……三八为木，为东方，为春……四九为金，为西方，为秋……五五为土，为中央，为四维……"这说明五行是生成于五方、五季的阴阳变化，一、二、三、四、五为生数，六、七、八、九、十为成数，生数少，成数多。《素问·六元正纪大论》中云："太过者其数成，不及者其数生。"于此可以领悟其含义了。

盖一年有六阴六阳：以五月为一阴，六月为二阴，七月为三阴，八月为四阴，九月为五阴，十月为六阴也；十一月为一阳，十二月为二阳，一月为三阳，二月为四阳，三月为五阳，四月为六阳。数之所起，起于阴阳；

阴阳往来，在于日道。十一月冬至日，南极阳来而阴往，冬至日一阳初生，故以"一"为水之生数；五月夏至日，北极阴进而阳退，夏至一阴生，宜乎以一阴生为火数了，但火既生于阴不应该属奇数而应该属偶数，故以"二"为火之生数；从冬至到夏至，当为阳气之来，一月属春木正当三阳之气，因而以"三"为木之生数；从夏至到冬至，当为阴气之进，八月正属秋令又适当四阴之气，因而以"四"为金之生数；三月为季春月正当五阳之气，虽季春、季夏、季秋、季冬四个季月都属土（即扬雄所指的"四维"），而季春为四季月之首，故以"五"为土之生数。天一生水、地二生火、天三生木、地四生金、天五生土之义，略尽于此。

至于六、七、八、九、十之成数，为水、火、木、金四行皆生于五土之义。如水数之一，得土数之五则为六；火数之二，得土数之五则为七；木数之三，得土数之五则为八；金数之四，得土数之五则为九；土本五数，再加五则为十，此扬雄言五与五为土，而不言十之所由也。扬雄在《太玄·图》又说："一与六共宗，二与七共朋，三与八成友，四与九同道，五与五相守。"其义亦无非言其阴阳之相合而已。《童溪易传》卷二十八中说："天数五，地数五，五位相得，而各有合。"明末清初萧山人毛西河欲改河图名为"天地生成图"，理即在此。

五行中各含阴阳之义，据此亦很显然了。《白虎通义》卷三中说："五行者，何谓也？谓金、木、水、火、土也。言行者，欲言为天行气之义也。"所谓五行，亦即五气运行之义。五气如何运行呢？约分为生治、承制、亢乘、胜侮等四个方面，兹分述如下。

（一）生治说

生治，即五行始于"木"而终于"水"，以木、火、土、金、水依次相生，各行分治于春、夏、长夏、秋、冬五季的运行。《白虎通义》卷三中说："五行所以更王何？以其转相生，故有终始也。木生火，火生土，土生金，金生水，水生木。"春木、夏火、长夏（六月）土、秋金、冬水，顺一年五季时令的递变，则五行相生的道理便很明显了。

《素问·六微旨大论》中说："显明之右，君火之位也。君火之右，退行一步，相火治之；复行一步，土气治之；复行一步，金气治之；复行一步，水气治之；复行一步，木气治之；复行一步，君火治之。""显明"是日出的卯正东方，日出的右边，即从卯到巳的东南方，日躔从卯到巳，即由春分而清明，而谷雨，而立夏，而小满，统为君火主治的节令。日躔从巳到未，由东南而转到正南方，即由小满而芒种，而夏至，而小暑，而大暑，统为相火主治的节令。日躔从未到酉，由正南而转到西南方，即由大暑而立秋，而处暑，而白露，而秋分，统为土气主治的节令。日躔从酉到亥，由西南而转到西北方，即由秋分而寒露，而霜降，而立冬，而小雪，统为金气主治的节令。日躔从亥到丑，由西北而转到正北方，即由小雪而大雪，而冬至，而小寒，而大寒，统为水气主治的节令。日躔从丑到卯，由正北而转到东北方，即由大寒而立春，而雨水，而惊蛰，而春分，统为木气主治的节令。日躔至此一周，又行于显明之右。以上说明气候虽分为六，而仍由五行相生之序所变化，无非"火"分化为君火、相火二气而已。于此亦看出五行生治的顺序，实为自然变化规律之所在。

隋以前五行说理论的集大成者《五行大义》引《白虎通义》说："木生火者，木性温暖，火伏其中，钻灼而出，故木生火。火生土者，火热，故能焚木，木焚而成灰，灰即土也，故火生土。土生金者，金居石，依山津润而生，聚土成山，山必生石，故土生金。金生水者，少阴之气润泽，流津销金，亦为水，所以山云而从润，故金生水。水生木者，因水润而能生，故水生木也。"（《五行大义·论相生》）所谓"生"者，养也，阴阳之气相互养育而化生。

（二）承制说

承制，即五行之间各有所制约和防制的意义。若五行只是无约束地相生，一定会影响事物的正常发展，因而在相生的同时必须相制，此即"承制"。

王安道在《医经溯洄集》中说："承犹随也，然不言随而言承者，以下言之，则有上奉之象，故曰承。虽谓之承，而有防之之义存焉。……制者，克胜之也，然所承者，其不亢则随之而已，故虽承而不见。"是承制，就是后人所言之克制，但属于正常的克制，也就是王安道所谓"随"而"防之"之义。

如何承制呢？《素问·六微旨大论》中说："相火之下，水气承之；水位之下，土气承之；土位之下，风气承之；风位之下，金气承之；金位之下，火气承之；君火之下，阴精承之。"这样就构成了水克火、土克水、木克土、金克木、火克金相互承制的关系。相互承制之间，各就其阴阳性质之不同而发生不同的承制作用。《素问·宝命全形论》中说："木得金而伐，火得水而灭，土得木而达，金得火而缺，水得土而绝，万物尽然，不可胜竭。"金坚能伐木，木壮则土裂（达），土厚则水阻，水多能灭火，火焚可灼金。是其相互承制，实亦本于物性之自然，自然物性虽如此，亦不过是明确事物之间有相互约制之理而已，不能真以实物况之。故《白虎通义》中说："众胜寡，故水胜火也。精胜坚，故火胜金。刚胜柔，故金胜木。专胜散，故木胜土。实胜虚，故土胜水也。"如此众寡、精坚、刚柔、专散、实虚，相互约制，隐于生治之中而不亢极，一生一制，得以维持事物发展的常态，正如《素问·六微旨大论》所谓"制生则化"也，即一制一生而变化无穷。

（三）亢乘说

盛之极而为"亢"，凡事物亢极则乖而强凌弱、众暴寡，这便叫作"乘"。事物之至于亢极，往往是由于失所承制而然。

亢而无制，则强者愈强。如《易传·乾文言》中所说："亢之为言也，知进而不知退，知存而不知亡，知得而不知丧。"像这样的亢极之气而无所承制，势必乖乱日盛，而乘其所胜。《素问·六节藏象论》中说："未至而至，此谓太过，则薄（迫）所不胜，而乘所胜也，命曰气淫。"气淫，即恃其亢盛之气而肆为淫虐之义。

以上所谈的五行承制（克制），又都叫作"所胜"。金克木，即木为金之所胜；木克土，即土为木之所胜；土克水，即水为土之所胜；水克火，即火为水之所胜；火克金，即金为火之所胜。金假其亢盛之气而乘木，木假其亢盛之气而乘土，土假其亢盛之气而乘水，水假其亢盛之气而乘火，火假其亢盛之气而乘金，便为五行之气的"亢乘"。

亢乘和承制是有所不同的。承制是正常的克制、约束，与生治的关系相互为用，维系五行运动正常的规律；亢乘则为亢胜之气，过分地加之于所胜之气，而具有非常的危害作用。《素问·六微旨大论》所谓"亢则害，承乃制"，就是在说明"亢乘"与"承制"的基本区别。

（四）胜侮说

胜侮，即被克之气胜而有余，反而欺侮克我者之气，即所谓的"反克"。

如《素问·五运行大论》中说："气有余，则制己所胜，而侮所不胜。其不及，则己所不胜侮而乘之，己所胜轻而侮之，侮反受邪。"如金本克木，但木气有余反能欺侮金气，这就是"而侮所不胜"。又如金气衰，木气乘其衰而欺侮之，这就是"己所胜轻而侮之"。木本克土，但土气有余反能欺侮木气；木气衰，土亦能乘其衰而欺侮之。土本克水，但水气有余反能欺侮土气；土气衰，水亦能乘其衰而欺侮之。水本克火，但火气有余反能欺侮水气；水气衰，火亦能乘其衰而欺侮之。火本克金，但金气有余反能欺侮火气；火气衰，金亦能乘其衰而欺侮之。

总之，亢乘、胜侮，都是凭其太过之气而乘袭或欺侮。"乘袭"为承制之气有余，而危害于被克制者；"欺侮"为受制者之气有余，而反侮其承制者。如此亢乘、胜侮，五行中生治、承制的运动便因此而遭到破坏。《素问·六微旨大论》中云"害则败乱，生化大病"，即是说亢而无制，则为危害，其结果使五行生治、承制的运动败乱失常，则不生不化，病变遂由是而发生。

五、阴阳五行学说在医学中的运用

中医学在生理、病理、诊断、治疗、摄生等各方面，都有其独特的理论体系，其理论体系的基本精神，即贯通有阴阳五行学说。正如《素问·阴阳应象大论》中说："论理人形，列别脏腑，端络经脉，会通六合，各从其经；气穴所发，各有处名；谿谷属骨，皆有所起；分部逆从，各有条理；四时阴阳，尽有经纪；外内之应，皆有表里。"故学习中医学，如不首先贯通阴阳五行学说的理论，便无从升堂入室。所以东汉末年经学大师郑康成在《驳五经异义》说："今医疾之法，以肝为木，心为火，脾为土，肺为金，肾为水，则有瘳也；若反其术，不死为剧。"（《礼记注疏》）的确，如认为阴阳五行学说为渺冥不可究诘，置而弗问，于治疗时是颇难下手的。兹就阴阳五行学说运用于医学中的几个主要方面，分述如次。

（一）用于生理的认识

正如苏联 В.Г.华格拉立克教授所说："在中医的概念中，认为脏器不仅是形态学上的一个单位，而且是一个机能单位。"中医学在关于生理方面的阐述，并不着重于谈脏器的形态，而主要是演绎其功能作用。在阐述功能作用时，又必以阴阳五行学说为其最基本的理论依据。

《素问·金匮真言论》中说："夫言人之阴阳，则外为阳，内为阴；言人身之阴阳，则背为阳，腹为阴；言人身之脏腑中阴阳，则脏者为阴，腑者为阳，肝、心、脾、肺、肾五脏皆为阴，胆、胃、大肠、小肠、膀胱、三焦六腑皆为阳。"这说明，脏腑内外、形体内外，同样可以用阴阳的属性来认识。古人认为，肝、心（包括心主包络）、脾、肺、肾五脏，均为贮藏精气的器官，它们的主要功能在储藏阴精而不泄漏。如《素问·生气通天论》中说："阴者，藏精而起亟也。"五脏既能藏精气来适应全身的需要（起亟），所以"脏"便属阴。胆、胃、大肠、小肠、膀胱、三焦六腑，均为消磨水谷，灌输气化，排泄液汁和糟粕的器官，其主要功能在排泄灌注而无阻滞。如《素问·生气通天论》中说："阳者，卫外而为固也。"六腑既能消磨水谷而化气，并排泄液汁糟粕于体外，所以"腑"便属阳。

又《素问·阴阳应象大论》中说："阴在内，阳之守也；阳在外，阴之使也。"前面已经谈到，阴阳是两体合一的。五脏藏精属阴，为阳腑之内守；六腑行气属阳，为阴脏的外使。这就充分表明阴脏阳腑之间的两体合一作用了。

五脏六腑的阴阳属性既已确定，还须用五行学说来分析和阐述其特性及运动方式。如《素问·阴阳应象大论》中说："人有五脏化五气，……木生酸，酸生肝……火生苦，苦生心（包括心主包络）……土生甘，甘生脾……金生辛，辛生肺……水生咸，咸生肾。"所谓"生"就是"养"的意思。所言酸、苦、甘、辛、咸，也不是指现实的食味，无非各代表五行的气、性而已。换句话说，是用五行的理论来抽象地演绎五脏的功能。而五脏与六腑又是表里相配合的，诚如《素问·调经论》中所说："五脏者，故得六腑与为表里。"其表里配合的顺序是：肝脏合胆腑，肝主里，属于足厥阴经，胆主表，属于足少阳经；心脏合小肠腑，心主里，属于手少阴经，小肠主表，属于手太阳经；心主包络脏合三焦腑，心主包络主里，属于手厥阴经，三焦主表，属于手少阳经；脾脏合胃腑，脾主里，属于足太阴经，胃主表，属于足阳明经；肺脏合大肠腑，肺主里，属于手太阴经，大肠主表，属于手阳明经；肾脏合膀胱腑，肾主里，属于足少阴经，膀胱主表，属于足太阳经。

所谓"经"，即联系各脏各腑的经络。经络通于足的，即称为足经；经络通于手的，便称为手经。于此看出，无论脏腑还是经络，总是一阴一阳相配合的，因而在五行方面，六腑之五行，即随其属脏之五行而确定。如肝属木，胆亦属木；心属火（君火），小肠亦属火；心主包络属火（相火），三焦亦属火；脾属土，胃亦属土；肺属金，大肠亦属金；肾属水，膀胱亦属水。不过在脏的五行，统属于阴；在腑的五行，统属于阳。

阴阳中各具五行、五行中各有阴阳之理，于此亦足以说明了。

（二）用于病变的描述

人体的五脏六腑是阴阳五行相依为用的统一体，这统一体的关系破坏了，即是病变的所由发生。

如《素问·阴阳应象大论》中说："阴胜则阳病，阳胜则阴病，阳胜则热，阴胜则寒；重寒则热，重热则寒。"阴阳之所以各有偏胜，就是由于对立统一的关系遭到了破坏，阳胜之极则为热，阴胜之极则为寒，阳之性为热，阴之性为寒。阳热偏胜，阴寒不仅不能适应，反而阴从阳化，便是阳胜而为热了；阴寒偏胜，阳热不仅不能适应，反而阳从阴变，便是阴胜而为寒了。阴从阳化，是火反侮水；阳从阴变，是水来乘火。此即寒热病变之所攸分。

但是，阴阳偏胜达到两极以后，势必随其反复的运动规律而转化，又转化为"重寒则热，重热则寒"相反的两个极端。例如寒冷愈甚，干燥亦愈甚，寒为阴而燥为阳，即是"重寒则热"之变。炎热愈甚，潮湿亦愈甚，热为阳而湿为阴，是为"重热则寒"之变。重寒则热，为水极似火，阴盛格阳；重热则寒，为火极似水，阳盛格阴。在临床上，重寒则热，往往为真寒假热证。如许多退行性的慢性疾病，患者各部分的机能异常衰弱，衰弱之极，可能会出现精神焕发、食欲增进、脉大而快、发热等旺盛或紧张的现象，而衰弱是其本质，外表的现象是属于虚性兴奋的假象，这便是"重寒则热"病变的具体表现。相反，重热则寒，往往为真热假寒证。如许多进行性的急性疾病，在体温过高的时候，患者反而会出现四肢厥冷、皮肤青紫、脉搏微细等种种衰竭的现象，而高热是其本质，外表的现象是由高热而引起机能障碍的假象，这便是"重热则寒"病变的具体表现。

中医学认识阴阳偏胜发生疾病的过程，亦必须用五行的生克乘侮关系来分析和阐述。《素问·脏气法时论》中说："五行者，金木水火土也。更贵更贱，以知死生，以决成败，而定五脏之气，间甚之时，死生之期也。"所谓"贵""贱"即是指盛衰，"更贵更贱"，也就是五行各有阴阳而互为盛衰。

由其盛衰不同，五脏六腑病变的愈、甚、成、败、死、生等，都可以由此而判断了。究竟如何分析判断呢？归纳《素问·脏气法时论》中所说，即：肝主春（木），足厥阴（肝）少阳（胆）主治，其日甲乙（木），病在肝，愈在夏（火），甚于秋（金），持于冬（水），起于春（木）；心主夏

（火），手少阴（心）太阳（小肠）主治，其日丙丁（火），病在心，愈在长夏（土），甚于冬（水），持于春（木），起于夏（火）；脾主长夏（土），足太阴（脾）阳明（胃）主治，其日戊己（土），病在脾，愈在秋（金），甚于春（木），持于夏（火），起于长夏（土）；肺主秋（金），手太阴（肺）阳明（大肠）主治，其日庚辛（金），病在肺，愈在冬（水），甚于夏（火），持于长夏（土），起于秋（金）；肾主冬（水），足少阴（肾）太阳（膀胱）主治，其日壬癸（水），病在肾，愈在春（木），甚于长夏（土），持于秋（金），起于冬（水）。以上的春、夏、长夏、秋、冬，都不是指的实际的节令，而是代表着木、火、土、金、水五行的性质。这五行的性质，既包含着自然界五运六气的变化，也包括了人体内五脏六腑的生克关系。例如，肝在五行属甲乙木，肝属足厥阴经，与足少阳经的胆腑有着一表一里的联系，肝脏为里为阴木，胆腑为表为阳木。无论阴木的肝，还是阳木的胆，如果发生了病变，均可依据五行相互生克的规律来进行分析。如木能生火，因而木病若得火气便能好转，故曰"愈在夏"；金能克木，因而木病又遇着金气便会加重，故曰"甚于秋"；水能生木，如木病而遇着水气便甚平稳，故曰"持于冬"；肝为木，春亦为木，如木病而遇着木气，是得到同气的帮助，病也会有好的转机，故曰"起于春"。其他各脏腑亦依此类推。

这个规律，在中医临床上是有丰富的经验可以印证的。因此运用五行学说推理的分析来认识病变，可以帮助我们在临床辨识疾病的基础上，确定治疗的方向和方法，这是行之有效的中医学理论知识，在临床上屡试不鲜，是很宝贵的。

（三）用于诊断

中医学对人体生理和病变的认识，既是根源于阴阳五行运动的规律，则中医望、闻、问、切等诊断的方法，其主要在观察其阴阳五行变化之所在。

《素问·脉要精微论》中说："诊法常以平旦，阴气未动，阳气未散，饮食未进，经脉未盛，络脉调匀，气血未乱，故乃可诊有过之脉。切脉动静，而视精明，察五色，观五脏有余不足，六腑强弱，形之盛衰，以此参伍，决死生之分。"施行望、闻、问、切等诊断方法，古人强调要在黎明平旦进行的理由，是因为那时被诊断者的"阴气未动，阳气未散"，那么诊断的基本要点是在诊察阴阳之气的盛衰，就可想而知了。所以《素问·方盛衰论》又说："持诊之道，先后阴阳而持之。……诊合微之事，追阴阳之变，章五中之情……是以切阴不得阳，诊消亡；得阳不得阴，守学不湛。"

阴阳的概念涉及的范畴是很广泛的。诸如阳动阴静，阳刚阴柔，阳倡阴随，阳施阴受，阳升阴降，阳前阴后，阳上阴下，阳左阴右，数者为阳迟者为阴，进者为阳退者为阴，表者为阳里者为阴，至者为阳去者为阴，发生者为阳收藏者为阴，阳之行速阴之行迟……这一切一切的阴阳变化，都可以通过望、闻、问、切的诊法从各个方面分析尽致。这就叫作"诊合微之事，追阴阳之变，章五中之情"，"五中"指脏腑。前面已经谈到阴阳并不是绝对孤立的存在，所以还要从阴病中省察其阳的变态，从阳病中省察其阴的变态，否则便不能算是尽到诊断的能事。

不仅此也，还要求如《素问·脉要精微论》所说："微妙在脉，不可不察；察之有纪，从阴阳始；始之有经，从五行生；生之有度，四时为宜……是故声合五音，色合五行，脉合阴阳。"无论望、闻、问、切哪一种诊断方法，不仅要分辨阴阳，还要细细地分辨五行。如肝属木为角音，心属火为徵音，脾属土为宫音，肺属金为商音，肾属水为羽音。角为木音，其音长；徵为火音，其音躁；宫为土音，其音浊；商为金音，其音响；羽为水音，其音清。

又五色：肝木青，心火赤，脾土黄，肺金白，肾水黑。《素问·脉要精微论》中又说："赤欲如帛裹朱，不欲如赭；白欲如鹅羽，不欲如盐；青欲如苍璧之泽，不欲如蓝；黄欲如罗裹雄黄，不欲如黄土；黑欲如重漆色，不欲如地苍。"帛裹朱、鹅羽、苍璧之泽、罗裹雄黄、重漆色等，是脏腑形色神气充足的色泽，虽病尚未至阴阳两竭，均为吉兆。赭、盐、蓝、黄土、地苍（尘土），是脏腑阴阳之气都已败坏，毫无神气可言的死色。

以脉言，肝主木，脉应弦；所谓"弦"，即长劲而有力；其太过不及，均为肝病。心主火，脉应钩；所谓"钩"，即脉搏来时很有力量，脉搏去时势衰而微，如曲钩之环大而末梢细；其太过不及，均为心病。脾主土，脉应缓；所谓"缓"，即奭而不弱，有一种冲和的气象；其太过不及，均为脾病。肺主金，脉应毛；所谓"毛"，即浮中带涩，按之有缓缓下沉的气象，但确乎不沉；其太过不及，均为肺病。肾主水，脉应石；所谓"石"，即脉于深部沉而实在；其太过不及，均为肾病。凡此脉象，正如《素问·平人气象论》中所述："脉从阴阳病易已，脉逆阴阳病难已。"即阴病得阴脉、阳病得阳脉为"从"，病、脉阴阳相反为"逆"，从则病变单纯较"易已"，逆则病变复杂便"难已"。

（四）用于指导治疗

阴阳五行学说，既然能用于解释生理、病变，用于诊断等方面，因而关于治疗的理论，亦以阴阳五行学说为依据。

如《素问·疏五过论》中说："圣人之治病也，必知天地阴阳，四时经纪，五脏六腑，雌雄表里，刺灸砭石，毒药所主。"人在自然界中生活，自然界的阴阳四时变化必然是很密切地影响着人体，这是外在的环境；脏腑有雌雄（阴阳），经络有表里（阴阳），这是内在的环境。在治疗时如果不善于掌握内在外在的阴阳变化，便很难恰当地运用刺、灸、砭石、毒药种种治疗方法。

如何具体掌握内在外在的阴阳变化并进行治疗呢？《灵枢·师传》中说："春夏先治其标，后治其本；秋冬先治其本，后治其标。"春夏为阳，阳气主发越于外，因而病常在外，外为内之标，所以应治其外在的标病，再图其内在的本。秋冬为阴，阴气主敛藏于内，因而病常生于内，内为外之本，所以应治其内在的本病，再图其外在的标。这是联系四时阴阳变化而治疗的常规。

有常就有变，常规虽如此，但不必视为定法。如《素问·至真要大论》中说："调气之方，必别阴阳，定其中外，各守其乡。内者内治，外者外治，微者调之，其次平之，盛者夺之、汗之、下之，寒热温凉，衰之以属，随其攸利。""中外"即内外，即是阴阳。要审阴阳，便得先定内外。病在内即治其内，病在外即治其外，这样阴阳攸分是不容颠倒的，这是治疗的先决问题。阴阳既分辨清楚了，便当随其病变的轻重进行治疗。如小有寒邪调之以温药，小有热邪调之以凉药，这就是"微者调之"。病有大寒平之以热药，病有大热平之以寒药，这就是"其次平之"。如实邪亢盛至极，便非直攻而夺取之不可，如邪盛于外可以发汗夺取之，邪实于内可以攻下夺取之。寒盛，则夺之以热；热盛，则夺之以寒；温盛，则夺之以凉；凉盛，则夺之以温。诸如此类，无一不是随其阴阳变化之所在而"衰之以属"也。

至于治疗的药物，亦是运用阴阳五行学说来认识药物气味的升降作用。如《素问·至真要大论》中说："辛甘发散为阳，酸苦涌泄为阴，咸味涌泄为阴，淡味渗泄为阳。六者或收，或散，或缓，或急，或燥，或润，或耎，或坚，以所利而行之，调其气使其平也。"辛、甘、酸、苦、咸、淡六者之性，实即五行之味，辛为金味，酸为木味，甘、淡为土味，咸为水味，苦为火味。辛味主散主润，甘味主缓，酸味主收主急，苦味主燥主坚，咸味主窍，淡味主渗泄。凡此气味，升而轻者为阳，降而重者为阴。能掌握这药物气味的阴阳五行属性和作用，便能各因其"所利而行之"，达到"调其气使其平"的目的。

（五）用于指导摄生

古人早已明确认识到，人体若能适应自然界的阴阳五行变化便不会发生疾病的道理，于是提出了"治未病"的摄生之道，唤起人们对摄生保健的重视。

摄生之道如何讲求呢？重要的是要适应四时阴阳的变化。如《素问·四气调神大论》中说："夫四时阴阳者，万物之根本也。所以圣人春夏养阳，秋冬养阴，以从其根……逆之则灾害生，从之则苛疾不起，是谓得道。"前面不少地方已经谈到阴根于阳、阳根于阴、阴以阳生、阳以阴长的道理，摄生的原理也是这样。如人们能在春夏季里善于保养阳气以为秋冬之用，在秋冬季里善于保养阴气以为春夏之用，这就是讲求摄生的最根本工夫。譬如，春季三月正是阳气生发之时，应该尽量保持心情舒畅，使神志亦和自然界的生命一般，欣欣向荣，不要稍有损害，这便是保养春气生发的摄生之道。夏季三月，是阳气越发壮盛的时候，人们便经常保持着精神的充沛，并适当地使阳气有所疏泄，这是保养夏气壮长的摄生之道。秋季三月，正是天高气爽，风气劲疾的时候，人们的神志应该尽量内敛，不要与这肃杀的秋气有所忤逆，这是保养秋气肃降的摄生之道。冬季三月，正是冰封地冻阳气内藏的时候，人们更要注意使阳气潜藏，适当地保持温暖，不要受到寒邪的侵袭，这是保养冬气闭藏的摄生之道。在一年四季中，能把养生、养长、养收、养藏这四步摄养工夫做得很好，也就把肝木、心火、肺金、肾水四脏之气调摄适宜，中央脾土便自然有所寄托，而经常保持其中和之道，健康自如。

相反，如不能分别四时，把握阴阳，便如《素问·四气调神大论》中所说："逆春气，则少阳不生，肝气内变；逆夏气，则太阳不长，心气内洞；逆秋气，则太阴不收，肺气焦满；逆冬气，则少阴不藏，肾气独沉。""少阳"即肝胆木的生发之气，"逆春气"则木被郁而无所生发，势必病变从而内生；夏令属火，在脏腑应心与小肠，小肠为手太阳经，"逆夏气"则不仅心火衰竭，太阳小肠之火亦无所长养而洞虚于内；肺主秋，肺气主内敛而清肃下降，如"逆秋气"，则手太阴肺气不能收敛而降，反而焦燥逆满于上矣；冬令属水，在脏腑应肾与膀胱，肾主足少阴经，如果"逆冬气"，则真阳不藏于下而化气，阴湿邪气便独沉滞于下焦了。凡此病变，统为违逆阴阳变化之道而使然。所以《素问·四气调神大论》中说："从阴阳则生，逆之则死；从之则治，逆之则乱；反顺为逆，是谓内格。"

六、结语

阴阳，是中华民族在较早的古代时期就有的概念，是在生活实践中体验而逐渐认识到的自然规律。五行，在最初为五方观念，既而则实指人们日常所必需的五种生产资料和生活资料而言，所以又叫作五材。这些认识都是基于实践的，是唯物的。到了春秋以后，这种从唯物论出发的阴阳五行概念，已经逐步地发展成为一种独特的学说了，而且还成为认识事物的思维方式和宇宙观。

阴阳学说着重在阐明事物之间对立统一的特性，其两体合一、动静升降、终始嗣续、两极反复，实为阴阳学说对万物运动方式基本规律的归纳。两体合一，为阴阳之体；动静升降，为阴阳之用，终始嗣续，为阴阳之性；两极反复，为阴阳之变。五行学说则是更细致地分析事物的相互依存、相互约制的整体观念，其生治说、承制说、亢乘说、胜侮说等，用以揭示复杂系统运动发展的规律。

在古代，阴阳五行学说，于击破神权迷信方面是起到了巨大的积极的作用。阴阳五行说运用于中医学领域，无论在生理、病理、诊断、治疗、摄生等任何方面，总是以阴阳调和来说明人体内部的矛盾统一，以及人与自然界内在外在环境的统一，以五行生治、承制的理论来具体说明机体内部的相互关系，以及内外的联系，认为事物都是相互依存（相生），同时又是相互约制（相克）的，在正常的生理状态下是相生相克共存，在病变的过程中则表现为相乘相侮。

中医学对阴阳五行学说的运用，是用以观察自然现象与人体的关系，用以解释人体生理、病理诸现象的，而不同于用以解释社会、历史、伦理等观念的唯心论者。总而言之，阴阳学说和五行学说不仅具有素朴的唯物观，而且还富有自发的辩证法思想方法，成为中医学理论的根基，是中医学特色的由来。

阴阳五行学说撮要（1980年）

　　"阴阳"和"五行"是中国文化史上很古老的两个哲学范畴的命题。把阴阳作为哲学范畴的命题来讨论是从《易经》开始的，如《庄子·天下》中说："易以道阴阳"。阴阳在《易经》中是用"－－"和"—"两个符号来进行表达的，"－－"代表阴，"—"代表阳。阴阳既代表事物矛盾的两个方面，也代表自然界两种对立的物质属性。《易经》用阴阳的相互作用来说明一切事物的变化和发展，渐形成阴阳学说，用以探索事物运动变化之根源。

　　水、火、木、金、土，概括起来称为"五行"，大致始于中国的殷周之际。《尚书·洪范》中说："五行：一曰水，二曰火，三曰木，四曰金，五曰土。水曰润下，火曰炎上，木曰曲直，金曰从革，土爱稼穑。"这里不仅提出了五行的名称，并描述了这五种物质的特性。"五行"是人们生活日用的五种材料，并不含神秘的意义，到西周以后，才逐渐发展成为"五行学说"，以探讨构成万物的五种元素的运动规律。

　　由于阴阳学说和五行学说是在探讨物质世界中一切事物运动变化的发展规律和其根源，所以它在历史上对中国各门学科发展的影响是很大的，甚至被各专门学科所直接吸收，借以作为研究本学科发展规律的认识论和方法论，中医学就是其中之一。

一、阴阳学说

　　"阴阳学说"是关于物质运动对立统一规律的学说。中医学利用这一认识事物的方法形成了自己的自然观，认为宇宙是物质的，而"气"是构成宇宙的元初物质。如《素问·六节藏象论》中说："气合而有形，因变以正名。天地之运，阴阳之化，其于万物，孰少孰多。"意思是说，宇宙间存在着复杂而多样性的物质，都是由"气"这一元初物质经过多、少、大、小等复杂多变的种种运动形式而构成的，其中最主要的运动形式就是"阴""阳"两个方面的相互作用，被称作"阴阳之化"。因而中医学认为，任何事物的发展和运动无不处于阴阳的对立之中。如《素问·阴阳离合论》中说："天为阳，地为阴；日为阳，月为阴。"又《素问·阴阳应象大论》中说："水为阴，火为阳；阳为气，阴为味……"等。

中医学认为，不仅无生命的物质具有"阴"和"阳"两个方面，有生命的物体也不例外。如《素问·生气通天论》中说："生之本，本于阴阳。天地之间，六合之内，其气九州、九窍、五藏、十二节，皆通乎天气……失之则内闭九窍，外壅肌肉，卫气散解，此谓自伤，气之削也。"意思是说，一切有生命的现象，包括人体在内，都充满了阴阳矛盾的运动，都不能摆脱阴阳运动的规律。所以《素问·宝命全形篇》中进一步肯定："人身有形，不离阴阳。"具体地说，就是《素问·金匮真言论》所谓："夫言人之阴阳，则外为阳，内为阴；言人身之阴阳，则背为阳，腹为阴；言人身之脏腑中阴阳，则脏者为阴，腑者为阳；肝、心、脾、肺、肾五脏皆为阴，胆、胃、大肠、小肠、膀胱、三焦六腑皆为阳。"总之，中医学认为，人体本身就是一个阴阳对立的统一体。阴阳学说从以下几个方面阐述了物质世界的运动规律。

（一）事物间普遍存在着联系

《灵枢·阴阳系日月》中说："阴阳者，有名而无形。"这里指出，阴阳是说明事物性态的抽象的概念，而不是某种具体的有形物质。重要的是，它指明了复杂多样事物之间是普遍联系的，阴阳之间的区分虽不是绝对的而是相对的，然而在某一具体场合又是确定的。

阴阳学说还认为，事物内部包含着众多层次，因而在区分为阴阳两个方面时，还可以分别对这两个方面进行不断地分析，即在不同层面上继续找出所包含的阴阳矛盾来。如《素问·金匮真言论》中说："阴中有阴，阳中有阳。平旦至日中，天之阳，阳中之阳也；日中至黄昏，天之阳，阳中之阴也；合夜至鸡鸣，天之阴，阴中之阴也；鸡鸣至平旦，天之阴，阴中之阳也。"这是说，昼为阳，夜为阴；昼又可分日中之前和日中之后两部分，前半日阳光越来越强，故属"阳中之阳"，后半日阳光越来越弱，故属"阳中之阴"；同理，夜也分阴阳两部分。运用阴阳概念来进行这种灵活缜密地分析，反映出中医学对客观事物矛盾的错综联系、变动不居等，有了比较深刻的了解。

（二）平衡与不平衡的辩证关系

事物运动的过程中，总是交替存在着"平衡"和"不平衡"的两种状态，平衡和不平衡都是事物存在和发展不可缺少的环节。没有平衡，事物就不可能有一定质的规定性；没有不平衡，矛盾统一体就不会破裂，一事物就不能转化为它事物。所以恩格斯说："物体相对静止的可能性，暂时的平衡状态的可能性，是物质分化的根本条件，因而也是生命的根本条件。"（《马恩选集》）

中医学运用阴阳学说对于这一理论是有所认识的。如《素问·生气通天论》中说："阴平阳秘，精神乃治；阴阳离决，精气乃绝。"前者是说阴阳的平衡性，后者是说阴阳的不平衡性，不平衡极度发展，进而导致阴阳关系破裂。《素问·调经论》中说："阴阳匀平，以充其形，九候若一，命曰平人。"这是讲阴阳的平衡性。《素问·阴阳应象大论》中说："阴胜则阳病，阳胜则阴病，阳胜则热，阴胜则寒。"这是讲阴阳的不平衡性。《素问·生气通天论》又说："阴者，藏精而起亟也；阳者，卫外而为固也。阴不胜其阳，则脉流薄疾，并乃狂；阳不胜其阴，则五脏气争，九窍不通。"这里说的"阴藏精""阳卫外"，是阴阳的平衡态，"阴不胜阳""阳不胜阴"，是阴阳的不平衡态。可以这样说，医生治病的唯一目标，就是通过种种方法，以纠正其阴阳的不平衡性。如《素问·阴阳应象大论》中说："审其阴阳，以别柔刚；阳病治阴，阴病治阳；定其血气，各守其乡。"

（三）阴阳之间可以相互转化

"阴"与"阳"的对立统一，不仅表现为相互依存方面，而且还表现在相互转化方面。如《灵枢·论疾诊尺》中说："四时之变，寒暑之胜，重阴必阳，重阳必阴。故阴主寒，阳主热，故寒甚则热，热甚则寒。故曰：寒生热，热生寒，此阴阳之变也。"所谓"重阴必阳，重阳必阴"，就是说事物发展到一定程度必然要向相反的方面转化，这种阴阳转化的关系，一年四季的更迭是最明显的例子。

结合临床来看，许多疾病的演变也是如此。如《灵枢·论疾诊尺》中说："冬伤于寒，春生瘅热；春伤于风，夏生飧泄肠澼；夏伤于暑，秋生痎疟；秋伤于湿，冬生咳嗽。""寒"为阴邪，却变生为"瘅热"的阳性病；"风"为阳邪，却变生为腹泻或慢性痢疾等阴性病；"暑"为阳邪，却变生为寒多热少的"痎疟"阴性病;"湿"为阴邪,却变生为肺气上逆而"咳嗽"的阳性病(以气为阳也)。

阴阳的转化并不是随时随地都可以发生的,而是必须要具备一定的条件。"重阴""重阳"的"重","寒甚""热甚"的"甚",就是转化的条件。又如《素问·阴阳应象大论》中所说的"寒极生热,热极生寒"的"极",也是阴阳转化的条件。不论阴、阳任何一方面,没有达到"重""甚""极"的程度,便不可能向相反的一方面转化。也就是说阴阳矛盾的转化,必以一方发展到一定的程度为前提,这说明中医学对矛盾转化的条件有了某种直观的觉察。

(四)阴阳矛盾中的主次区分

阴阳是相互依存的,但在矛盾对立过程中所处的地位却不一样。毛泽东主席在《矛盾论》指出:"矛盾着的两方面中,必有一方面是主要的,他方面是次要的。其主要的方面,即所谓矛盾起主导作用的方面。事物的性质,主要地是由取得支配地位的矛盾的主要方面所规定的。"对于这一点,中医学也是有认识的。

《素问·生气通天论》中说:"凡阴阳之要,阳密乃固,两者不和,若春无秋,若冬无夏,因而和之,是谓圣度。故阳强不能密,阴气乃绝。"这里说明,在人体内部的阴阳矛盾之中,是以"阳气"为主要矛盾的。在《素问·生气通天论》中更形象地强调说:"阳气者,若天与日,失其所,则折寿而不彰,故天运当以日光明。"意思是说,要想正确处理好人体阴阳的矛盾关系,首先要保护阳气,使其能够卫外为固,起到护卫和调节机体机能的作用,这是使身体强健的关键。如果阳气不足,便会"若冬无夏""折寿而不彰",不能维系生命的存在。所谓"阳强不能密,阴气乃绝",是说阳气过于亢盛,则发泄太过,不能致密,便会导致"若春无秋""阴气乃绝"。这表明在阴阳矛盾中,"阳"是主要方面,"阴"处于次要从属地位。

正因为如此,所以《素问·生气通天论》从生理方面强调:"阳气者,精则养神,柔则养筋""阳因而上,卫外者也""阳气者,一日而主外"。又从病理变化方面强调:"阳气者,烦劳则张,精绝,辟积于夏,使人煎厥""阳气者,大怒则形气绝,而血菀于上,使人薄厥""阳蓄积病死,而阳气当隔"。阳气居于人体的主导地位,于此可见一斑。

而历代医家多有重视脾肾阳气者,特别是张介宾在他著的《类经图翼·大宝论》中强调："凡阳气不充，则生意不广……故阳惟畏其衰，阴惟畏其盛，非阴能自盛也，阳衰则阴盛矣。凡万物之生由乎阳，万物之死亦由乎阳，非阳能死万物，阳来则生，阳去则死矣……天之大宝，只此一丸红日；人之大宝，只此一息真阳。"张介宾这样强调"阳"在人体中的主导地位，是有理论和临床根据的。

中医学运用阴阳学说对矛盾的相互依存、相互转化和相互斗争有了一定认识，如《素问·疟论》中说："阴阳上下交争，虚实更作，阴阳相移。"但也只限于天才的想象和直观的感受范围，没有概括出矛盾统一的相对性和对立的绝对性这一原理，也没有阐明同一性和对立性的辩证关系。阴阳学说所说的阴阳转化，只局限在周期性的循环方面，不曾明确指出事物由低级向高级的发展的前进过程。很明显，由于历史条件的限制，阴阳学说自身是存有局限性的。因此阴阳学说还是自发的、朴素的，其阴阳范畴和唯物辩证法所说的矛盾范畴有着本质的区别。

阴阳学说固然存在着历史的局限，但中医学运用了其中合理的认识世界的方法，特别是《内经》作者们，以朴素直观的形式阐述了对立统一规律的一些重要原则，取得了十分光辉的成就。中医学的许多医学原理之所以具有巨大的生命力，直至今天仍有指导临床实践的价值和意义，其重要原因之一，正在于中医学理论体系中贯串着对立统一的世界观和方法论，这是要我们努力发掘、整理提高、继承发扬的。

二、五行学说

当前出现了新兴学科"系统论"，什么是系统论？简单说来有以下几个特征。首先是整体观念，强调研究事物要从整体着眼，而整体是由其组成部分以一定的联系方式构成的；其次，必须既认识各个组成部分，又要观察它们的联系方式与结构关系，这样才能把握系统的整体；第三，整体系统的存在不能脱离一定的周围环境；第四，要找出世界上任何系统普遍适用的共同规律，它是以肯定各种不同类型和不同等级的系统之间有着类似性或逻辑上的同调为前提的，故又称为普通系统论。由此看来，系统论固然是当前的新兴科学理论，但也并不是什么全新的东西。因为整体观念作为一种原则，在中国古代早已存在，而且相当盛行。特别值得肯定的是，中医学运用五行学说，创造出了具有东方色彩和普通系统论元素的原创理论，可以说五行学说是朴素的原始系统论，它有如下的特点。

（一）五行学说的整体观

在中医学的理论中，很早就从唯物主义的立场出发，明确地把五行学说当作宇宙的普遍规律而接受了。如《灵枢·阴阳二十五人》中说："天地之间，六合之内，不离于五，人亦应之。"《素问·天元纪大论》中亦说："夫五运阴阳者，天地之道也，万物之纲纪，变化之父母，生杀之本始。""五运"即五行，中医学认为世界上任何事物，都是按照五行的法则在运动变化着。

五行学说认为，运动首先是具有"相生"的法则。如《素问·六微旨大论》中说："君火之右，退行一步，相火治之；复行一步，土气治之；复行一步，金气治之；复行一步，水气治之；复行一步，木气治之；复行一步，君火治之。"这里在阐明火生土、土生金、金生水、水生木、木生火的运动规律，按此次序永恒运动，便促进了事物的发展。又《素问·宝命全形论》中说："木得金而伐，火得水而灭，土得木而达，金得火而缺，水得土而绝，万物尽然，不可胜竭。"金胜木，水胜火，木胜土，火胜金，土胜水，这是五行相互克制的规律。胜，就是克制，或者叫作制约。这里阐明五行"相胜"的规律是"万物尽然，不可胜竭"的，实际"相生"的规律也是如此。即是说任何事物的内部都具有属金、属木、属火、属土、属水的五个方面的性质，它们之间具有相生、相胜的关系，这是一种相对稳定的有规律的结构联系。

根据五行学说的理论，只认识五行中的某一行、某两行之间的关系是不够的，必须全面的研究事物所包含的这五个方面及其相互关系，才能把握事物的本质和运动规律。因此，中医学用五行学说的观点分析事物，体现了从事物内部的结构关系及其整体上把握事物的思想。

中医学还认为：凡是具有五行结构的不同事物之间，也会发生一定的联系。属于同一行而不同类的事物，有相应相通的联系。如《素问·至真要大论》中说："五味入胃，各归所喜，故酸先入肝，苦先入心，甘先入脾，辛先入肺，咸先入肾。"其原因即在于酸、苦、甘、辛、咸，分别与肝、心、脾、肺、肾属于同一行。

甚至于既不同行，又不同类的事物，也会发生相生、相胜的关系。如《素问·脏气法时论》中说："病在肝，愈于夏，夏不愈，甚于秋，秋不死，持于冬，起于春。"这是什么道理呢？《素问·脏气法时论》解释说："夫邪气之客于身也，以胜相加，至其所生而愈，至其所不胜而甚，至于所生而持，自得其位而起。"所谓"以胜相加"说的是六淫邪气侵入人体，是按照五行相胜的法则戕害五脏的，如风淫伤脾、火淫伤肺等。五脏生病又会受到季节的影响，这种影响也受五行运动规律的制约。"至其所生而愈"，即肝病可愈于夏，木生火也；"至其所不胜而甚"，即肝病可甚于秋，金克木也；"至于所生而持"，即肝病可以稳定于冬，水生木也；"自得其位而起"，即肝病可渐愈于春，木气自旺也。所以在研究一个（或一类）客体内部的五行结构的同时，还必须研究该客体与其周围环境之间的相互作用和相互影响，这是中医学整体观念的又一个重要方面。

（二）五行结构的动态平衡

自然界的运动在直观形式上大量地呈现出周期性的循环，这给古代的人们留下了深刻的印象。如《素问·阴阳应象大论》中说："清阳上天，浊阴归地，是故天地之动静，神明为之纲纪，故能以生长收藏，终而复始。"不仅天地上下，一年四季的自然界总是无休止的循环，人体内部的气血也处在不断地循环运动之中。如《灵枢·营卫生会》中说："营在脉中，卫在脉外，营周不休，五十度而复大会，阴阳相贯，如环无端。"并将这种循环当作自然界的普遍法则。如《灵枢·营气》中说："终而复始，是谓天地之纪。"因此，研究事物循环运动的根源和规律，就成了中医学十分重要的课题。而五行学说正是为了探索自然界循环式动态平衡的规律性而提出来的。所以《素问·六节藏象论》说："五运之始，如环无端。"

中医学认为，事物内部结构中五个方面之间的相胜、相生关系，造就了事物正常情况下的循环性运动，正如图 2 所示。从图 2 中可以看出，五行结构中每一行都与其他四行发生一定联系。从相生看，有"生我"和"我生"两种关系；从相胜（相克）看，又有"我胜"和"胜我"两种关系。这表明在五行系统中各个部分不是孤立的，而是密切相关的。每一部分的变化，必然影响着其他所有部分的状态，同时受到五行整体的影响和制约。因而任何一部分状态都反映着其他部分和系统整体的情况。任何部分之间，由于总有相胜（相克）或相生的关系，所以是不平衡的，从而处于无休止的运动之中。然而就五行整体看，"生"和"胜"却在

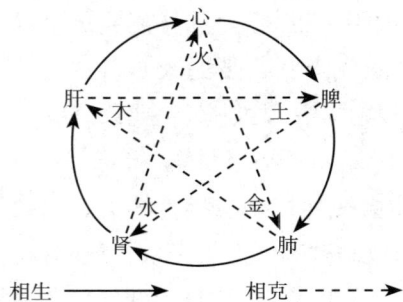

相生 ——→　　　相克 - - - - →

图 2　五脏生克关系图

综合中表现出相对的平衡。五行中的每一行，由于既生它，又被生，既胜它，又被胜，在总体上也呈现出动态均势。

可见五行所达到的平衡不是绝对静止的，而是建立在运动的基础之上的。并认为这种运动是周而复始地循环运动，这对于事物的正常生化是必不可少的条件。故张介宾在《类经图翼》里说："造化之机，不可无生，亦不可无制。无生则发育无由，无制则亢而为害。"也就是说，必须是生中有制、制中有生，才能运行不息，相反相成。这段话很好地阐明了五行"生""胜"的意义。

从五行的整体看，任何一行与其他四行之间的关系并不是单向的，而是相互的，表现为与调节路线或反馈机制相似的形式。"反馈"是相互作用的一种特殊形式，试以"火"为例。在正常情况下，"火"受到"水"的制约，而"火"并没有直接作用于"水"，但是"火"能生"土"，而"土"有胜"水"的作用，于是"火"通过生"土"而间接对"水"发生制约作用，以使"水"对"火"的克制不致太过，造成"火"的偏衰；"火"还受到"木"的资助，同时"火"又通过生"土"，加强"土"对"水"的克制，削弱"水"对"木"的滋生，从而使"木"对"火"的促进不会太过，保证"火"不发生偏亢。其他四行，可依此类推。

因此，完全可以把五行关系看作是阴阳相互作用逻辑的展开和补充。受作用者，通过某些中间环节，反作用于作用者，产生反馈调节的效果，使系统保持相对平衡。这种反馈机制在有机界和人类社会中是普遍存在的。五行学说以朴素的逻辑形式反映了这种现象，是很了不起的，值得重视。

从研究对象来说，五行学说与阴阳学说的区别在于：阴阳是为了说明世界最一般最普遍的联系的，而五行则企图刻画事物的结构关系及其运动方式。所以与阴阳学说相较，五行学说研究的是一种特殊的联系和运动形式。

中医学还认为，仅讲五行的相生相胜，尚不足以说明事物内部结构关系的复杂情况，也不能说明事物在异常变化中为什么能保持自身的相对稳定。为此，首次系统地提出了"五行胜复"的理论。五行生胜运动，在外界因素的影响下，每每会出现"太过"与"不及"两种异常情况，以致其正常的相生、相胜关系遭到破坏，就要出现相乘、相侮的反常现象。如《素问·六节藏象论》中说："太过，则薄所不胜，而乘所胜也……不及，则所胜妄行，而所生受病，所不胜薄之也。"又《素问·五运行大论》亦说："气有余，则制己所胜，而侮所不胜。其不及，则己所不胜侮而乘之，己所胜轻而侮之。"

例如，"火"气太过而制"金"，便为"乘所胜"，并反过来侮其克之之水，便为"侮所不胜"；若"火"气不及，则"水"会来乘"火"（所胜妄行），"金"也要反过来侮"火"（己所胜轻而侮之），受"火"所生的"土"也要发生病变（所生受病）。可见当五行中某一行出现"太过"或"不及"时，不仅这一行与其他任何一行之间的不平衡关系加剧，而且该行与其他四行的关系在总体上也出现了不平衡。假如这种偏盛偏衰的情况得不到及时纠正，即有可能出现强者愈强、弱者愈弱、以强凌弱、乖乱日甚的局面。表现于人体，就是严重的病变。因此，人体不能没有自行调节使之恢复正常制化的能力。

凡由太过、不及所引起的对"己所胜"的过度克制，称为"胜气"。《素问·至真要大论》指出："有胜之气，其必来复也。"就是说这种"胜气"必然要招致一种相反的力量，将其压抑下去，称之为"复气"。如《素问·五常政大论》中说："不恒其德，则所胜来复；政恒其理，则所胜同化。"德，指五行正常的功能属性。五行结构关系中如果出现太过而乘袭己所胜者，那么胜己者定要前来报复，削伐己之太过，使之平复；当太过之气恢复正常，所胜者与被胜者就会协调而同化。

同时在这里还提出一个十分重要的论点，即《素问·气交变大论》所说："胜复盛衰，不能相多也；往来小大，不能相过也；用之升降，不能相无也。各从其动而复之耳。"又《素问·五常政大论》说："微者复微，甚者复甚，气之常也。"意思是说，所有报复行为的轻重，都由太过、不及所引起的过度克伐的小大而定。胜气重，复气也重；胜气轻，复气也轻，这是五行运动的一条规律，在这一思想中包含着作用与反作用对等的天才发现。由此，五行的结构关系才能在局部出现较大不平衡的情况下，通过调节继续维持整体的相对平衡。

为什么"胜气"必定招致"复气"呢？二者在量上又为何相等呢？试举例来说明这个问题。如火气太过，则过分地克金，使金气偏衰，金衰不能制木，木便偏盛而加剧制土，土受制则不能胜水，水旺盛起来，可以把太过的火气克伐下去，使之恢复正常；若火气不及，火衰不能制金，引起金的偏盛，金盛以抑木，木衰而无以制土，则势必引起土气盛以制水，水衰则无以制火，火气便得以逐渐平复起来趋于正常。《素问·天元纪大论》中说："形有盛衰，谓五行之治各有太过不及也。故其始也，有余而往，不足随之；不足而往，有余从之。"正是指这一调节过程。在这一过程中，相胜关系的各行之间，有多少太过，便会引起多少不及，有多少不及，便会引起多少太过。由于五行是单数循环，所以对于任何一行，有"胜气"必有"复气"，且在量（作用力）上相等。《素问·气交变大论》中说："夫五运之政，犹权衡也，高者抑之，下者举之，化者应之，变者复之，此生长化成收藏之理，气之常也。"把五行结构比作权衡之器，通过"高者抑之，下者举之"的调节作用，而使之归于平衡，这就是"胜复调节"的意义所在。

综上可见，五行结构中包含两套自行调节机制，一套是正常情况下的相生、相胜，一套是反常情况下的胜之与复，它们形成了五行系统的循环运动，同时保障五行系统的动态平衡。

（三）五行学说应用于医学的意义和局限

中医学把五行学说应用于医学实践中，对研究和整理古人积累的大量临床经验，形成中医学特有的理论体系，起到了巨大的推动作用。五行学说促使人们从系统结构的视角来观察人体，有助于较为辩证的认识人体局部与局部、局部与整体之间的有机联系，以及人体与生活环境的统一关系等。整体观是中医学认识方法的一个基本特点，五行学说的应用，增强了中医学关于人体是一个统一整体的论证。中医学所采用的整体系统方法，在五行学说的帮助下，得到了进一步的强化。

中医学认为，健康的本质是机体内部及机体与外界环境的动态平衡，而平衡的破坏即为疾病之源。因而中医学把探察病人机体失去平衡的机制与原因，寻找使机体恢复动态平衡的治法与方药，看作是医学研究的方向和主要任务。换句话说，关于机体整体的动态平衡问题，是中医学理论研究的主要命题，而这正是以系统论为指导进行医学研究的一个重大特色。正如《灵枢·根结》篇所说："调阴与阳，精气乃光。"于是，调节阴阳，以求得机体整体的平衡，成为中医学治病的根本原则。而五行学说则把这一原则展开来，具体化为五行相生相胜的多路调节，使中医在治疗方法上有了更宽的思路。如肝木有病，除直接治肝外，可根据病情用补泻肺金、肾水的方法，达到调控肝病的目的。

毋庸讳言，五行学说作为一种朴素的系统理论，其本身亦存在着一定的缺点和局限，甚至还有某些错误的认识，主要表现在如下几个方面。

第一，五行学说把整个宇宙看作是大大小小的系统集合，并且通过固定的、简单的数字排列，在特定的物质属性（木火土金水）和特定的关系

（生胜乘侮）中，去寻找普遍适用的一般系统的整体结构模型，这只能在一个很狭小（或曰特定的）的范围内说明某些事物的关系，而不能科学地反映系统结构的一般关系和一般规律。作为普通的系统模型，显然是不适用的。

第二，五行学说把原本是特殊的功能属性和特殊的关系，当作最一般的规律加以使用，这就在认识过程中违反了特殊与一般的辩证法。因而，在指导人们系统、整体地观察问题的同时，势必发生局限和束缚人们思想的消极作用。它像一个框子，一方面妨碍人们根据新的资料概括出更具一般性、更科学的系统原则，另一方面则削弱了对各种具体事物内部结构的特殊规律的进一步探索的实践。

第三，五行学说过分地夸大了四时对事物的影响，错误地以为万物都以四时为死生之本，万物的运动变化都取决于四时的周期循环，从而把事物整体与外界环境的联系，统统归结为以四时为中心的五行之间的那些固定关系，带有很大的主观臆造性。

第四，五行学说重视系统整体的动态平衡，注意到事物运动的周期性，这在原则上是对的，但它同时把平衡绝对化，把事物运动的周期性看作没有任何特殊的封闭圆圈。忽略了每一次循环都比上一次有了变化，增添了新的内容，甚或进到高一级的程度，明显地具有循环论的倾向。

上述这些局限和不足，甚或是错误，是由于历史局限所不可避免的，是人类思想发展早期阶段不成熟性的表现。

第二讲

藏象学说（1980年）

藏象学说主要内容

藏象学说，是中医学理论最基础的部分，是古代医家通过长时期的医疗实践，以及对人体解剖的粗浅认识，逐渐总结出来的。如《灵枢·经水》中说："八尺之士，皮肉在此，外可度量切循而得之，其死可解剖而视之。其脏之坚脆，腑之大小，谷之多少，脉之长短，血之清浊，气之多少……皆有大数。"这是中国记载尸体解剖的最早文献。由于历史条件的限制，解剖方法的粗疏，仅从观察尸体方面得来的东西远不足以说明问题，因而中医学认为，仍然着重通过医疗实践来加深认识，以弥补当时解剖知识的不足。正如《素问·阴阳应象大论》所说："上古圣人，论理人形，列别脏腑，端络经脉，会通六合，各从其经，气穴所发，各有处名，溪谷属骨，皆有所起，分部逆从，各有条理，四时阴阳，尽有经纪，外内之应，皆有表里。"这反映了中医学是通过对人体进行整体观察，分析人体对不同环境条件和不同外界刺激所做出的反应，来认识人体的生理、病理规律。《内经》把从整体观察得来的有关人体生理的知识，叫作"藏象"。"藏"即深藏于活体内的脏腑器官，"象"是内脏器官功能在机体外部的表现，是可以直接进行观察的。于是"藏象"的含义是：通过机体外部表征，推导出人体内部的运动规律。也就是《灵枢·本脏》中说的"视其外应，以知其内藏"这样一个道理。藏象学说是由脏、腑、奇恒之腑、经络、气、血、津、液、精、神等学说构成。

脏，包括肝、心（心包络）、脾、肺、肾等五个器官；腑，包括胆、胃、小肠、大肠、膀胱、三焦等六个器官；此外还有脑、髓、骨、脉、女子胞等，称为"奇恒之腑"。内脏组织为什么会冠予这三种不同的名称呢？《素问·五脏别论》中说："所谓五脏者，藏精气而不泻也，故满而不能实。"所指的"精气"又包括哪些内容呢？《灵枢·本脏》中解释说："五脏者，所以藏精、神、血、气、魂、魄者也。"精、血、气三者，是机体最基本的物质，神、魂、魄三者，则属于精神意识的范畴，它们储藏在五脏内，所以人们便把这些内脏组织称之为"脏"，脏含有"藏"的意义。

六腑又具有怎样的含义呢？《素问·五脏别论》中说："六腑者，传化物而不藏，故实而不能满也。"六腑中除"胆"又为"奇恒之府"外，凡饮食入胃经过消化以后，精微部分经历三焦，分别入于经脉以至各个脏腑，从而发挥其濡养的作用。非精微部分及代谢产物，亦经过三焦，分别行于小肠、大肠、膀胱等，排泄于体外。所谓"传化物而不藏"，就是这样的含义。腑，又作"府"，"府"即"府库"，府库的作用是能聚能散，所以便把这几个"传化物"的器官叫作"府"。

胆、脑、髓，骨、脉、女子胞，这几个组织器官又何以叫作"奇恒之府"呢？《素问·五脏别论》中说："脑、髓、骨、脉、胆、女子胞，此六者，地气之所生也。皆藏于阴而象于地，故藏而不泻，名曰奇恒之腑。""奇"即不同，"恒"即正常，犹言这几个组织器官与正常的六腑有所不同。从脏腑的阴阳关系言，脏为阴，腑为阳，"奇恒之腑"虽名曰腑，却不属阳而属阴，这是不同的第一点。脏和腑的基本区别是，五脏藏而不泻，六腑泻而不藏，但"奇恒之腑"虽名曰腑，其作用却同于五脏，也是藏而不泻，这是不同的第二点。有这两点不同，便称之为"奇恒"。

五脏六腑在结构上还各有其所属的经脉：肺，手太阴经；大肠，手阳明经；胃，足阳明经；脾，足太阴经；心，手少阴经；小肠，手太阳经；膀胱，足太阳经；肾，足少阴经；心包，手厥阴经；三焦，手少阳经；胆，足少阳经；肝，足厥阴经。这些经脉既源于五脏六腑，又贯穿于脏腑和体表之间，内而通过经脉的络属形成脏和腑之间的表里关系（例如：足厥阴肝经，属肝络胆，使肝胆互为表里），外则与四肢百骸、五官九窍、筋肉皮毛等建立各有所属的联系。可见经脉在构成人体的整体结构上具有重要的作用，所以脏腑功能的变化，往往可以通过经脉反映到体表，同样经脉的变化亦可以影响络属脏腑的功能活动。

至于气、血、津、液、精、神等，都产生于脏腑。例如气、血，食物通过胃和脾的受纳、腐熟、运输等作用，以及相关脏腑一系列复杂的"气化"过程才能生成。就血而言，《灵枢·营卫生会》中说："中焦……此所受气者，泌糟粕，蒸津液，化其精微，上注于肺脉，乃化而为血。"而心、脾、肝三脏又分别担负着主血、统血、藏血的重要作用。人体之"气"更有多种，如营气、卫气、宗气、元气及脏腑之气等。但从其生发的根源来说，则不外乎来自先天父母的精气，后天水谷的精微，以及吸入的天阳之气等。这些"气"在功能上除具有维持生命活动的作用外，又能反映脏腑功能活动的状态。因此，气、血的异常变化，反映了脏腑机能的活动失调。"津"和"液"也是维持人体生理功能的要素，"津""液"来源于饮食，产生于中焦，具有滋养肌肤、滑利关节、濡润空窍、补益脑髓等作用。而其分布调节则又与肺、脾、肾、三焦、膀胱等脏腑有密切的联系。精，则秉受于先天，又有赖于后天水谷精微的不断补充化生而成。神，是精神和思维活动的概括，精、气、血的充足与否，关系着神的衰旺，即《素问·六节藏象论》所谓："气和而生，津液相成，神乃自生。"可见"神"亦是具有物质基础的。

藏象学说的整体观

中医藏象学说的整体观，主要体现在从结构关系上而不是从物质实体上来认识和研究人体的生理。如《素问·金匮真言论》中说："背为阳，阳中之阳，心也；背为阳，阳中之阴，肺也。腹为阴，阴中之阴，肾也；腹为阴，阴中之阳，肝也；腹为阴，阴中之至阴，脾也。"又《灵枢·寿夭刚柔》中说："内有阴阳，外亦有阴阳。在内者，五脏为阴，六腑为阳；在外者，筋骨为阴，皮肤为阳。"这些都是从阴阳角度，阐明人体内、外、上、下、脏、腑等之间的结构关系，这一结构关系是个不可分割的整体。

中医藏象学说还将上述的认识与"五行"结合起来，认为心属火、肺属金、肝属木、脾属土、肾属水（见于《素问·金匮真言论》），形成五行结构关系，借用五行学说的理论，阐明人体脏腑是如何通过自身调节以达到动态平衡的。例如，五脏间的关系（六腑同）从相生关系看，心（火）生脾（土），脾（土）生肺（金），肺（金）生肾（水），肾（水）生肝（木），肝（木）生心（火）；从相胜关系看，心（火）胜肺（金），肺（金）胜肝（木），肝（木）胜脾（土），脾（土）胜肾（水），肾（水）胜心（火）。按照相生、相胜规律，五脏之中的每一脏在有"我生"和"生我"关系的同时，又有"我胜"和"胜我"的关系，在《素问》里称作"所胜"和"所不胜"的关系。除了正常生理的生、胜关系之外，还有属于病理的乘、侮关系。《素问·五运行大论》说："气有余，则制己所胜，而侮所不胜；其不及，则己所不胜侮而乘之，己所胜轻而侮之。"这是说，每一脏在"太过"或"不及"的情况下，就会打乱正常的生、胜关系。如肝气有余，便会乘害己所胜的脾，同时反过来侮己所不胜的肺；如肝气不足，就会受到己所不胜的肺的乘害，又会受到己所胜的脾的反侮。

中医学以五脏为中心，不仅将身体各器官组织分别纳入五行系统之中，而且把与人体有着密切联系的环境因素也分别纳入五行系统中，建立起与五脏之间的联系，略如表1。

表 1　人体与自然关系表

属性	五行	木	火	土	金	水
人体	脏	肝	心	脾	肺	肾
	腑	胆	小肠	胃	大肠	膀胱
	五官	目	舌	口	鼻	耳
	形体	筋	脉	肉	皮毛	骨
	情志	怒	喜	忧	悲	恐
自然界	时令	春	夏	长夏	秋	冬
	变化	生	长	化	收	藏
	气候	风	暑	湿	燥	寒
	色	青	赤	黄	白	黑
	味	酸	苦	甘	辛	咸
	方位	东	南	中央	西	北

　　试以"肝"为例来说明。肝与"胆"为表里，通过经络相互结属；肝开窍于"目"；肝主持全身之"筋"；肝在情志变化中表现为"怒"（临床上看到"怒"往往伤肝）；"青"为春木肝之色；"酸"为肝木之味（治疗上适量之酸则有助于肝，酸味太过则有损于肝），肝所应方位为"东"。其他几脏的同行联系，亦与此类推。

　　由此可见，藏象学说在五行学说的影响下，把人体的器官组织及与人体生命活动经常发生联系的环境因素等分成五大类，这五大类以相生、相胜的关系构成一个系统。中医藏象学说的整体观，正是从这样一个系统的结构关系出发，把各脏腑组织之间及其与之相应的环境因素联系了起来，从整体上把握和认识人这一有机体。

　　"经络学说"也是中医藏象学说的重要内容，经络在解剖学上虽然还没有找到相应的实体，但临床的实际效果充分表明它是客观存在的。那么，经络的实质究竟是什么呢？根据经络所表现出的生理现象来看，它的客观物质基础应该是来自活的人体，是五脏、六腑、肌肉、皮毛、骨、髓、五官、九窍（包括西医的神经、体液）等，人体所有器官组织功能的一种综合功能和表现，是人体整体的自行调节和控制的功能系统。中医学认为，经络现象是有生命的人体所特有的。

　　总之，中医藏象学说整体观认为，人体是个复杂的系统，它的每一个部分与其他部分每时每刻都发生着相互制约、相互支持的紧密联系，所以人体每一部分的状态，必然包含着其他各部分状态的信息，构成了一个整合的系统。这一系统关系（参见表1）是：五行，为木、火、土、金、水；人体脏对应为肝、心、脾、肺、肾；人体腑对应为胆、小肠、胃、大肠、膀胱；人体五官对应为目、舌、口、鼻、耳；人之形体对应为筋、脉、肉、皮毛、骨；人之情志对应为怒、喜、忧、悲、恐；自然界时令对应为春、夏、长夏、秋、冬；自然界变化对应为生、长、化、收、藏；自然界气候对应为风、暑、湿、燥、寒；自然界之色对应为青、赤、黄、白、黑；自然界之味对应为酸、苦、甘、辛、咸；自然界方位对应为东、南、中、西、北等。中医藏象学说是运用阴阳学说和五行学说的原理，自发地形成了以朴素系统论为基本原则来研究人体。

中医脏腑学说的特点

脏腑学说是中医藏象学说的主要内容，它是以五脏为主体，而五脏之中每一脏器都具有多种功能，这是脏腑学说中较大的特点。现就肝、心、脾、肺、肾五脏分述如下。

肝脏，位于腹，处在下焦，含有少阳春生之气，在五行属木，为阴中之阳脏。肝脏位处下焦，却富有生发之气；由冲脉、任脉构成的血海，统属于肝，所以肝有藏血的功能；血液藏于肝脏，即充分受到肝气的温煦运行于全身，发挥其濡养、生发的作用；肝反映于精神活动方面，则为"魂"之存在，故肝阳亢则魂扰，肝阳衰则魂散；两目是肝的外窍，《灵枢·脉度》中说："肝气通于目，肝和则目能辨五色"，五脏六腑的精气虽均灌注于目，独肝的血气居于首要；全身的筋，亦属于肝，筋只有得到肝经气血的濡养才能弛张、收缩，发挥其束骨、利关节，使其运动自如的功能；手足爪甲亦是与肝密切相关的在体表的组织，《素问·五脏生成》中说："肝之合筋也，其荣爪也"，这就是指肝的血气能营养筋爪，使之润泽的生理功能。综上所述肝的功能有五：生发疏泄，藏血，藏魂，开窍于目，濡养筋与爪甲。

心脏，位于胸，属上焦，富含夏长阳气，在五行属火，称为阳中之阳脏。心的阳气，不断地下降于脾、胃和肾，如《灵枢·决气》中说："中焦受气取汁，变化而赤，是谓血"，在中焦，由饮食变化的精微受到心阳的熏蒸，便因之化为血液；在肾中所藏的精液得到心阳的下交，便因之化为元真之气，这就是阳化气的功能活动之一；心阳既具有化生气血的功能，全身的经脉又统统与心联系着，故《素问·痿论》中说："心主身之血脉"；血液充盈，神气即随之而产生，故心是主神明的脏器，"神明"即指大脑的意识思维活动；心脏的经脉从肺系索回于舌根部，故舌为心的外窍，语言之所从出；心的外周有包络，可以保护心脏，如《灵枢·邪客》中说："诸邪之在于心者，皆在于心之包络，包络者，心主之脉也"，包络既能代心受邪，便具有保护心脏的意义。概括起来心脏的功能有四：具有旺盛的心阳之气，主持全身血脉，主神明，开窍于舌。

脾脏，位于上腹，处在中焦，善于运化水谷精微，在五行属土。脾是靠近胃腑的器官，凡由胃消化过的饮食物，经脾吸收以后，一部分受到心阳的熏蒸变为血液，一部分上输给肺滋养肺气，前者即《灵枢·本神》之所谓"脾藏营"，后者即《素问·太阴阳明论》之所谓"脾与胃以膜相连耳，而能为之行其津液"；精气营血通过脾脏的统摄和运输作用，全身组织因之得到营养，故《素问·经脉别论》中说"脾气散精，上归于肺"；《素问·痿论》中说"脾主身之肌肉"，而《素问·太阴阳明论》亦谓"四肢皆禀气于胃，而不得径至，必因于脾乃得禀也"，手足四肢因之而得以滋濡温煦；口唇为脾的外窍，这是因其为饮食所入之门户，脾的经气上通于唇的缘故。综观脾的功用有四：运化水谷精微，化生和统摄营血，濡养周身肌肉，开窍于口唇。

肺脏，位于胸，属上焦，在心之上，在五行属金，为阳中之阴脏，因位置最高当为阳，但肺气主肃降则又属阴。肺能主持全身之气，故《素问·五脏生成》中说"诸气者，皆属于肺"，肺主气表现在两个方面：第一通过呼吸作用使体内之气得与外界之气相互交换，正如《灵枢·邪客》中说："宗气积于胸中，出于喉咙，以贯心脉，而行呼吸"；第二通过肃降的作用，使全身的营卫之气得以有秩序地顺利运行，《素问·六节藏象论》中说"肺者，气之本，魄之处"，肺气不衰，其表现于精神意识的活动方面则为有魄力；气为阳，主表，贯注于全身皮毛腠理，因而体表是和肺脏息息相通的；肺的外窍在鼻，有呼吸作用，气体交换必须经过鼻腔这个通路。总的看来肺的功能亦有四：主持全身之气，主藏魄，通腠理实表，开窍于鼻。

肾脏，位于下焦，素禀冬藏之气，在五行属水，为阴中之阴脏，因在下为阴，水寒之气亦属阴的缘故。全身的精气都藏于肾而得以储备，如《素问·上古天真论》中说："肾者主水，受五脏六腑之精而藏之"，肾精之中存在着阳气，一般称为肾气，肾精之所以具有生殖的机能，全凭肾气的存在，故《素问·上古天真论》在讨论人在生育能力时，特别强调"肾气实""肾气盛""肾气平均"等因素，人的生育能力之所以减退，则主要是由于"肾气衰"；由于肾精能够生髓主骨，骨得髓养自能健壮，髓充于脑故主聪慧，肾精储藏充足，则骨节健强、智慧敏捷；《灵枢·脉度》中还说："肾气通于耳，肾和则耳能闻五音"，故耳为肾之外窍。约而言之肾的功能有三：肾藏精气主生殖发育，肾生髓主骨，肾开窍于耳。

以上五脏各具多种功能的特点，在脏腑学说中是极其突出的，所以中医学所言之脏腑不能与现代医学解剖学、生理学中的脏器画等号。也有人认为，中医脏腑学说中的一脏多功能是中医的特点，但并不是优点。但近年来随着生物医学的发展，医学界已逐渐认识到一器官仅有一种功能的观点是不正确的，相反一器官具有多种功能逐渐被发现和认识，如肺、肾等器官就有多种功能被发现，这为中医学的脏腑学说提供了依据。

藏象学说的临床意义

　　中医学认为，藏象系统的功能若有失调，便意味着人体会发生病变。任何致病因子都必须通过藏象系统发生作用，可以认为疾病是由于藏象系统功能紊乱的结果，而临床上所见的症状和体征，同样可以认为是藏象系统生理功能失调的反应。由于在藏象系统中，脏腑和其所关联组织器官的功能不同，于是出现了不同的症状和体征，并将这些症状和体征经过病因、病机、病位的分析后，概括为不同的证候。因此，中医学辨证论治的方法，是不可能离开藏象学说来谈的。

　　中医临床的特点是辨证论治，辨证方法尽管有八纲辨证、气血津液辨证、脏腑辨证、六经辨证、卫气营血辨证、三焦辨证等一系列的不同方法，但都没有超越出藏象系统的范畴，尤其是脏腑学说是辨证论治的基础。辨证论治是从各个病变的局部，联系到互为影响的有关方面，在整体上对病变进行实质意义上的分析，归结出辨识的结论，我们现在称之为"证"。这种辨证方法，在一定情况下反映了疾病的内在联系和本质，所以，直到今天仍为中医临床认识和揭示疾病本质的主要手段，并且用这种方法对某些疑难病进行治疗时，也取得了令人信服的疗效。

　　总之，疾病内在的本质与外在的症状和体征之间的必然联系，为用辨证论治方法进行诊断和治疗疾病提供了可能。同时，历代医家在长期与疾病作斗争中，以藏象学说为理论指导的一系列的辨证方法，又给我们留下了临证的准绳和典范。我们有充分的理由认为，以藏象学说的理论为指导，灵活运用各种辨证方法，将会进一步揭示疾病本质，从而提高临床疗效。在这方面，中医的治疗展现出广阔的前景。我想通过对下面两种病的分析来进一步地阐述，中医藏象学说在临床辨证论治上的指导意义。

　　肾炎，是临床上常见的一种疾病，在中医学中属于"水肿病"范畴。现代医学所谓肾炎的急、慢性两个不同类型，在中医学中认为是不同脏腑在不同阶段的病理反应。从病因学上分析，中医学认为饮食、劳倦则伤脾，形寒、饮冷则伤肺，久卧湿地则伤肾，这些病因所引起的肺、脾、肾三脏功能的失调，特别是三脏的气化不利，引发了体内水精布化、运输、排泄等功能的严重障碍，成为肾炎发病的基本原因。凡五气所化之液，皆属于肾；五液所行之气，皆属于肺；转输肺肾二脏，借以发挥制水生金的作用，全属于脾。所以对"水肿"的辨证，往往首先是要从这三脏来考虑，故有脾主运行、肺主气化、肾主五液之说。根据临床所见，凡是由于郁结太甚，则多见肺气实而气化不行的水肿；或者损伤过度，便会见到肺气虚而气化不及的水肿；这是病变在肺的虚实两证。膏粱厚味太过，造成脾气壅塞，则常见到湿热内盛的水肿；饥饱不节，营养不足，便会招致脾气虚弱而运行失职的水肿；这是病变在脾的虚实两证。至于肾脏的病变，尤应分辨阴阳，因肾这个脏器存在着水和火的关系。如果水邪太盛，便不能泌别清浊，而见湿热内蕴的水肿；假使命门火衰，不能制化阴水，必然会出现水邪泛溢的水肿。故总的说来，肺、脾、肾三脏的功能失调，是肾炎发病的根本原因。但在肾炎病程的不同阶段，往往是以某一脏的功能失调为主的。一般说来，急性期应分别从肺气郁结而气化不行、脾气壅塞而湿热内生、肾水不泌而湿热内留等几个方面来考虑。从治法来说，在肺，宜宣化以散水；在脾，宜燥湿以渗水；在肾，宜启闭以利水。若病情进入慢性阶段，便应分别从肺气虚损而气化不利、脾土衰弱而运化失职、命火衰微蒸化无力水邪泛溢等几个方面来考虑。从治法来说，在肺，则宜补肺气以行治节；在脾，则宜温中以助运化；在肾，则宜益火以消阴翳。当然，这是辨治水肿病的一般原则，具体情况尚须根据具体病症表现做出详细诊断，按照辨证论治原理，进行针对性更强的治疗，不仅能使症状消除，且对肾功能的恢复亦很理想，故中医在临床上对肾炎的治疗所取得的成绩是很可观的。

功能性子宫出血，这个病在中医学中属于"崩漏"病范畴。对这个病，现代医学治疗的办法也不多，患者可因长期失血影响健康及正常的工作，病情顽固的甚至需要考虑摘除子宫，在精神上给患者造成很大负担。对这个病，中医学在藏象学说理论的指导下疗效却很好。功能性子宫出血发病的机制、原因不一，中医认为主要是肝、脾、肾的机能失常，导致冲任二脉失调的缘故。"冲"为血海，"任"主胎胞，这两支经脉可直接影响月经，而肝、脾、肾的生理功能也会影响到冲、任二脉。就脾而言，脾既是营血生化之源，而全身血液的运行又统摄于脾，如果脾虚，中气下陷，统摄经血的力量不足，便会导致冲、任脉气不固，血不归经而发生本病。就肾而言，肾气是经过任脉而通于胞宫（子宫）的，故肾气的盛衰，直接关系着月经生理的正常与否，如肾气旺盛，冲任和调，月经的来潮与停止都呈正常规律，反之，即可招致冲、任不调而发生本病。就肝而言，肝是藏血的器官，性柔和而喜疏泄，这是肝的正常生理，如果这种生理有所改变，或者亢奋之极，冲动血海而不能藏，或者抑郁之极，失其疏泄而不条达，均可以发生本病。在临床上，既可以见到某一脏或两脏的病变，亦可以见到它们之间彼此影响的病变。从治法来说，如知其为脾虚而不能统摄者，当用"补中益气"之法；知其为肾气不足难以调冲、任者，当用"温补肾气"之法；知其为阴虚肝亢而冲、任不宁者，当用"养阴平肝"之法；知其为肝气抑郁而失其条达者，当用"疏肝和营"之法；脾肾两虚者，即当两补脾肾；肾虚肝旺者，即当滋肾平肝；肝亢制脾者，即当泻肝益脾等等。中医学用这些理论来指导临床，往往可收到较好的疗效。

综上所述，可见中医藏象学说确是指导临床辨证论治以及取得疗效的可靠的理论根据。

气血略论（1978年）

气血生理属性之概念

中医学认为，气和血是构成人体的两大基本物质。如《灵枢·本脏》中说："人之血气精神者，所以奉身而周于性命者也。""精"为气所化生，"神"藏于血中，因此精、神来源于气、血。故《素问·上古天真论》中说："二八肾气盛，天癸至，精气溢泻……七八，肝气衰，筋不能动，天癸竭，精少。"这段话说明"精溢"和"精少"都取决于气之盛衰。

气属阳，血属阴，气、血这两种物质具有对立统一的关系。血无气不行，气非血不载，所以气、血在生理方面统一起来了。如《灵枢·营卫生会》中说："夫血之与气，异名同类，何谓也？岐伯答曰：营卫者精气也，血者神气也，故血之与气，异名而同类焉。"这即是说，营血和卫气都是由水谷精微之气所化生的，这是相同的一面；但营血毕竟是神气之所舍，属阴而行于经脉之中，卫气属阳而行于经脉之外，故两者又有所不同，这是相异的一面。相同，是统一性；相异，是对立性。《外台秘要》引《删繁方》云："夫血与气，异形而同类，卫是精气，营是神气，故血与气异形而同类。"这就是说，气、血同是构成人体的重要物质基础，而气、血的功能却大不一样。由此又可知，中医学对气、血的认识，不仅是物质的而且是功能的。

一、气的概念

《灵枢·决气》中说："熏肤充身泽毛，若雾露之溉，是谓气。"用"雾露"来描述气存在的状态，表述出气的物质特性；用熏肤、充身、泽毛来描述气的运动状态，则表述的是气的功能特性。"气"这一物质是极细微的，甚至细微到肉眼看不见，故有人把"气"说成是"无形而有机"的。

凡属机体生理方面的气，中医学称作"真气"。如《灵枢·刺节真邪》中说："真气者，所受于天，与谷气并而充身者也。""真气"是概括人体所有之气而言。李东垣在这里做了解释，他在《脾胃论·卷下·脾胃虚则九窍不通论》中说："真气又名元气，乃先身生之精气也，非胃气不能滋之。胃气者，谷气也、荣气也、运气也、生气也、清气也、卫气也、阳气也。又天气、地气、人气，乃三焦之气。分而言之则异，其实一也，不当作异名异论而观之。"张景岳也在《类经》中亦做了类似的诠释。所以真气，犹言人体的正气，可以概括整个人体的生理功能，真气运行于人体周身，无处不到，即《灵枢》所云之"充身"。

再从整体和局部两个方面来认识人体之气。从整体来认识，人体之气有宗气、中气、元气三种；从局部来认识，则五脏各有其气。兹分述如下。

（一）宗气

《灵枢·邪客》中说："宗气积于胸中，出于喉咙，以贯心脉，而行呼吸。""宗气"在《灵枢·五味》中又被称为"大气"。《灵枢·五味》中云："大气之抟而不行者，积于胸中，命曰气海。""气海"即在膻中这个部位，为人体的上气海。

宗气的功能主要是推动作用。《难经·二十二难》中说："气主呴之。""呴"即嘘吹之意，是对宗气动态的描述。《素问·平人气象论》中说："左乳下，其动应脉，宗气也……其动应衣，宗气泄也。""应脉"是宗气正常的运动，"应衣"是宗气异常的运动。看来，宗气搏动于左乳下与心脏的搏动密切相关，所以《灵枢·邪客》说宗气是贯通心脉的。

宗气主"动"并不仅限于心脉，而是与整个机体的功能活动都有关。故周澂之在《读医随笔·气血精神论》中说："宗气者，动气也。凡呼吸、语言、声音，以及肢体运动、筋骨强弱者，宗气之功用也。虚则短促、少气，实则喘喝、胀满。"

（二）中气

中气，李东垣径称为"胃气"或"元气"。中气的来源，主要是从饮食物中不断摄取，经过胃的腐熟，脾的运化，使机体各个脏腑组织都得到中气的供给，以维持其各自的生理功能。《素问·太阴阳明论》中云："四肢皆禀气于胃，而不得至经，必因于脾，乃得禀也……故太阴为之行气于三阴……亦为之行气于三阳。脏腑各因其经而受气于阳明，故为胃行其津液。"李东垣在《脾胃论·卷上·脾胃胜衰论》中亦说："夫饮食入胃，阳气上行，津液与气入于心，贯于肺，充实皮毛，散于百脉。脾禀气于胃，而浇灌四旁，荣养气血者也。"最后他的结论是："人受水谷之气以生，故以胃气为本。"

总之，中气的主要功用是熟腐饮食、以滋营卫、升清降浊、运化四方，所以中医学认为中气为后天之本。

（三）元气

"元气"即"元阳"，又叫"真阳之气"，禀受于先天，秘藏于肾精之中，习惯称作"水中之火"，是人体发育、繁衍的根源。《素问·生气通天论》中有"阴阳之要，阳秘乃固""阴平阳秘，精神乃治""阳强不能秘，阴气乃绝"的相关论述。

元阳只有秘藏才能发挥其生理作用，元阳作用于机体的各个部分，是通过三焦系统来完成的。所以《难经·三十八难》中说："三焦有原（元）气之别焉，主持诸气。"又《难经·六十六难》中说："三焦者，原气之别使也，主通行三气，经历于五脏六腑。"《灵枢·营卫生会》中说："营出于中焦，卫出于下焦。"营气产生于胃气，故云"出于中焦"，而卫气则为元气所化生，故云"出于下焦"。张景岳在《类经·经络类·营卫三焦》中解释说："卫气者……其气自膀胱与肾，由下而出，故卫气出于下焦。……下者必升，故其气自下而上，亦犹地气上为云也。"

以上所述三气：宗气出于上焦膻中，其运布在肺；中气出于中焦水谷之海，其转输在脾胃；元气出于下焦命门，其藏纳在肾。这是人体最重要的三种气，这是从整体方面来认识的。从局部来分析，五脏亦各有不同的气。如：肝有生发之气，主疏泄；心有火热之气，主长养；脾有水谷之气，主运化；肺有清肃之气，主治节；肾有至阴之气，主收藏。这些不同的脏气，从临床角度来讲，其表现于功能方面的意义特别重要，因为当这些脏气发生病变时，可就其不同的功能特点来进行分析，从中寻找到病变的实质。

二、血的概念

中医学认为，"血"是人体不可少的物质之一。如《景岳全书·血证》中说："血即精之属也，但精藏于肾，所蕴不多，而血富于冲，所至皆是。"正因为血属于精一类的物质，所以"精血"皆为阴，五脏主藏精，而五脏亦各有血。血，生化于脾，统治于心，藏受于肝，宣布于肺，施泄于肾，灌溉周身，无所不及，以奉生身，莫贵于此。兹从五个方面略述血在生理方面的状况。

（一）血的生化

《灵枢·决气》中说："中焦受气取汁，变化而赤，是谓血。""中焦"即言脾胃，脾胃接受水谷，经熟腐摄取其中的精微，成为血最根本的物质基础。中焦之所以能摄取精微以化血须借助于营气的作用。故《灵枢·邪客》中说："营气者，泌其津液，注之于脉，化而为血。""营气"为血中之气，具有阳火之性，阳气之化生阴血，固为临床之所验证。唐容川在《血证论》中说："火者，心之所主，化生血液，以濡周身。火为阳，而生血之阴，即赖阴血以养火，故火不上炎。而血液下注，内藏于肝，寄居血海，由冲、任、带三脉，行达周身，以温养肢体。"

（二）血的贮存

《素问·脉要精微论》中说："夫脉者，血之府也。"古人训"府"为"聚"，言全身的血液都聚存于经脉和络脉之中。中医学认为，经络是人体的组织之一，呈网状遍布于周身，表、里、上、下无处不有。《灵枢·经脉》中说："经脉十二者，伏行分肉之间，深而不见……诸脉之浮而常见者，皆络脉也。"血液随经脉、络脉而遍及全身。《灵枢·本脏》中说："经脉者，所以行血气而营阴阳，濡筋骨，利关节者也。"此"阴阳"是指三阴、三阳，即五脏、六腑之意，凡经脉、络脉所在之处，即血液所到之处，故经脉、络脉的作用就是贮存和运输血液。如《灵枢·决气》中说："壅遏营气，令无所避，是谓脉。"大小不同的经脉和络脉，为血液的运行提供了条件和环境，使其不能越于此范围之外。

血是怎样入于经脉之中的呢？中医学认为，血在化生之初就已存在于经脉之中了，即《灵枢·邪客》所云"注之于脉，化而为血"，《灵枢·营卫生会》所云"蒸津液，化其精微，上注于肺脉，乃化而为血"。其次，通过心脏运行于经脉之中，因为心脏与经脉是相连接的，如《素问·痿论》中说"心主身之血脉"，又如《素问·六节藏象论》中说"心者……其充在血脉"。

在所有的经脉之中，中医学认为"冲脉"为人体的血海。如《灵枢·海论》中说："冲脉者，为十二经之海。"冲脉起于胞中，行于身前者挟脐上行至胸，行于身后者上循背里。《类经》中解释说："血海者，言受纳诸经之灌注，精血于此而蓄藏也。"此外，中医学还认为，肝亦为藏血的脏器之一。如《素问·五脏生成》中云："人卧血归于肝。"故冲脉与肝于血的贮存功能则大有关系。

（三）血的循环

《素问·举痛论》中说："经脉流行不止，环周不休。"说明血液存于经脉之中不是静止的，而是流动的。中医学认为血的流动有两大特点：一是循环式的流动，即所谓"环周不休"；二是有节律的流动，如《素问·平人气象论》中说："人一呼，脉再动，一吸，脉亦再动，呼吸定息脉五动，闰以太息，命曰平人。"正因为血液的流动有节律，才可以用呼吸的节律来计算，多于此者或少于此者都属病变。经过两千多年的临床实践证明，这一认识是正确的。

血为什么会呈循环式的流动呢？《灵枢·邪气脏腑病形》中说："经脉之相贯，如环无端。"经脉在人体内的分布是相互贯通的，血在人体内便很自然地形成一种环流。《灵枢·经水》中说："经脉者，受血而营之。""营"具有两种含义：一是运营，二是营养。正因为血能反复地营回运行，才能使机体各个组织得到充分的营养。

至于"肺循环"的问题，中医学文献虽未明确指出，但《素问·经脉别论》中有"脉气流经，经气归于肺，肺朝百脉"之说。所谓"朝"是汇合的意思，看来血液循环与肺的关系中医学也是有所认识的。

从历史的角度来看，欧洲医学在公元 16 世纪才开始认识到小循环，到17 世纪英人哈维在他的老师华布利发现静脉瓣的基础上，对血液循环才有进一步的发现，比中医学晚了一千多年。

（四）血之清浊

《灵枢·逆顺肥瘦》中提出了"血之清浊"的问题，阐明人体各部位中的血质是不一样的。如何不一样呢？《灵枢·血络论》中指出有三个不一样：有"血出而射者"；有"血少黑而浊者"；有"血出清而半为汁者"。其在解释第一种情况时说："血气俱盛，而阴气多者，其血滑，刺之则射。"这明显是指动脉血而言，所谓"阴气"是指血中对人体有用的物质，如血中的氧气等，因为古人的概念是阴清阳浊，如《灵枢·阴阳清浊》中说："受谷者浊，受气者清；清者注阴，浊者注阳。"动脉血氧气多，自然较静脉血为清。其解释第二种情况时说："阳气蓄积，久留而不泻者，其血黑以浊，故不能射。"依据阴清阳浊的认识，"阴气"可以理解为"氧气"，则"阳气"即相当于"二氧化碳"，故血色较黑浊，这应该是指静脉血了。至于"血出清而半为汁"，"清汁"即血中存在的透明液体，明显是指血清了。

（五）血的功用

中医学认为，血的功用也就是营气的功用，因营气是存在于血液之中的，甚至可以说"营"就是指血的功用而言，所以血、营是不能分割开来理解的。《素问·痹论》中说："营者，水谷之精气，和调于五脏，洒陈于六腑，乃能入于脉也，故循环上下，贯五脏，络六腑也。"这段话概括出了营血的作用。张景岳在这个认识的基础上，于《景岳全书》中作了进一步的发挥。他说："故凡为七窍之灵，为四肢之用，为筋骨之和柔，为肌肉之丰盛，以至滋脏腑，安神魂，润颜色，充营卫，津液得以通行，二阴得以调畅，凡形质所在，无非血之用也。是以人有此形，唯赖此血。故血衰则形萎，血败则形坏，而百骸表里之属，凡血亏之处，则必随所在而各见其偏废之病。倘至血脱，则形何以立，气何所归，亡阴亡阳，其危一也。"这一议论，是从临床实践中体会出来的真知灼见。

气血病机

《素问·调经论》中说："人之所有者，血与气耳。"故机体的生理活动不能离开气血，一旦发生病变，不是因之于气，便是出之于血。《素问·调经论》中又说："气血以并，阴阳相倾，气乱于卫，血逆于经，血气离居，一实一虚。血并于阴，气并于阳，故为惊狂；血并于阳，气并于阴，乃为炅中；血并于上，气并于下，心烦惋善怒；血并于下，气并于上，乱而喜忘。"有所偏胜即为"并"，有所倾陷即为"倾"。在人体中，正常情况下气血通常保持着相对平衡的状态，如果发生了"相并"或"相倾"的情况，便是失去了这种平衡，寒、热、虚、实种种病变即由之而生。具体说来，"血并于阴"是阴邪盛而血实，如风痰之类可变而病"惊"；"气并于阳"是阳邪盛而气分实，如火热之类可变而病"狂"；"血并于阳"是阳邪偏盛于血分，"气并于阴"是阴邪偏盛于气分，阳邪伤血固足为"热"，阴邪伤气亦变为"热"，即伤于寒而病为热之类，故曰"炅中"，炅，热也，中，伤也；"血并于上"为血分之邪扰于心，故病"烦惋"，惋，闷也；"气并于下"为气分之邪动于肝，故病"善怒"；"血并于下"是阴气不能升，"气并于上"是阳气不能降，这样阴阳散离，故神志乱而病"喜忘无常"。

以上这些都是举例而言，旨在说明气血对立统一的平衡状态受到干扰或破坏时，就会发生种种病变。略述如下。

一、气病病机

《素问·举痛论》中说："百病皆生于气也，怒则气上，喜则气缓，悲则气消，恐则气下，寒则气收，炅则气泄，惊则气乱，劳则气耗，思则气结。"说明气的病变虽多，而引起气病的不外六淫、七情、饮食劳倦等方面的原因。寒、炅，六淫病因也；怒、喜、悲、恐、惊、思，七情病因也；劳即劳倦。也就是说，内伤、外感都可以引起气病。这段论述归纳出九种气病的病机：寒则气收，如伤寒无汗之类；炅则气泄，如风热自汗之类；怒则气上，如肝阳亢逆之类；喜则气缓，如心神不定之类；悲则气消，如肺虚少气之类；恐则气下，如肾虚精却之类；惊则气乱，如肝风抽搐之类；思则气结，如脾伤不运之类；劳则气耗，如劳伤虚损之类。临床上所谓气病病机常见的有以下三种。

（一）气虚

《素问·通评虚实论》中说："气虚者，肺虚也。"这句话没有普遍意义，临床所谓的气虚，一般属于机能衰减的范畴，而以脾、肺两脏的表现最为多见而已。如呼吸少气、动则喘乏、面色白、目无精彩、懒于言语、自汗、心烦、四肢困乏、食欲不振、便溏、尿频、脉来微弱等，总属于"补中益气汤"治疗的范畴。补中益气汤的作用，可以说是虚者补之、劳者温之、下者举之等几种治疗方法的综合体现，而所谓虚者、劳者、下者，概有机能衰减的含义。

（二）气郁

对"郁"病的认识在金元之前后略有不同。《素问》有"五郁"之说，即金郁泄之，水郁折之，火郁发之，木郁达之，土郁夺之。朱丹溪《丹溪心法·六郁》中略谓："气血冲和，万病不生，一有怫郁，诸病生焉，故人身诸病，多生于郁。"并创气、湿、痰、热、血、食"六郁"之名。究竟什么是"郁"呢？戴元礼在《金匮钩玄》中解释说："郁者，结聚而不得发越也。当升者不得升，当降者不得降，当变化者不得变化，此为传化失常，六郁之病见矣。"这些都是泛指一般病邪所致之郁。

从明代以后，则多以"郁病"归属于情志致病。如徐春甫在《古今医统大全》中说："郁为七情不舒，遂成郁结，既郁之久，变病多端。"孙一奎在《赤水玄珠·郁证门》中说："又有素虚之人，一旦事不如意，头目眩晕，精神短少，筋痿气急，有似虚证，先当开郁顺气，其病自愈。"到了张介宾更是专从情志立论，而倡"怒郁""思郁""忧郁"之说。

结合临床对情志之郁体会较深较细的莫如华岫云先生，他在《临证指南医案》中说："郁则气滞，其滞或在形躯，或在脏腑，必有不舒之现症。盖气本无形，郁在气聚，聚则似有形而实无质，如胸膈似阻，心下虚痞，胁胀背胀，脘闷不食，气瘕攻冲，筋脉不舒……情志之郁，由于隐情曲意不伸，故气之升降开阖枢机不利……盖郁证全在病者能移情易性，医者构思灵巧，不重在攻补，而在乎用苦泄热而不损胃，用辛理气而不破气，用滑润濡燥涩而不滋腻气机，用宣通而不揠苗助长，庶几或有幸成。"

现在临床上，一般以属于情志致病者为"郁"，多责之于肝气；非由情志致病者，如"痰""食""热""湿"之类致病，多名为"滞"。其分辨大略如此。

（三）气逆

气运行于人体中，升降出入是有规律的。如脾气主升，胃气主降；肝气主升发，肺气主肃降；营卫气的运行，昼出行三阳经，夜入行三阴经；营气的运行自上而下，从手太阴经开始；卫气运行自下而上，从足太阳经开始。如果这些升降出入的运行一反其常态时，即为"气逆"。

《素问·四气调神大论》中说："逆春气则少阳不生，肝气内变；逆夏气则太阳不长，心气内洞；逆秋气则太阴不收，肺气焦满；逆冬气则少阴不藏，肾气独沉。"肝气主生发而不能生发，心气属太阳而不能温煦，肺气主收降而不能收降，肾气主秘藏而不能秘藏，均属于气逆的范畴。如果仅理解为"应下行而反上行者斯为逆"这就有片面性，所以周学海在《读医随笔·升降出入论》中说："太过不及，皆为逆也。"

但临床上，一般仍以应下行而反上者，或上而不顺者，为气逆。如胃脘痞闷、妨闷不食、气上攻冲，为胃气逆；胸膈噎塞、痰涎壅盛、咳嗽、喘息，是为上盛下虚的肺气逆；肾精不足虚阳上奔，可出现四肢厥冷、面赤、烦躁、动则气喘，这是肾气逆；手足烦热、咳唾带血，这是阴虚火动之肝气逆。这些均为常见的气逆表现。

另有一种气逆叫作"大厥"。《素问·调经论》中说："血与气并走于上，则为大厥，厥者暴死，气复返则生，不返则死。"《重订通俗伤寒论》中解释说："厥证卒倒，是下气逆上之病，《经》言气复返则生，不返则死，言气复返于下，非散而复聚。"这是属于中风一类的昏厥。

二、血病病机

李梴在《医学入门》中说："人知百病生于气，而不知血为百病之始也。凡寒热、蹉挛、痹痛、瘾疹、瘙痒、好忘、如狂、惊惕、迷闷、痞块、疼痛、癃闭、遗溺等证，及妇人经闭、崩中、带下，皆血病也。"血，遍存于人体的脏腑、经脉，其发为病变亦极广泛，至于造成血病之因虽极复杂，但概其要而言之则有"动""损"两端。如《景岳全书·血证》中说："血本阴精，不宜动也，而动则为病；血主营气，不宜损也，而损则为病。盖动者多由于火，火盛则逼血妄行；损者多由于气，气伤则血无以存。故有以七情而动火者，有以七情而伤气者，有以劳倦色欲而动火者，有以劳倦色欲而伤阴者。或外邪不解，而热郁于经；或纵饮不节，而火动于胃；或中气虚寒，则不能收摄而注陷于下；或阴盛格阳，则火不归原而泛溢于上。是皆动血之因也。"阴虚者多火，火动则血难安；阳虚者乏气，气亏则血不宁。因此，外感内伤、阴阳虚损，都是造成血病的重要因素。临床常见的有如下几种。

（一）血虚

营血之所以虚少，或由邪热伤津，津伤而不足以濡血；或由脾胃亏损，水谷精微不足以生血；或由肾气衰惫，精水不足以滋血；或由失血过多，血液的资生难以为继。有一于此，都可以见到血虚的病变。其临床表现为：目眩头晕、朝凉暮热、皮肤甲错、面白色萎、脉细无力，甚则变为"干血痨"，脉多弦而微或涩而微。治宜于补血药中增以益气之品，如当归补血汤、三才汤之类。

（二）瘀郁

血液之在人体内是行而不居的，如果留而不行，轻则为"郁"，重则为"瘀"，又统名之为"蓄血"。血液行于经脉之中，无寒热、气滞、损伤诸变，则无瘀、郁之可言，有一于此，瘀郁以生。血之瘀郁在上焦者，多见胸膈肩膊间满痛、喉中有血腥气，或兼善忘、上肢麻木等；血之瘀郁在中焦者，则心下痛拒按而软、漱水不欲咽；血之瘀郁在下焦者，小腹满痛、小便自利、大便色黑，甚或发狂。血既瘀郁常因之导致营卫运行失常，以致发热，其热初亦类似外感，但不见头痛，也不恶寒，继则天明少闲至午复剧，有汗、汗多且齐颈而还，或自汗、无气以息、目光短、不思饮食、不得眠、二便自利。总之，血液瘀郁的临床表现亦较复杂，凡有出血史或仆跌坠伤者较易辨识。

唐宗海在《血证论》中说："吐、衄、便、漏，其血无不离经，凡系离经之血，与营养周身之血已睽绝而不合……此血在身，不能加于好血，而反阻新血之化机，故凡血证，总以去瘀为要。"有瘀即当去，固不仅限于血证也。

（三）血热

唐宗海在《血证论》中说："火者，心之所主，化生血液，以濡周身。火为阳而生血之阴，即赖阴血以养火。故火不炎，而血液下注，内藏于肝，寄居血海……如或血虚，则肝失所藏，木旺而愈动火；心失所养，火旺而益伤血，是血病即火病矣。治法宜大补其血，归、地是也。然血由火生，补血而不清火，则火终亢而不能生血，故滋血必用清火诸药。四物汤所以用白芍，天王补心汤所以用二冬，归脾汤所以用枣仁，仲景炙甘草汤所以用麦冬、阿胶，皆是清火之法。至于六黄汤、四生丸，则又以大泻火热为主，是火化太过，反失其化，抑之即以培之，清火即是补血。"这段话阐述了在内伤病中造成血热病变的机理及其治疗原则。

至于外感性热病，热邪由营入血是病变较严重的阶段，因血本为火所化生，故对于火热最有亲和力。当火热之邪入于营分时，舌质红绛为其特征，随即出现烦躁不安、夜甚无寐、斑疹隐现、舌干而不渴饮，或神昏、谵语、舌、肢厥等。火热之邪至入于血分时，舌色变得深绛或紫晦、舌体干枯、斑疹外透色多紫黑、伴吐血、便血，或大便色黑易解、妇女月经增多、甚或神倦、癥瘕、神昏、谵语、痉厥等。所谓营分、血分，实际是血热病机的前后两个阶段，清营汤（犀角、生地、玄参、竹叶心、麦冬、丹参、黄连、银花、连翘）、犀角地黄汤（犀角、生地黄、芍药、牡丹皮）是必用之方。

总之，血中之火热不去，各种出血证均将由此而生。

气血病变辨证示例

一、眩晕

眩者，视物皆黑；晕者，视物皆转；二者兼有，即名"眩晕"。甚而良久始醒者，谓之"郁冒"，如物冒其首不知人事也。《素问》所谓"诸风掉眩，皆属于肝"，乃指肝胆之风阳上冒而言。《灵枢》中有"上气不……头为之苦倾，目为之眩""上虚则眩""髓海不足，则脑转耳鸣，胫酸眩冒，目无所见，懈怠安卧"等论述。刘宗厚曰："眩晕乃下虚上实；虚者，血与气也；实者，痰涎风火也。"（《张氏医通·诸风门·眩晕》）

眩晕属气虚者：晨起即眩晕，喜按抚，须臾即定，日以为常，宜用升阳益气法，方用补中益气汤加川芎、菊花等。眩晕属气郁者：眉棱骨痛、眼不可开，气机郁滞，少阳生发之气不能循经至目系，在上之浊邪不能下降也，宜用开郁降浊法，方用逍遥散合玉液汤（半夏六钱、生姜三钱、沉香末少许）。眩晕属血虚者：日晡加重，得卧稍可，营血不足以充于脑所致，宜用养血定眩法，方用六味丸合芎归汤。

二、头痛

头为清阳之府，外而六淫之气相侵，内而脏腑经脉之邪气上逆，皆能乱其清气，相搏击而致头痛，须分内外虚实。实者头痛，其人血气本不虚，为外邪所犯，或蔽覆其清明，或壅塞其经络，或内之实火上炎，而血瘀涩滞不得通行而痛，其痛必甚，此为实。虚者头痛，其人气血本虚，或以血涩，或以脉寒，蜷缩紧急引其小络而痛，得温则痛止，此为虚。

头痛属气虚者：每遇天寒阴雨则发，痛不甚而忧戚难已，或畏寒，或倦卧，或饮食乏味，脉微细，宜用升清益气法，方用补中益气汤加川芎、细辛、蔓荆子等。头痛属血虚者：痛时自鱼尾（眉尖后近发际处）上攻头脑，时或有热气上冲感，用当归、川芎、连翘、熟地黄各二钱，水煎去渣，入龙脑、薄荷末共一钱，乘沸泡之，鼻吸其气，候温即服，服后即安卧，甚效。

三、怔忡

心下惕惕然跳、筑筑然动、怔怔忡忡，本无所惊而自心动不宁，其动也无时，轻者为"悸"，久则变为"怔忡"。有阳气内虚者，有阴血内耗者，有水气凌心者，有忧戚伤神者，有心火内炽者，有气郁不宣者，皆宜临证详审。

怔忡属气虚者：心气不足，神不能安，内动为悸，常有忧戚感，及忽忽喜忘诸症，宜用益气安神法，方用六君子汤加石菖蒲、炙远志、柏子仁等，其茯苓易抱木茯神。怔忡属血虚者：阴血内虚，悸动时作，睡则常因心悸而惊醒，梦中常有坠岩崖感，为血不养心所致，宜用养心安神法，方用归脾汤加干地黄、麦冬、丹参、玉竹等。

四、喘息

"喘"为呼吸迫促，为气之上奔也，证分虚实。实喘有四：一曰风寒，二曰火热，三曰气逆，四曰水饮。虚喘有二：一者出于脾肺，一者出于肝肾。实喘多起于暴，气长而有余，呼出为快，脉滑数而有力；虚喘积渐所成，气短而息微，劳动则甚，脉微弱而无神，是其大较。

喘息属气虚者：多见自汗，呼吸短气，宜用益气敛肺法，方用六君子汤合生脉散。喘息属气郁者：呼吸气促，胸膈不快，痞闷不舒，毫无痰声，宜用升降开疏法，方用四磨汤。喘息属血瘀者：咳逆喘促、鼻起烟煤、口目黑色，此为瘀血乘肺壅塞气道所致，宜用保肺去瘀法，方用参苏饮（白人参五钱、苏木四钱）最妙。

五、腹痛

腹痛，首当别其在脏在腑。责于脏者，以肝、脾、肾为主，大腹属脾，当脐属肾，小腹属肝；责于腑者，以肠、胃为先，胃主受纳，小肠主受盛，大肠主传化，其机一阻腹痛之症作矣。

腹痛属气滞者：症见痛引两胁，甚至引及肩背，不得俯仰，脉见沉结或代；宜用辛通开郁法，方用木香顺气散（木香、香附、槟榔、青皮、陈皮、厚朴、苍术、枳壳、砂仁、甘草）。腹痛属血虚者：症见痛时隐隐，如细筋抽掣，如芒刺牵引，为血不养筋之故；宜用养血柔筋法，方用四物汤加陈皮、木香等。腹痛属血瘀者：症见腹胁胀满刺痛，牵引腰脐，身半以下有着滞感，甚或大便色黑；宜用疏气化瘀法，方用小柴胡汤加香附、姜黄、桃仁、大黄等。

六、心痛

心痛，当在胸膺、骭骨处。心为阳中之太阳，阳不足以内煦则痛；心主一身之血脉，血不足以濡之，或有所瘀滞而不行则痛；心主神志，气血两伤，神无所倚则痛；其卒然大痛、口气冷、汗出不休、手足青过节冷如冰，且发夕死，夕发旦死，为"真心痛"。

心痛属气虚者：症见痛不剧烈，悠戚无休时，伴有胸闷、气短、乏力易倦、心悸、自汗、食欲不振等症，脉沉细，舌淡苔薄；心气虚损，血行缓弱，不足以濡养于心所致，宜用益气宣痹法，方用黄芪五物汤加党参、川芎、薤白、三七粉等。心痛属气滞血瘀者：症见针刺性疼痛，伴有胸满、气憋、烦躁不安等症，多为阵发性，舌质紫暗、苔略厚，脉弦，此气行不畅血因瘀郁之故，宜用行气化瘀法，方用金铃子散合丹参饮加香附、荜茇、五灵脂、三七粉、川郁金等。

七、发热

"发热"为临床常见症，不外内、外两因。属外因者，即所谓热病者皆伤寒之类也；属内因者，即所谓阴虚发热也。

发热属气虚者：症见不耐劳作，小有活动即汗出，一宁息即微恶寒、四肢困倦、筋骨酸；阳气既虚于表，不能卫外为固，复虚于里，以致津少燥热，故常见有心烦、咽干、尿短赤诸症，脉来细数无力，宜用益气生津法，方用补中益气汤加玉竹、麦冬、知母等。发热属血虚者：症见五心烦热入夜加剧，伴有咽燥、口渴、睡卧不安，脉来细数；此阴血虚不足以养阳之故，宜用益阴制阳法，方用四物二连汤去川芎加黄芪（当归、生地、白芍、黄连、胡连、黄芪）等。

以上固然是举例，旨在说明即使明确了气血的生理概念和病变机制以后，仍需要通过对具体疾病的治疗和观察，才可能取得气血研究的成果。

第四讲

病因病机学说

中医经验病理学（1954 年）

一、中医论疾病

苏联生物学家认为，人体和其生活的环境是一个整体，所以米丘林学说认为：环境条件是机体发育的重要因素。每个机体为其生存和发育都需要一定的环境条件，如果这些条件发生改变，机体为顺应环境而在发育上也随之发生改变，固着于机体的这些改变可遗传给下一代，遂引起生物的变种。

苏联生理学者巴甫洛夫，曾观察到动物机体与周围环境的统一性，患病的机体和周围环境之间也存在着此种联系。巴甫洛夫的学说认为：疾病，应被理解为有机体与环境的相互关系被破坏而发生的；疾病不但取决于有机活动功能的障碍，也受着破坏了的相互关系之影响。巴甫洛夫的学说还认为：病理过程取决定于有机体的整体状态，强调全身状态及局部病变均对病理过程发生影响。从本质上来讲，旧的病理学仅研究非条件性质的反应，而忽视了条件反射对病理的影响，即中性刺激物的作用以及精神性因子的病原作用。旧的魏尔啸的病理学观念，即认为只有组织的损伤方能成为病原因子的观念，阻挡了医学前进的步伐。

关于有机体的生理、病理和环境的统一观，中医学在千余年之前便具有了相关的创见。如《素问·上古天真论》中有段著名的论述："有圣人者，处天地之和，从八风之理，适嗜欲于世俗之间，无恚嗔之心，行不欲离于世，举不欲观于俗，外不劳形于事，内无思想之患，以恬愉为务，以自得为功，形体不敝，精神不散，亦可以百数。"意思是说，一个人生活在社会中，一方面固然要积极地工作为他人服务（行不欲离于世），一方面不要过于劳累（外不劳形于事），不要有不良的嗜欲（适嗜欲于世俗之间），不要做损人利己的事情（无恚嗔之心），精神轻松愉快（内无思想之患以恬愉为务），身心健康（形体不敝、精神不散），这样机体便能适应环境的改变

（处天地之和从八风之理）而获得长寿（亦可以百数）。

又《素问·异法方宜论》中说："医之治病也，一病而治各不同，皆愈，何也？……地势使然也。故东方之域……鱼盐之地，海滨傍水，其民食鱼而嗜咸，皆安其处，美其食，鱼者使人热中，盐者胜血，故其民皆黑色疏理，其病皆为痈疡，其治宜砭石……西方者，金玉之域，沙石之处……其民陵居而多风，水土刚强，其民不衣而褐荐，其民华食而脂肥，故邪不能伤其形体，其病生于内，其治宜毒药……北方者，天地所闭藏之域也，其地高陵居，风寒冰冽，其民乐野处而乳食，脏寒生满病，其治宜灸炳……南方者，天地所长养，阳之所盛处也，其地下，水土弱，雾露之所聚也，其民嗜酸而食胕，故其民皆致理而赤色，其病挛痹，其治宜微针……中央者，其地平以湿……其民食杂而不劳，故其病多痿厥寒热，其治宜导引按……故圣人杂合以治，各得其所宜，故治所以异而病皆愈者，得病之情，知治之大体也。"其中所论某些具体事实虽未必尽然，但这种把疾病、机体、环境联系起来的整体观，是极其正确的。认为疾病的发生，和机体与周围环境之间有直接的关联，并以此为依据认为，应采用不同的治疗方法来与疾病对抗。

也许，这些文献所表达出的知识并不如西医学那样系统，而且时常还掺杂有封建的东西，之所以要略提出一二来讨论也还是有理由的。远古之人在生活中，在与疾病斗争的过程中，逐渐体会到"人"这一有机体和周围环境是密切关联的，并提出了"精神内守病安从来""虚邪贼风避之有时"等主张，这些主张与高级神经活动学说的主张是近似的。只是由于中医学的知识体系，在漫长的历史长河中始终沉浸于封建社会文化的包围之中，许多知识和思想没有得到正确或深入的发展，有些反而还走上了形而上学的一途。

近百年来，随着西方医学流入中国，也带来了局部的、简单的，甚至是机械的疾病认识观，竟无原则地以"不科学"三字来否定中医学，否定这一几千年来为中国人所发明的医学知识体系，这仍然是形而上学的另一极端。

我们的任务应该是批判地认识中医学，发掘和继承其中的合理部分。应该认识到，人体对于外界温度、化学物质、食物品质、病原微生物等，无时无刻不在发生着联系，甚至人所生活的社会环境对于疾病的发生也有很大的影响。如不卫生的居住条件、不足的和不完备的营养、难以耐受的繁重劳动等，都可能是发生各种疾病的因素。有数据表明，在苏联，由于劳动者的福利提高了，人们的居住环境改善了，人的文化素养也增高了，遂使罹病率一直在下降。新中国成立的四年来，由于劳苦大众的基本生活条件得到了改善，正确的卫生政策被贯彻执行，曾广泛流行的天花、霍乱、鼠疫等恶性传染病得到了有效的控制，尤其是天花和鼠疫，在全国范围内已接近于消灭。这些不争的事实非常有力地证明，环境与健康、环境与疾病是息息相关的。

人体借着生理的调节能力来适应外界环境，因此机体在一定限度内可抵抗外环境的有害作用。以人体对外界温度的调节功能为例：在低温环境下，机体的热发散会减少，在高温环境中，机体的热发散会增加。《中藏经》中说："阳生于热，热则舒缓，阴生于寒，寒则挛急。"我们还可以做一个试验：如果把手浸在 40~42℃的热水中，皮肤由于受到热刺激，皮下的毛细血管扩张，而使血流加快，因而皮肤发红；当把手从热水中拿出来，热刺激停止后，发红的皮色渐渐消退，这是因为毛细血管恢复了常态的缘故。这个试验说明，机体对于外界环境条件的变化有生理性的适应能力。但这种调节的能力是有一定限度的，假设在上述这个试验中，水的热度过高，超过了机体生理调节的极限，就会形成烫伤，皮肤会出现烫伤性炎症而红肿不退，呈现出病理的反应。

由此可知，疾病不仅仅局限于致病原体，机体自身的局限及状态对于疾病的发生也在发生作用。如外界致病因素可能对某一机体起作用，而对另一机体就不起作用；同样的食物，在有些人可能会引起肠胃疾病，而另一些人对此毫无反应；侵入体内的某种致病原体，可能引发某些人患病，但对另一些人可能只是带菌者而并不发病。这是因为个体体质差异的缘故，体质差异即表现在机体的状态、适应能力和免疫力等方面。

总之，疾病的本质是机体对外界刺激的一种反应，这种反应的过程是复杂的，经常是全身性的，是因机体与外环境的适应性关系被破坏所致，这种破坏有可能是因外界的因素，也有可能是因内在的某些原因。

二、中医论病因

引起人体发病的原因很多，凡外界环境中各种可能引起机体病理过程的病因，叫作致病外因，来自机体自身的病因，因其有某些特点被叫作致病内因。但不可把两者孤立起来看待，因为机体的内在环境与外界环境有极为紧密的关系。就疾病而言，无论外因、内因，都存在"致病原"和"诱发条件"两方面的因素。例如，引起结核病的病原是结核杆菌，但是虚弱的体质和恶劣的生活环境，常成为感染结核病的诱发条件。也就是说，致病原是疾病发生的前提，诱发条件即疾病是否发生的要素。

中医学自从张仲景提出"千般疢难，不越三条"的主张后，"三因鼎立"之说便普遍流行起来。《金匮要略·脏腑经络先后病脉证》中云："一者，经络受邪，入脏腑，为内所因也；二者，四肢九窍，血脉相传，壅塞不通，为外皮肤所中也；三者，房室、金刃、虫兽所伤。以此详之，病由都尽。"在这三条病因中，前两条都是含糊而不明确的。到了宋代，陈无择氏便以"六淫"所感为外因，"七情"所伤为内因，"房事""金刃""虫兽"所伤为不内外因。这样，病因的概念虽然清晰了，但又把病因机械地割裂开来认识便有所不妥。至于"不内外因"，仍未出外因、内因的范围，因而"三因"之说是有局限性的。

（一）致病的外因

在自然和社会的环境中，存在着诱发各种疾病的致病外因，包括物理性的、化学性的、生物性的等。此外，语言的刺激（巴甫洛夫氏所说的"第二信号系统"），也可能成为致病的因素。

1. 物理性损伤

机械造成的机体损伤，中医称作"金刃伤"，扩展一点还包括"跌打损伤"和"虫兽咬伤"。其损伤的结果可见骨折、关节脱臼、关节扭伤、组织破裂或粉碎、脑震荡等，所致病状的轻重与其作用强度和作用部位有关。当伤及人体的重要器官，如脑、骨髓、心脏时，可迅速致死；若损伤血管，可发生出血或大出血；损伤了神经系统时，轻者麻痹，重者昏迷不醒。

物理性损伤之一，表现在温度对机体的作用方面，或热或冷造成的损伤，可以是局部的也可以是全身的。或热或冷伤及机体局部时，即形成不同范围和程度的烧伤、烫伤、冻伤。但应指出的是，局部病变的形成，仍然会引起中枢神经系统相应的反应，如炎症病灶的血管扩张，就是由中枢神经系统反射性地发出信号而引起的。

外界气温上升时，人体往往能通过体温中枢的调节作用，借皮肤的弛缓、发汗等散热机制来保持其正常体温。若气温上升超过了一定的限度，加上机体过劳这一诱发条件，机体的体温调节作用出现障碍，于是陷于"热中"或叫作"热射病"，临床出现高热、困惫、失神等表现。如《诸病源候论·冒热困乏候》中说："触冒大热，热毒气入脏腑，则令人烦闷、郁冒，至于困乏也。"这可说是中医对热射病及类似症的描述。在炎日下能诱发日射病，是由于太阳的红外线刺激引起大脑过热的缘故，可以引发严重的脑症状甚至是死亡，中医称此种病为"暍"。如《金匮要略》中说："太阳中热者，暍是也，汗出、恶寒、身热而渴。"《诸病源候论·中热候》中云："夏月炎热，人冒涉途路，热毒入内，与五脏相并，客邪炽盛，或郁瘀不宣，致阴气卒绝，阳气暴壅，经络不通，故奄然闷绝，谓之暍。"中医学认为，日射病及类似症的病理过程，即是以机体内热（尤其是脑过热）郁积为主，而外界的温度增高是帮凶。须知日射病因体内积热，血和氧的结合力减弱，使组织缺氧而产生燃烧不全的中间性代谢产物，如丙酮、碳酸、乳酸等，其量超过了机体内血液缓冲作用的能力而发生酸中毒。

和高温损伤相反，低温对全身作用亦将使人陷于困惫、眩晕、嗜眠等状态，特别是剧冷的长时间作用会导致人被冻死。人体受到低温的刺激，初起会寒战，这是由于体温大量发散的缘故；随即血管收缩出现麻痹，皮肤呈现先红后白终紫的变化；复因中枢神经的兴奋性低下，于是出现疲劳、欠伸、嗜睡、行步蹒跚、眼前发黑诸症；终至意识不清、血压渐降、血糖渐少、体温渐低、呼吸渐微，直至心脏停止；若心跳未停而尚有息微，肛门温度尚在 24℃以上，则为假死尚可图救。《诸病源候论·冻死候》中云："人有在于途路，逢凄风苦雨，繁霜大雪，衣服沾濡，冷气入脏，致令阴气闭于内，阳气绝于外，荣卫结涩，不复流通，故致噤绝而死。"这是中医学对低温损伤病机的论述，机体对低温的耐受力要比对高温强一些，因皮肤毛细血管的收缩，既可以使热的发散维持在最低程度，又能使体内产生热量，以调节体温来适应之。所以人体之所以能被冻死，一是运动神经麻痹，使其对寒冷失去反射而熟睡致死；二是饥寒交迫，体内没有足够的热源能支持生命的活动而致死。中医学认为的"阴气闭于内，阳气绝于外"，可以说是一语中的，机体内在的不足更易遭受外界低温的侵袭。

中医学所谓的"感冒"，也是受到外邪侵袭的概念，在一定程度上可理解为是因全身或局部突然遇冷的一个病理过程。例如足部浸湿或受寒、咽喉受到寒冷侵袭等，都易于诱发流行性感冒、支气管炎、鼻炎、咽炎、肺炎等疾病。这是因为冷刺激能使人体的抵抗力减弱，而为机体内外既已存在的各种病原体的繁殖创造了条件。由此可知，在此类疾病中，病原体是发病的根本，而感冒是促成感染的诱因。尚须指出，感冒除了外邪作用于人体之外，机体自身的状态也是很重要的一个方面，经常参加体育锻炼的人较少患感冒，即使患病，病程也短也轻，就是这个道理。如《杂病源流犀烛》中说："感冒，肺病也，元气虚而腠理疏也。经曰：虚邪贼风，阳先受之。盖风者，天之阳气，其乘于人则伤卫，卫者，阳也，故曰阳先受之。卫又即气也，肺主气，脾生气，故伤风虽肺病而亦有关于脾，以脾虚则肌肉不充，肺虚则玄府不闭，皆风邪之所由以入也。"这段话的意思是说，机体内环境的稳定性差了，不能适应气温的骤变，便会感冒。

人体被日光灼伤，不仅是由于过度的热能（红线和红外线）损伤，还可能是由于光能（紫线和紫外线）引起，尤其是平素被裹在衣服里面的最脆弱的那些部分更易受损。如幼儿的日光病，就是因为幼儿皮肤脆弱，若长时间暴露在日光下，可导致日光性皮炎甚而丧生。大陆上的尘埃能吸收日光，对机体可形成一种屏障。而海上、高山上没有尘埃，所以日光就极为强烈，尤其是高原地区因空气稀薄，再加上雪的反射，日光为害就很容易发生，这叫作"冰雪烧灼"，通常所见的"雪盲"就是视网膜被光损伤的缘故。日光疗法若行之不当，往往可引起夏日斑，或使潜伏的非活动性结核病灶活动起来，出现发热、咯血等危症，不可大意，所以人体接受阳光要以避免日光损伤为原则。

电流也可引起局部烧伤及全身罹患，甚至引起即时死亡，这种作用叫作"电击"，一般也叫作"电殛"。通常直电流在 300V 以下不至于致命，但交流电危险较大，普通电灯用 110V，若完全接地就可以致死。人体的抵抗可影响电击的部分作用，皮肤干燥时一般可抵抗 $50000\,\Omega$，若为汗水所湿润可抵抗 $1200\,\Omega$，所以普通 110V 电压足可致命。电击时，踏脚物的性质也可影响电击作用，通常脚在水中比在干燥的地面更具危险性。电流所通过的时间愈长，电击的损伤愈重；低电压的交流电，可使心室颤动而心动骤停；高电压的电流不损害心肌，可因作用于中枢神经致使呼吸骤停。

大气压的变化也可引起各种病状。人生活在地球上，习惯于在 1 个大气压（760mmHg）的环境中，若气压上下波动，人体可因不适应而发病。如攀登高山或高空飞行，大抵到了 4000m 以上便逐渐感觉不适，5000m 以上若没有纯氧吸入就会危及生命。高气压本身并不有害，因人体能够耐受大气压，惟于高气压转移向低气压之际，特别是转变急速时，便会引起生理功能障碍而受损。例如潜水，因在高气压下溶解在血液中的空气（尤其是氮）在低气压时会因释放而变成气泡，引发肺、脊髓等部的栓塞，甚至致死。

以上的光能、电流、气压等物理因素致损，是中医学较缺乏的知识，应及时学习而补充之。中医学于六淫致病之说中，"暑""热"致病可属高温致损范畴，"寒"致病为低温致损范畴，而"风""湿""燥""火"是否包括了外界的其他物理因素呢？确应该仔细地分析一下。

风，据中医学文献记载有下列三种含义。首先，认为"风"为百病的总因。如《素问·风论》中说："风之伤人也，或为寒热，或为热中，或为寒中，或为疠风，或为偏枯，或为风也。其病各异，其名不同，或内至五脏六腑……故风者，百病之长也，至其变化乃为他病也，无常方。"其次，"风"泛指与神经系统有关的疾病。如《备急千金要方》中云："岐伯曰，中风大法有四，一曰偏枯，二曰风痱，三曰风懿，四曰风痹。夫诸急卒病多是风，初得轻微，人所不悟，宜速与续命汤，依腧穴灸之。夫风者，百病之长，岐伯所言四者说其最重也。偏枯者，半身不遂，肌肉偏不用而痛，言不变、智不乱，病在分腠之间……风痱者，身无痛，四肢不收，智乱不甚，言微可知，则可治，甚即不能言，不可治。风懿者，奄忽不知人，咽中塞窒窒然，舌强不能言……风痹、湿痹、周痹、筋痹、脉痹、肌痹、皮痹、骨痹、胞痹，各有证候，形如风状，得脉别也，脉微涩，其证身不仁。"据此描述，偏枯、风痱都与脑出血症近似，偏枯为症轻，风痱为症重。偏枯仅半身不遂，风痱则四肢不收；偏枯言不变、智不乱，风痱则智乱、言微，甚至不能言；偏枯有痛觉，风痱痛觉神经麻痹而没有痛觉；偏枯病灶小，仅及大脑的半球，风痱病灶大，以及大脑两半球。至"风懿"为舌咽神经的疾病，急性脑缺血及急性脑充血亦应包括在内。诸"痹"，则仅为末梢神经的病变。第三，"风"泛指症见高热的一些急性病。如《伤寒论》中说："太阳病，发热，汗出，恶风，脉缓者，名为中风。"又说："太阳病，发热而渴，不恶寒者，为温病；若发汗已，身灼热者，名风温。风温为病，脉阴阳俱浮，自汗出，身重，多眠睡，鼻息必鼾，语言难出。"刘完素在《素问病机气宜保命集》中云："经云：风者，百病之始，善行而数变，行者动也。风本生于热，以热为本，以风为标，凡言风者，热也。叔和云：热则生风，冷生气。是以热则风动，宜以静胜其燥，是养血也。"诸如风温、风疟、风疹、风痰、风热，以至马脾风、缠喉风、历节风、惊风、脐风等病，无一不有"热"的表现。据此分析，中医学对"风"的认识有三：第一，认为"风"是客观存在，非寒非热，亦寒亦热；第二，用"风"来归纳神经系统损伤一类疾病的病理；第三，"风"是热病的代名词。唯此三义，便知"风"不是单独存在的，认为"风"是纯粹的致病外因，确有不够全面之处。

中医学中"湿"的概念含义宽泛，比较复杂，要约言之亦有五端。第一，是指汗多肤润，以及体液浸润皮下组织，发为浮肿等症。如《素问·痹论》中云："其多汗而濡者，此其逢湿甚也。"又《素问·气交变大论》中云："岁水不及，湿乃大行……民病腹满、身重、濡泄……甚则跗肿。"第二，泛指小肠吸收机能障碍和支气管渗出性炎症等疾病。如《素问·阴阳应象大论》的"湿胜则濡泄""秋伤于湿，冬生咳嗽"等。第三，用之概括一切胃肠机能障碍的疾病。如《素问·气交变大论》中云："岁土太过，雨湿流行……民病……体重、烦冤……中满、食减、四肢不举。"又云："湿气变物、病反、腹满、肠鸣、溏泄、食不化、渴而妄冒。"又《素问·六元正纪大论》中云："太阴所至为湿生……太阴所至为积饮、痞隔……太阴所至为中满、霍乱吐下。"第四，是指黄疸诸病。如《金匮要略·黄疸病脉证并治》中云："黄家所得，从湿得之，一身尽发热而黄。"又《金匮要略·痉湿暍病脉证治》中云："湿家之为病，一身尽疼，发热，身色如熏黄也。"第五，是指涉及脑、脊髓以及末梢神经的疾病，症见诸痹、疼痛、痿、拘挛、身重等。如《素问·生气通天论》中云："因于湿，首如裹，湿热不攘，大筋短，小筋弛长，短为拘，弛长为痿。"又《素问·通评虚实论》中云："跛，寒风湿之病也。"又《素问·痹论》中云："风寒湿三气杂至，合而为痹也，其风气胜者为行痹，寒气胜者为痛痹，湿气胜者为著痹也。"又《素问·六元正纪大论》中云："其病湿下重。"《金匮要略·痉湿暍病脉证治》中云："湿家病，身疼，发热。"又云："风湿，脉浮，身重。"据此可知，中医学之"湿"，既是病理变化的过程又是病理变化的结果，而不是纯粹的致病因素。即使是在黄梅时节或潮湿地区，空气中的水蒸气常有饱和状态，可能会影响汗腺的排泄，是亦应为"感冒"之类。所以张仲景主张："若治风湿者，发其汗，但微微似欲出汗者，风湿俱去也。"（《金匮要略·痉湿暍病脉证治》）似不必再列"湿"为独立的致病外因。

　　"燥"即湿度不足，在人体上发生"燥"的病变，是由于分泌液的缺乏，其原因不是由于炎症或高热，便是由于营养不良。在治疗上，由于炎症高热引发者用清凉之剂，营养不良者用滋润之剂，这是中医临床治"燥"的一般规范。如《素问·气交变大论》中云："岁金太过，燥气流行……甚则喘咳逆气。"《素问·五常政大论》中云："审平之纪……其令燥、其藏肺，肺其畏热，其主鼻……其病咳。"这似为呼吸道的炎症。《素问·气交变大论》中云："燥气流行……民病两胁下少腹痛……胸痛引背，两胁满且痛引少腹。"又云："燥乃大行……民病中清、肤胁痛、少腹痛、肠鸣、溏泄。"又云："燥淫所胜……民病左肤胁痛，寒清于中……腹中鸣，注泄惊溏。"

这似为消化道的炎症。金元以后研究"燥"的有两个代表人物，一为刘河间，一为喻嘉言。刘河间说："诸涩枯涸，干劲皴揭，皆属于燥。"喻嘉言说："理曰燥胜则干，夫干之为害，非遽赤地千里也，有干于外而皮肤皴揭者，有干于内而精血枯涸者，有干于津液而荣卫气衰，内燥而皮著于骨者，随其大经所属，上下中外前后，各有病所，燥之所胜，亦云熯矣。"他们讨论的病症都属于营养不良的疾病，所以喻嘉言的"清燥救肺汤"为一派清润药，吴鞠通因而亦以甘淡凉润法来治秋燥病。据此"燥"仍为病变的过程或结果，不是直接的致病因子，因而"燥"亦不得列为致病外因。

举凡自主神经系统（实亦包括其他神经）的亢奋现象，中医学通称作"火"。如《素问·至真要大论》中说："诸热瞀瘛，皆属于火……诸逆冲上，皆属于火……诸躁狂越，皆属于火……疼酸惊骇，皆属于火。"所谓瞀（昏蒙）、瘛（痉挛）、躁、狂，都是由高热重灼所引起的神经系表现，尤其是对知觉运动神经和脑脊髓的影响，只是有轻重不同程度的区别而已。疼酸、惊骇，亦复如是。至诸逆上冲，无论是呕吐，还是气冲逆，都是自主神经的亢奋引发的。

李东垣在《脾胃论》中说："火与元气不两立，一胜则一负。脾胃气虚，则下流于肾，阴火得以乘其土位……阴火上冲，则气高，喘而烦热，为头痛，为渴，而脉洪……乃生寒热，此皆脾胃之气不足所致也。而与外感风寒所得之证，颇同而实异。内伤脾胃，乃伤其气；外感风寒，乃伤其形。"李氏言火之症，为气高而喘、为身热而烦、为脉洪、为头痛、为渴、为恶寒，这些都是亢奋现象，是不受意识左右的应激反应，所以都应属植物性神经系的亢奋。李氏特别指出是"火"易伤"气"（脾胃之气），是为内伤而非外感。中医学的"气"在西医学中可以理解为生理机能，中医学"火"可解释为神经系亢奋，尤其是自主神经系的亢奋。其中见于外感病而属于实证的，为实火、为邪火，治法宜"清"宜"泻"；见于内因病而属于虚性亢奋的，为虚火、为相火，如心脏衰弱能见到脉数等。虚火又分两种情况：由于营阴不足者，宜治以滋阴；由于机能衰弱者，宜治以补阳。"火"的含义不过如此，仍为病变现象，而不是致病原因，更不属于外因之邪。

据此，中医学所谓的外感之六淫邪气，除寒、热、暑可与外界存在的物理因素有关之外，其如风、湿、燥、火都不属病因概念的范畴，至少不能纯属病因的范畴，其中有病变特点的含义。中医学的"寒"，除了低温的本义之外，还具有机体机能衰减的意义。如《素问·逆调论》中说："阳气少，阴气多，故身寒如从水中出。"《金匮要略·腹满寒疝宿食病脉证治》

中云："腹满时减，复如故，此为寒，当与温药。"前者为体温低落，后者属胃肠机能衰减。又如《古今医鉴》中云："中寒者，寒邪直中三阴也，寒为天地杀厉之气，多由气体虚弱之人，或调护失节，充斥道途，一时为寒气所中，则昏不知人，口噤失音，四肢强直，拘急疼痛。"这与心衰而并发急性脑缺血的病症极为相近，中医学称其为"寒"。至于"暑"，除为日射病而外，还包括了夏季的"外感"，如一些传染性热病等。《严氏济生方》中云："暑气伤心，令人身热、头痛，状类伤寒，但背寒、面垢，此为异耳。"《秘传证治要诀及类方》中云："伤暑，必自汗、背寒、面垢，或口热、烦闷，或头痛、发热，神思倦怠殊甚。"这些都不可能是物理性损伤的日射病，而为传染性热病之见症。

总之，若将风、寒、暑、湿、燥、火等归为致病外因之六淫，还是有不够合理之处。考古代文献之六淫说，是指阴、阳、风、雨、晦、明而言，源出《左传》，汉、唐人屡屡沿用，宋元以后便列出风、寒、暑、湿、燥、火、为六淫，其明言根据《素问》诸"大论"中的"运气"而来，特此提出以供研讨。

2. 化学性损伤

某种物质若进入人体内发生化学变化以危及生命者，通常叫作"化学中毒"，化学物质的特性有剧烈与缓慢之分别。缓慢的化学物质，其用量大时亦可致人死亡，即使是盐和水，量若大时便可发生中毒现象；而剧烈的化学物，若用量甚微，还可能发生积极的治疗作用，如用"砒"治疗贫血等。因此化学物与人体的利害关系，重要的一点是取决于量的多少。

一般化学物质的分类有六种：腐蚀类、重金属、类金属、麻醉药类、生物碱类、食物类。从汉代张仲景开始，中医学关于这方面的知识便有相关的记载。如《金匮要略·果实菜谷禁忌并治》中记载："盐多食，伤人肺……矾石生入腹，破人心肝，亦禁水……水银入人耳及六畜等，皆死。"这些都是与化学中毒有关的记载。

3. 生物学性损伤

生物学性损伤是指病原体对人体的伤害，各种病原微生物侵入人体可引发各种疾病，最主要的是传染性疾患。病原微生物可经由空气、食物、水、体液等，进入人体，如喷嚏时可排出带菌的痰沫、黏液或唾液，污水中可含有肠伤寒杆菌、霍乱弧菌等各种细菌，在患结核病的疫牛乳中含有结核杆菌，被污染的和不良品质的食物中也存有大量的各种致病微生物。这些病原微生物体，可以人的口、鼻、肌肤为门户而使人受病。在大多数情形下，病原体不能经由未受损伤的黏膜、皮肤进入体内。如皮肤的擦伤，可能成为病原体的入口，若是酿脓性病原体即可引起局部发生脓肿、疖疮等病变；若病原体进入血流中，通过血液循环而引起全身血液感染而患上败血症；尤其是眼、性器、泌尿器等有轻微的损伤时，就成为病原体侵入之门户；再如，有些吸血性昆虫叮咬皮肤，可将病原体传给健康人，常见有疟蚊传播疟疾、虱子传播斑疹伤寒、跳蚤传播鼠疫、扁虱传播回归热等。各种寄生虫对人体的伤害也属生物学性损伤，其中包括各种内脏寄生虫病。

传染病的形成也是要有条件的，如感冒、饥饿、过劳、恶劣的居住环境等都会是诱因，因为这些诱因可使人体体质衰弱，人体内环境的稳定性降低，人体的免疫力减弱。由此可知，传染病的发生不仅仅是因为病原微生物体的存在，人体内环境的稳定性以及对病原体的免疫力等，于传染病的发生都有着绝大的关系。

机体的免疫能力有先天和后天两种。先天性免疫能力，即是人或动物与生俱来的，如动物不会患麻疹、伤寒等疾病，而人不会患某些侵犯动物的传染病，如牛鼠疫、羊鼠疫、犬鼠疫等。后天的免疫能力是后天获得的，如通常患过某种传染病的人，其一生可获得免疫。苏联学者梅契尼可夫在解释后天性免疫能力时，首先阐明白细胞可吞噬进入血中的异体物质，病原微生物体也在其内，此类细胞叫作"吞噬细胞"。除吞噬细胞之外，机体的组织和细胞在与病原微生物体斗争的过程中可以产生抗体，这些抗体可以杀死细菌并破坏细菌所排出的毒素。如在患过痘疹、麻疹、肠伤寒等病之后，人体内的相应抗体可保存多年，当同样病原体再度侵入时抗体可将其杀灭，所以具有后天免疫能力的人就不再患同样的传染病。免疫性又叫作钝感性，可分为绝对钝感性和相对钝感性两种。先天性免疫多为绝对钝感性，即是人类无论何时也不会罹患其些传染病。后天性免疫为相对的、不牢固的钝感性，可在患过某些传染病之后获得。遗传和体质的因素在相对钝感性的形成上发挥着作用，积极的体育锻炼、良好的社会和自然环境条件等，对于相对钝感性的形成也有意义。

人体对付病原体的一种保护性功能叫作"变态反应"，引起此种反应的物质叫作"变态反应原"，变态反应原可能是进入机体血液内的细菌及其分泌物、分解产物等，以及非细菌的异性蛋白，如鸡蛋、花生、牛奶、鱼虾等。各种变态反应原不能引起钝感性，相反会引起人体的感受性增高，即机体因某种变态反应原的反复侵入而越加敏感，则呈现出某些剧烈的反应而形成某种过敏的病状。如风湿热、支气管性哮喘、荨麻疹等，就属于这种变态反应性疾病。结核病、败血症等疾病，均可见到变态反应的表现。

苏联学者基于巴甫洛夫的学说，证明了人体的全身性反应（包括免疫和变态反应的现象）也受着中枢神经系统的调节。动物实验证明，其在冬眠期大脑皮质停止工作时，对于各种传染有很大的抵抗能力，同时也不能形成免疫反应或变态反应。

根据《诸病源候论》中的记载，中医学在七世纪初，便具有了接近现代生物学病因的认识。如《诸病源候论·毒注候》中说："毒者，是鬼毒之气，因饮食入人腹内……连滞停久，故谓之毒注。"《诸病源候论·恶注候》中说："恶注者，恶毒之气，人体虚者受之，毒气入于经络，遂流移心腹。"《诸病源候论·殃注候》中说："人有染疫疠之气致死，其余殃不息，流注子孙亲族，得病证状与死者相似，故名为殃注。"《诸病源候论·食注候》中说："人有因吉凶坐席饮，而有外邪恶毒之气随饮食入五脏……乍瘥乍发，以其因食得之，故谓之食注。"《诸病源候论·中恶候》中说："中恶者……若阴阳顺理，荣卫平和，神守则强，邪不干正。若精气衰弱，则鬼毒恶气中之……余势不尽，停滞脏腑之间，更发后，变为注也。"这些文献中所谓的"鬼毒""恶毒""殃注""疫疠之气"等即病原，而且具有传染性，传染的路径可由食物或接触等，而且还提出"荣卫平和，神守则强，邪不干正"的获免性，以及"体虚者受之"和"精神衰弱"等机体抵抗力缺乏的感受性等。在认识事物的手段极为贫乏的古代，能有这些认识是尤为可贵的。

4. 营养不良性损伤

足够及平衡的营养是维持人体正常生理机能的必要条件。饥饿是构成营养不良的主要原因，饥饿不仅是使身体消瘦，而且会造成体内组织器官的机能障碍，甚则导致死亡。而食物中某种成分的长期缺乏即为局部饥饿，如蛋白质、脂肪的饥饿等。对形成疾病最有意义的是某种维生素的缺欠或不足，即所谓维生素缺乏症，如佝偻病即属于这一类。营养不良还可成为一些疾病的诱因，如结核病和贫血症等。反之，过度营养（如过食等）也可引发代谢性疾患，如肥胖症、动脉硬化、糖尿病等。

中医学对营养不良性损伤也是有所认识的。如《备急千金要方》中说：

"安身之本，必资于食……不知食宜者，不足以生存也……是故食能排邪而安脏腑，悦神爽志，以资血气。若能用食平疴释情遣疾者，可谓良工……高平王熙称：食不欲杂，杂则或有所犯。有所犯者，或有所伤，或当时虽无灾苦，积久为人作患……鱼肉果实，取益人者而食之。凡常饮食，每令节俭，若贪味多餐，临盘大饱，食讫觉腹中膨胀、短气，或致暴疾。"孔子说："肉虽多，无使胜食气。"虽然古人不知道各种食物所含的营养成分及其价值，但慎节饮食可以维持人的身体健康，古人在这方面的认识是非常深刻的，而且也不乏膳食养生之经验的记载。

5. 社会环境与疾病

除了上述的外界病因之外，社会环境对于人疾病的形成及发展也有相当大的影响。在社会环境差的国家，底层劳动者的生活贫困且劳动强度大，尤其是妇女和儿童的生活状况恶劣，儿童死亡率很高。一些传染病、性病、营养不良性疾病、消化道疾患等，严重地威胁着他们的生命和身体健康。低微的报酬、过重的劳动、营养的不足、失业、贫困、饥饿等，所有这些遂使身体衰弱而致罹病率大大提升。相反，如果社会进步则情况大不一样。在摆脱了半封建、半殖民社会制度的新中国，社会的进步提供了消灭疾病及改善劳动者生活的条件，因此罹病率、死亡率逐年减低，性病亦近于完全扑灭，结核病、伤寒、儿童传染病等的罹病率亦显然减少，尤其近四年来，鼠疫、霍乱、天花等几种急性传染病基本上是扑灭了。这些事实有力地说明，社会制度的进步是消灭重大传染性疾病的重要保障，劳动者生活水平的不断提高，人们对未来生活的安定充满信心，妇女和儿童得到了较多的关怀，以及疾病预防设施的不断完善，体育和健身事业的迅猛发展，这些都成为提高人民体质和扑灭疾病的保障。

徐灵胎在《医学源流论·病随国运论》中云："天地之气运，数百年一更易，而国家之气运亦应之。上古无论，即以近代言。如宋之末造，中原失陷，主弱臣弛，张洁古、李东垣辈立方，皆以补中宫、健脾胃，用刚燥扶阳之药为主，《局方》亦然。至于明季，主暗臣专，膏泽不下于民，故丹溪以下诸医，皆以补阴益下为主。至我本朝，运当极隆之会，圣圣相承，大权独揽，朝纲整肃，惠泽旁流，此阳盛于上之明征也。又冠饰朱缨，口燔烟草，五行惟火独旺，故其为病，皆属盛阳上越之症。数十年前，云间老医知此义者，往往专以芩、连、知、柏，挽回误投温补之人，应手奇效，此实与运气相符。"徐氏之说虽有唯心之论，但他所表达的社会制度会影响疾病发生的认识还是很有道理的。

6. 精神作用与疾病

巴甫洛夫的研究证明，中枢神经系统在生理和病理的过程中起着主导作用，精神的作用也能引发疾病。如中枢神经系统过度的紧张、各种突然刺激造成的精神创伤，都可能是一些内科病、皮肤病、妇科病的诱因，所以惊愕、愤怒常常引发心血管系统疾病便是这个原因。

对人的高级神经系统（精神）的刺激，可以是由听到或看到的而引起。巴甫洛夫曾说："就动物的环境来说，可以作为信号者，几乎仅仅是直接地由视觉、听觉及机体其他受体的特殊细胞而传至大脑半球的刺激及影响。"视觉、听觉，是人与动物所共有的第一信号系统，但是语言对人来说，既是第一信号系统的又是第二信号系统的，是人类所特有的。巴甫洛夫认为，第二信号系统的作用与第一信号系统有紧密的关系，如果第一信号系统得到的刺激可成为各种疾病的原因时，那么人类语言也可能是影响各种病理过程的原因。例如，突然听到或看到关于亲人死亡的消息时，将可能给予大脑皮质以剧烈的刺激，继而引发休克。慢性的语言刺激，也像由外界环境而来的其他刺激一样，也可能引起疾病。如由于医师说话不慎或诊断错误，直接给病人以精神刺激而造成伤害，尤其是敏感的和神经质的人，在受到这样的刺激后会引发多疑、焦虑、恐惧的心理状态，而要转变这样的心理状态往往是非常困难的。

《灵枢·师传》中说："岐伯曰：入国问俗，入家问讳，上堂问礼，临病人问所便。"意思是说，对一个国家来说要尊重他国的风俗，对一个家庭来说要注意其家之忌讳，对长辈要讲礼数，对病人要迎合其心理，尽量让病人的精神放松、心情愉快，这有助于治疗。徐灵胎说："若与病无碍，病患之所喜，则从病患之便，即所以治其病也。"这些都是极有至理的经验之谈。

中医学尚有"情志"之说。《素问·阴阳应象大论》中云："人有五脏，化五气，以生喜怒悲忧恐。"同篇里载有"怒伤肝""喜伤心""思伤脾""忧伤肺""恐伤肾"等内容。《素问·至真要大论》中云："热客于胃……善惊。"《灵枢·本神》中云："心气虚则悲。"这些是散在于《内经》中关于情志说的记载。情志致病一般归为致病之内因，但其离不开属于外在因素的刺激，假如没有外界的刺激，便谈不上什么喜、怒、悲、思、忧、恐、惊等情志。大脑皮质和内脏器官是互相联系的，大脑皮质受到外界的刺激，可以影响内脏的状态，因此把脏器与大脑的活动割裂开来认识，便是机械的、唯心的。

（二）疾病的内因

巴甫洛夫对于人体的内在环境也很重视。巴甫洛夫说："与广大的外界代表者的同时，还有广泛的身体内部代表者，即是器官和组织群的工作状态，内部有机过程，群的工作状态……或由外界，或由机体本身内部而来的无数的刺激不断地进入大脑半球……整个机体借大脑半球的作用，可将其现象表现在其所有组成部分中。"据此，凡由父母遗传的，或机体与其外环境互相作用而获得的，在结构上、机能上、新陈代谢等方面而引发疾病的原因，都属于疾病的内因。

中医学很早就有内因致病之说。如《金匮要略》中云："经络受邪入脏腑，为内所因也。"邪从外受而进入脏腑为什么说是内因致病呢？其下文解释道："若人能养慎，不令邪风干忤经络，适中经络，未流传脏腑，即医治之。"究其实质，这种情况还应属于外因致病。陈无择虽然比较明确地把情志所伤列入内因致病范畴，但那仍是首先受到外界刺激而引起的精神病变，因此还不能算是内因致病。严格意义上说内因致病包括以下几个方面。

1. 遗传因素

人体都会继承其双亲的某些生理、病理的特性，这就是"遗传"，某些疾病是具有遗传性的。苏联学者米丘林及李森科以确凿的事实证明，遗传因子不单是经性细胞的易染体来遗传，还可经由全身细胞的易染体来遗传，身体细胞中的变化也可引起性细胞的改变。同时还证明，由于外界环境对机体的影响而获得的后天特征也可遗传。这一学说否定了以宿命论为核心遗传论的观点，在对疾病的预防和治疗上有着重大的意义，这意味着任何疾病都是可以预防的。

虽然某些疾病其病因尚不明了，但并不是因为是遗传的就一定是宿命的，只是因为科学尚不能阐明其原因，或尚缺乏有效的预防与治疗方法而已，随着科学的发展，医学的进步，这类疾病将逐日地减少。如"原发性高血压病"多与遗传有关，现在已逐渐了解到在不良的外界条件下可以诱发此病。可以这样说，机体的某种不稳定性是能够遗传的，这就埋下了某些疾病易发的先天条件。某些代谢性疾病，如肥胖、痛风、糖尿病等都有一定的遗传性，在不良的外界条件为诱因时就可能引发，但在另外的一些条件下也可能不会发生。

中医学对遗传的认识虽说较为薄弱，但还是有所认识的。如《素问·奇病论》中云："帝曰：人生而有病颠疾者，病名曰何？安所得之？岐伯曰：病名为胎病，此得之在母腹中时，其母有所大惊，气上而不下，精气并居，故令子发为颠疾也。""颠疾"即是癫痫病，癫痫具有一定的遗传性。但中医学往往把一些较为严重的急性传染病，如天花、麻疹等，认为是胎毒所致，这些认识就不够准确了。

2. 先天因素

先天性疾病与遗传性疾病是有区别的。先天性疾病是胎儿在母体中发育时发生的，是由某些不良因素影响了胎儿发育的缘故，如先天性畸形等。某些病原微生物体能经过胎盘侵犯至胎儿而引发感染性疾病，也属先天性疾病范畴。如人在胎儿时期可能由母体传染而患病，如先天性梅毒等。

中医学的"先天""后天"的概念，多指人的体质而言，其义又不同，便不述于此。

3. 体质因素

人的体质对疾病的发生和发展有意义。所谓"体质"是指个体的某些解剖性、生理性特点，这些彼此各不相同的体质特性，有的由双亲的遗传而形成，有的由机体与外环境互相作用而获得。

人的体质若按照体型来区分可概括地分为三种类型：中间型、无力型、强力型。苏联学者切尔诺鲁茨基提议将"中间型体质"称作"正常体力型"，其他两种极端的体质分别叫作无力型、强力型。无力型体质者其特征为：颜面狭长、颈细长、胸廓狭长扁平、腹小、四肢细长、肌肉软弱、皮肤薄而苍白。强力型体质者其特征为：头呈圆形、颜面宽、颈短粗、胸廓宽短、腹大、四肢短粗、皮肤坚厚等。而正常体力型体质居于无力型和强力型之间。上述体型的区别，只是提出的一种归属标准，其典型者不甚常见，大多数人只是接近于某种体型而已。

当然，无论何种体质都不是某种疾病发生的必然原因，只能说是某些疾病的易感者。如无力型体质的人中，患胃肠疾病的较多；在强力型体质的人中，患代谢病、肾脏病、动脉硬化等疾病的人较多。唯心者认为，人的体质可以遗传，即使一生中虽受外环境的作用亦不变化，所以他们对人的体质特点极为重视。唯物辩证者认为，人的体质在社会环境及其他外界因素的影响下是可以改变的，变化后的体质特征也有遗传于下一代的可能性。据此，人的体质只是某些疾病发生的因素之一。

张介宾在《景岳全书·先天后天论》中说："故以人之禀赋言，先天强厚者多寿，先天薄弱者多夭，后天培养者，寿者更寿，后天斫削者，夭者更夭……身虽羸瘦而动作能耐者吉，体虽强盛而精神易困者凶……先天之强者不可恃，恃则并失其强矣；后天之弱者当知慎，慎则人能胜天矣。"张氏所言之先天、后天，即指上述两种极端不同类型的体质，他认为人的体质在社会环境及其他外界因素的影响下是可以改变的，这一学术观点与苏联学者切尔诺鲁茨基的学说相符合。

徐灵胎在《医学源流论·病同人异论》中说："夫七情六淫之感不殊，而受感之人各殊。或气体有强弱，质性有阴阳，生长有南北，性情有刚柔，筋骨有坚脆，肢体有劳逸，年力有老少，奉养有膏粱藜藿之殊，心境有忧劳和乐之别……故医者必细审其人之种种不同，而后轻重缓急、大小先后之法因之而定。"徐氏认为人的体质各不相同，这足以影响病理变化的过程，这些学术观点亦是极有临床价值的。

4. 高级神经活动的因素

俄国生理学者巴甫洛夫研究动物和人类高级神经（精神）的活动规律多年，曾证明所有由外环境及内环境而来的刺激均经由大脑的神经系统感受，大脑是机体一切机能的主要联系和调节的中枢，中枢神经系统将人类（以及高级动物）的所有组织及器官联系起来。巴甫洛夫确认，在正常情况下可看到高级神经系统基本性质的不同类型，这些性质是据动物体对外界环境的适应性而定。巴甫洛夫提出了四种高级神经活动的基本类型：衰弱型、活泼型、兴奋型（或不能抑制型）、安静型。并指出：衰弱型者，在困难的生活状态下，极易成为神经衰弱的患者，因其抑制过程占有显著的优势；兴奋型者，在高度的神经负担下仍保持其兴奋过程。此于可知，不同类型者对于同样的刺激呈现出不同的调节能力，如高血压病、溃疡病、神经官能病等，都可以是因为长期的、高度的精神紧张而引起的，这说明某些高级神经活乃是某些疾病发生的因素。

中医学对于神经系统的知识是薄弱的，相关的一些认识包含在情志致病中，中医学应该加强相关知识的学习，以丰富我们的医学知识而更好地服务于临床。

5.年龄和性别的因素

年龄和性别在解剖生理上的特点，也是易患某些疾病的内在原因。如麻疹、水痘、百日咳、佝偻病等，多为儿童所特有的疾病；少年和青年易患肺结核和风湿热；老年人易患动脉硬化及代谢衰退性疾病；妇女多患子宫病、脏躁；男人多患溃疡病、疝气等。

三、中医论发病与病机

为了了解人体的病理过程，不但要知晓疾病发生的原因，而且还要认识致病体是怎样侵入体内的（发病），病状是怎样发生的（病机），这对认识疾病非常重要。例如结核病是由结核杆菌引起的，但是结核杆菌是怎样进入的肺或淋巴结的呢？西医学认为，结核病的感染一是由支气管径路而来，通过支气管黏膜侵入肺组织而引起炎症，再由此经淋巴系统进入邻近的所属淋巴结，细菌进入血液后，可通过循环系统侵犯到任何器官。再如患"风湿热"病的人可见到关节的病变及心脏的病变，这种病理过程又是怎样发生的呢？风湿热是一种变态反应性疾病，是由细菌分泌出的一些活性物质（致敏原）进入血液中引起的过敏现象（感受性增高），其表现为组织、器官发生炎性病变。

巴甫洛夫在其对狗所做的实验研究中证明，中枢神经系统（大脑皮质）可调节机体的所有生理的过程，而在各种疾病的病理上也显示出重要的作用。他的学生贝阔夫也证明了大脑皮质与内脏诸器官之间联系的存在。这些研究逐步明了许多疾病的病理过程，如高血压病乃因中枢神经系统（大脑皮质）过度兴奋，经由植物性中枢及末梢神经而引起小动脉收缩，故招致血压增高的结果。巴甫洛夫的另一学生斯培兰斯基也认为，组织和器官的所有病理过程，乃因其支配神经的营养障碍而引起。总之，巴甫洛夫学说确认了中枢神经系统在各种疾病的病理上起着主导作用，这与认为传染物一经侵入机体即直接引起其病理（炎症）过程的认识有所不同，病理过程是由机体的免疫性反应或变态性反应所引起，所有病理过程均从属于中枢神经系统调节作用的控制范围。

中医学限于自身的特点，虽然对疾病的病理过程没有认识得这样具体，但从宏观的角度也认识到机体与疾病之间存在必然的联系。如《金匮要略》

中云："风气虽能生万物，亦能害万物，如水能浮舟，亦能覆舟，若五脏元真通畅，人即安和。"即是说，只要机体能适应外界的复杂多变的环境，便相安无事；若相反，便如《素问·评热病论》所云"邪之所凑，其气必虚"，机体不能适应外界环境时就给疾病造就了机会。那么"元真"是什么呢？《金匮要略》中有云："三焦通会元真之处，为血气所注。""元真"就是"元气"，可以理解为机体的调节机能。机体的调节机能是谁在主宰呢？《灵枢·本神》中有云："天之在我者德也，地之在我者气也，德流气薄而生者也。故生之来谓之精，两精相搏谓之神，随神往来者谓之魂，并精而出入者谓之魄，所以任物者谓之心，心有所忆谓之意，意之所存谓之志，因志而存变谓之思，因思而远慕谓之虑，因虑而处物谓之智。故智者之养生也，必顺四时而适寒暑，和喜怒而安居处，节阴阳而调刚柔。如是，则僻邪不至，长生久视。"这段文献所云由"气"而变生的精、神、魂、魄、心、意、志、思、虑、智，无一不是中枢神经系统活动的外在表现，若中枢神经系统活动正常，便能适应外界和内在的环境而"邪僻不生"，反之正如《素问·举痛论》所云"余知百病生于气也，怒则气上，喜则气缓，悲则气消，恐则气下，寒则气收，炅则气泄，惊则气乱，劳则气耗，思则气结"，则病变丛生。又《灵枢·本脏》中云："志意和则精神专直，魂魄不散，悔怒不起，五脏不受邪也……此人之常平也。"这里所谓志意、精神、魂魄、悔怒，仍然是指中枢神经系统的活动而言，说明病理过程是受到高级中枢神经系统的调节作用影响的。

中医学在几千年前的这些认识，虽并不知"神经"为何物，更没有系统的神经学说，但古人从认识论的整体观出发，把心理、生理、病理综合起来认识的方法是非常了不起的，至今这些认识仍具有现实意义，很可以借巴甫洛夫的高级神经活动学说来诠释之。我们的目的是要将中医学推向新的发展，而不是无条件地固守旧说。更重要的是，虽然古今中西对病理过程的认识方法不同，但都认识到疾病的发生有三要素：一是致病原，二是诱发条件和过程，三是病理过程始终受到大脑调节作用的影响。

病机病因学说概要（1980年）

中医学探讨病理变化的机制，在《素问》里叫作"病机"。如《素问·至真要大论》中说："谨候气宜，无失病机。"又说："谨守病机，各司其属。"这也说明中医学对病理变化的研究是十分重视的。今就病因、病机这两个问题简述如下。

一、病因论

中医学研究疾病发生的原因，远在汉代张仲景所著的《金匮要略方论》里便提出"千般疢难，不越三条"的认识，这可以说是"病原三因论"的雏形。南北朝时的陶弘景，又把病因概括为"内疾""外发""他犯"三种。到了宋代，陈无择所著的《三因极一病证方论》中明确指出："六淫"所感为外因，"七情"所伤为内因，房室、金刃、虫兽、饮食、劳倦所伤为不内外因。中医学今天普遍认为的"三因论"，可以说是从陈无择时定下来的。

（一）六淫致病

六淫，是指风、寒、暑、湿、燥、火等六种正常气候的异常变化而言。淫，即邪，是不正常的意思，所以中医学概称这六种不正常的气候为风邪、寒邪、暑邪、湿邪，燥邪、火邪，这与正常递变的气候是有本质区别的。譬如夏季至而"暑"，冬季至而"寒"，这样的风、寒、暑、湿、燥、火，是正常的六气，不仅不是病邪，还是人们生存于自然界所必需的自然条件，所以《素问》中称这六气是存在于自然界的"元气"。

中医学认为，淫邪致病有几个特点，首先是有明显的季节性，这是容易理解的。其次，六种淫邪既可单独致病，亦能合并起来侵犯人体，如风寒、风热之类。又其次，六淫邪气为病多侵犯肌表，或从口鼻而入，或两者同时受邪，故中医学称由此引起的疾病为"外感病"。

此外，临床上常见的某些非由体外侵入，而是由于脏腑功能失调所产生的一些病因，类似于风邪、寒邪、湿邪、燥邪、火邪的邪气，为了与外感六淫相区别，中医学则称之为内风、内寒、内湿，内燥、内火，即内生之邪。这些内生邪气与外感六淫之邪在发病过程中亦常相互影响。

1. 风邪

（1）风邪的性质和特点

中医学认为，风性开泄，流动性大，善于向外、向上扩散；风邪侵犯时自外而入，首先着于肌表；自内而生的内风，常出现于头面。从这些表现来看，风邪具备"阳"的特性，故以风邪为阳邪。当风邪侵犯人体时，寒、暑、燥、湿诸邪，往往会随之侵入体内，故临床上更多见到的是风寒、风热、风湿、风燥等邪，故《素问·风论》中有"风为百病之长"之说。

既病之后，在临床上常出现游走性或动摇性的病变表现。如风湿性关节炎，可出现游走不定的疼痛；风疹，则发无定处，随处瘙痒；还有眩晕、震颤、抽搐、痉挛、角弓反张等，亦为风病常见的动摇性病变表现。故《素问·风论》中说："风者，善行而数变。"又《素问·阴阳应象大论》亦谓："风胜则动。"这些规律性特征都是通过临床观察总结出来的。

（2）常见的风邪病证

常见的风邪病证大体上分为外风、内风两类。

外风证常见的有：伤风，表现为发热、恶风、自汗、脉浮缓，或见喉痒、咳嗽、鼻塞流清涕等；风痹，表现为关节疼痛、游走不定、时发时止、天气变化即有反应；风水，表现为头面或全身浮肿、小便不利、发热、恶风；风疹，表现为皮疹发无定处，此起彼伏，发则瘙痒。他如风寒、风热、风湿等，则分别从寒、热、湿予以辨治。

内风证主要是肝气病变的一种病证，临床常见症有：头目眩晕、四肢抽搐、麻木、强直，乃至卒然昏倒、不省人事、口眼㖞斜、半身不遂等。多是由于阴虚血少，风阳上扰，筋脉失去濡养引起；亦有因阳热太盛，燔灼肝经，内风煽动所致。所谓血虚生风、肝阳化风、热极生风等，均是对这类内风证病机的概括。

2. 寒邪

（1）寒邪的性质和特点

中医学认为，寒为阴气盛的表现，即所谓"阴胜则寒"。阴的一方偏盛，阳的一方必然衰减，因而决定了寒邪的性质属于"阴"。寒邪侵袭人体以后，最多见的病变特征是"凝滞"和"收引"。

凝滞，即阻塞难通的意思。人体中的气、血、津液之所以运行不息、通畅无阻，全凭一身阳和之气温煦其间，一旦阳气衰少，而阴寒偏盛，则如《素问·举痛论》所云："寒气入经而稽迟，泣而不行，客于脉外则血少，客于脉中则气不通，故卒然而痛。"所说的"稽迟""泣而不行""不通"等，就是以凝滞为特征的病变，是气血受到阴寒的影响而造成的。要想改变这种情况，惟有"温阳散寒"一法。

收引，即因收缩而发生牵引性的病变。如《素问·举痛论》中说："寒气客于脉外则脉寒，脉寒则缩踡，缩踡则脉绌急，绌急则外引小络，故卒然而痛。"热胀冷缩是物理的常态，寒冷过盛而引起收缩（踡缩），因收缩而发生牵引拘急（绌急），表现于临床上，常见到关节活动与肢体屈伸的强直不利。

于此可以看出寒邪引起的病变表现之所以出现"凝滞"和"收引"这些特征，是由寒邪的性质所决定的。

（2）常见寒邪病证

常见的寒邪病证有外寒和内寒的区分。

外寒证常见有：风寒，表现为恶寒、发热、无汗、头痛、身痛、骨节疼痛等；寒痹（痛痹），表现为关节剧烈疼痛，得热则舒，遇冷加重，甚或拘急，屈伸不便等；寒伤脾胃，表现为脘腹疼痛、食少、呕吐、肠鸣、腹泻，或伴有恶寒、身痛等。

内寒证主要是由于阳气虚损、脏腑功能衰退引起，所以又叫作"虚寒证"。阳虚便不能充分发挥其温煦的作用，阳虚而阴盛，即所谓"寒从内生"的病变，其主要见症有畏寒喜暖、四肢不温（甚至手足逆冷）、呕吐清水、下利清谷、小便清长、倦怠嗜卧等，病变的局部可发生冷痛，在临床上多见于脾肾阳虚的病人。

3. 暑邪

（1）暑邪的性质和特点

中医学认为，暑邪致病有明显的季节性，独见于夏令。如《素问·热论》中说："先夏至日者为病温，后夏至日者为病暑。"夏至约在五月中旬，夏至以后，便是小暑、大暑六月节令，正是暑热大行的时候。暑邪是炎热气候的反映，故属于阳热邪气。

阳主宣发易升易散，暑邪侵袭人体以后，便使肌腠开张，大量出汗，汗出过多津液为之消耗，故可见口渴、心烦、尿赤短少诸症。津液耗损的同时，阳气亦往往随之而外泄，以致气短、乏力，突然昏倒之症亦时有所见。如《素问·举痛论》中说："炅则腠理开，营卫通，汗大泄，故气泄。"这就是暑邪伤耗阴津和阳气的病变。炅，即指暑热邪气。夏令常多雨而潮湿，暑热薰蒸，水湿升腾，空气中湿度大为增加，故暑邪为病每兼带湿邪，在发热、烦渴的同时，常出现周身乏力、四肢倦怠、胸闷、呕恶、大便溏泻等症。

（2）常见的暑邪病证

常见的暑邪病证有：伤暑，表现为多汗、心烦、口渴喜饮、倦怠乏力、小便短赤等；中暑，轻者表现为头晕、恶心、胸闷、呕吐等，重则表现为突然昏倒、不省人事、喘喝、大汗出、手足厥冷等；暑湿，表现为寒热阵发、心烦、口渴、胸闷、呕恶、食少、倦怠、大便稀溏、小便短少等。

4. 湿邪

（1）湿邪的性质和特点

中医学认为，湿是水分饱和的一种状态，大凡阴雨天的空气，以及低洼的土地等，都富含水分而潮湿，这就是湿气。湿气侵入人体为病时便称之"湿邪"，这是指外在的湿邪而言。人身的气血、津液中亦有水分，在人体阳气温煦下运行不已，发挥着正常的润养功能，故不能称其为"湿"。又如饮食入胃，其中亦有水液，经过消化、吸收、排泄等，清浊攸分，各行其是，亦不能谓之为"湿"。只有在生理功能失常的情况下，运化、吸收、排泄等功能发生了障碍，以致体内部分水液发生停蓄的状态，出现运化而不完全，吸收而有余留，排泄而有不尽等，有一于此湿邪便可产生，这是内生之湿邪。无论外来、内生，湿邪总是由于水气有余而为，水为阴性，故湿邪当为阴邪。

湿邪致病的主要特征是"重浊""黏滞"。惟其重浊，不论发生在人体任何部位，均使人有身体困乏、沉重如裹、四肢酸懒的感觉，还可能出现面垢、眵多、大便溏薄、小便浑浊、湿疹水泡、妇女白带等秽浊的病变表现。惟其黏滞，一经得病，则缠绵难愈，病程较长，其所以如此，主要是由于湿邪最易阻遏气机，损伤阳气，难于施化之故。

（2）常见的湿邪病证

常见的湿邪病证有外湿证、内湿证之分。

外湿证常见的有两种：风湿，多见午后发热、汗出而热不得解、恶风、头身困重、四肢酸楚等；湿痹（着痹），表现为关节酸痛，固定不移，有沉重感、屈伸不利，或肌肤麻木不仁等。

内湿证主要是脾病引起，脾具有运化水湿的功能，若脾阳不足，健运的功能受到影响，不能运行津液，便聚而为湿，甚至积而为水。如《素问·至真要大论》中"诸湿肿满，皆属于脾"的说法，便指的是这种病变机制。其临床表现是：食欲不振、口腻不渴、胸闷呕恶、头重身沉、便溏或泻、肤肿、面萎黄、小便浑浊、妇女带下等。

5. 燥邪

（1）燥邪的性质和特点

中医学认为，"燥"与"湿"正相反，湿为水分饱和，燥为津液不足。湿为阴邪，易于损伤阳气；燥为阳邪，最是损耗阴津。如《素问·阴阳应象大论》中说："燥胜则干。""干"就是津液耗散的结果。故临床上燥证的表现常可见到口鼻干燥、咽干、口渴、皮肤皴裂、毛发枯萎、大便秘结、小便短少等，均为津伤液涸的病变表现。

燥邪最易损于肺，因肺为娇脏唯喜清润，如果燥伤其津，则肺气不得清润而失其宣肃的功能。又因肺开窍于鼻而合皮毛，则燥邪无论从肌腠还是口鼻而入，肺都首当其冲。肺脏津气两伤的结果使其宣肃功能受到影响，常出现干咳、少痰，或胶痰难咳，或痰中带血，喘息、胸痛诸症势必因之而作。

（2）常见的燥邪病证

常见的燥邪病证分外燥证、内燥证两类。

外燥证又分温燥、凉燥两类：温燥，表现为发热、微恶风寒、头痛、少汗、口渴、心烦、鼻干咽燥、干咳、少痰或痰中带血、咳而不爽等；凉燥，表现为恶寒、发热、头痛、无汗、咳逆不利、口鼻咽干等。

内燥证主要是由津伤液燥所致，其因或由热盛伤津，或由汗、吐、下后耗损津液太过，或由失血过多，或由久病精血丧失，有一于此均足以引起内燥证。其临床表现以口咽干燥、皮肤干涩粗糙、毛发干枯不荣、肌肉瘦削、小便短少、大便干结等津伤血少的病变表现最为多见。

6. 火邪

（1）火邪的性质和特点

中医学认为，火邪与暑邪相较，同样都具阳热性质，唯暑邪致病有季节性，而火邪致病则无此特征，这是区别两者之要点。火邪又或称"热邪"，火邪与热邪相较，从病因、病变来说，可谓没有什么区别。但从生理角度看来，"火"具有生理上的功能，如君火、相火之类，"热"则毫无这个意义，故"火"与"热"又略有所区别。病邪中凡具阳热之性的，都最易耗伤阴津，故仍属阳邪。

"火"既具阳热之性，阳主躁动而向上，火邪致病的特征是"燔灼""炎上""躁动""伤津"。唯其燔灼，症见高热、恶热、烦渴、脉洪等；唯其炎上，临床亦常见口舌生疮、齿龈肿痛、头疼、目赤、瞀冒眩晕等；唯其躁动，失眠、烦躁、狂妄不安、神昏谵语者亦属习见；唯其伤津，临床表现常见口渴喜饮、咽干、舌燥、大便秘结、小便短赤等种种津耗液涸之症。火热之极，尤每见其燔灼肝阴，筋脉失养，以致肝风内动，出现高热、神昏谵语、四肢抽搐、目睛上视、颈项强直、角弓反张等热极生风的病变表现；或者火热迫血妄行，竟见吐血、衄血、便血、尿血、皮肤斑疹、月经过多及崩漏等，亦属不少。

（2）常见的火邪病证

常见的火邪病证分外感和内伤两类。

外感性的多见于温热病：初起发热、微恶风寒、头痛、咽喉肿痛、口干而渴；继则但恶热不恶寒、大渴引饮；待热入营血，则心烦、不寐，甚则动血生风。

内伤性的需分虚实：如果为实火，多由心、肝、肺、胃等病变引起，如口舌糜烂、口苦目赤、咽喉干疼、咯吐黄痰或脓血、齿龈肿痛、口渴喜冷饮、心烦急躁、大便干结、小便短赤等；如果为虚火，则多由肺、肾、心、肝等病变引起，症见五心烦热、失眠、盗汗、咽干、目涩、头晕、耳鸣等。

（二）疫疠致病

中医学认为，疫疠邪气是不属于六淫范围之内的另一种致病因子，疫疠邪气致病具有发病急骤、病情重笃、病变表现相同、传染性强等特征。如《素问遗篇·刺法论》中说："五疫之至，皆相染易，无问大小，病状相似。"《诸病源候论》中亦说："人感乖戾之气而生病，则病气转相染易，乃至灭门。"古人在这里不仅指出了疫疠邪气致病的传染性，也指出了疫疠邪气致病对人类生命危害的严重性。明代的吴有性在《温疫论》中指出："温疫之为病，非风、非寒、非暑、非湿，乃天地间别有一种异气所感。"并称这"异气"为"戾气"，其传染途径是经空气或接触传播，自口鼻而入，无论老少强弱，触之皆能致病。疫疠致病，可以散在发生，也可以形成温疫流行。如大头瘟、疫痢、白喉、烂喉丹痧、天花等等，实际上包括了现代的许多传染病和烈性传染病。

（三）七情致病

中医学把人的喜、怒、忧、思、悲、恐、惊等七种情志表现简称为"七情"，七情致病属于精神致病范畴。在一般情况下，情志变化是人体对客观外界事物的不同反应，属正常的精神活动，一般情况下并不致病。只有突然、强烈或长期持久的情志刺激，才能影响人体生理，使脏腑气血功能紊乱，导致疾病的发生。七情致病不同于六淫，六淫主要从口鼻或皮毛侵入人体，而七情致病则是直接影响有关内脏而发病，所以七情是造成内伤病的主要致病因素之一。

中医学的七情致病说，是建立在脏腑学说的基础上的。中医学认为，情志活动必须有五脏精气作为物质基础，而外界的各种精神刺激，只有作用于相关内脏之后，才能表现出情志的变化。如《素问·阴阳应象大论》中说："人有五脏化五气，以生喜、怒、悲、忧、恐。……肝……在志为怒……心……在志为喜……脾……在志为思……肺……在志为忧……肾……在志为恐。"因而不同的情志因素会对内脏发生不同的影响，故《素问·阴阳应象大论》又说："怒伤肝……喜伤心……思伤脾……忧伤肺……恐伤肾。"情志异常变化会伤及内脏，主要是影响了内脏的气机，使其升降的功能失常，气血发生紊乱的结果。正如《素问·疏五过论》中说："暴乐暴苦，始乐后苦，皆伤精气，精气竭绝，形体毁沮，暴怒伤阴，暴喜伤阳，厥气上行，满脉去形……离绝菀结，忧恐喜怒，五脏空虚，血气离守。"

脏腑气机失常的具体表现，亦因其不同情志之所伤而有不同的反应。如《素问·举痛论》中说："怒则气上，喜则气缓，悲则气消，恐则气下……惊则气乱……思则气结。"所谓"怒则气上"，是指过于愤怒，可使肝气的疏泄功能失常，横逆而上冲，甚至血随气逆，并走于上，蒙蔽清窍，引起昏厥。如《素问·生气通天论》中说："大怒则形气绝，而血菀于上，使人薄厥。"这就是肝气上逆在临床上的具体表现之一。所谓"喜则气缓"，是指人高兴过度，以致心气缓散，精神不能集中。过度的悲哀，以致意志消沉，肺气耗伤，是谓"悲则气消"。过于恐怖，以致肾气不固，气陷于下，二便失禁，是谓"恐则气下"。突然受惊，以致心无所依，神无所附，慌乱失措，是谓"惊则气乱"。思虑过度，以致气机阻滞不畅，脾胃运化无力，是谓"思则气结"。临床实践也证明：精神刺激，情志所伤，是能够影响内脏功能的。

相反，内脏功能失调，也常有不同的情志表现。例如，肝病可见烦躁、易怒；心病可见哭笑无常等。如《灵枢·本神》中说："肝气虚则恐，实则怒……心气虚则悲，实则笑不休。"

由此看来，情志不仅可以致病，而且在许多疾病的发展过程中，病人如有激烈的情志波动，往往可使病情改变，甚至引起病情恶化，这一点已逐渐引起医学界的关注。如美国已经拨款对精神与疾病的关系进行研究，新的学科如"心理生物学"已相应产生。这些对于中医情志致病学说的进一步研究都会起到很好促进作用。

（四）饮食劳倦致病

中医学认为，饮食和劳作是人类赖以生存并保持健康的必要条件。但饮食要有一定的节制，劳逸要有合理的安排，包括体力劳动和脑力劳动，否则便会降低机体的抵抗力，或影响脏腑的生理功能而产生疾病。

1. 饮食致病

中医学认为，饮食是摄取营养维持机体生命活动的必不可少的条件，但有所失宜，又将成为导致疾病发生的重要原因之一。主要有以下三种情况。

第一，饥饱失常。饥饱失常最容易使脾胃受损而引起其他疾病。首先是过饥或摄食不足，以致气血生化之源缺乏，气血得不到足够的补充，久之则衰少而为病。气血衰少则正气虚弱，抵抗力降低，易于继发其他病证；亦有因其他疾病而致脾胃虚弱，饮食减少，竟致形成气血不足之病证者。其次是过饱，饮食过量，超过了机体的消化能力，也会导致脾胃的损伤。脾胃损伤，食物不能及时腐熟运化，可出现脘腹胀痛拒按、恶闻食气、嗳腐吞酸、泻下臭秽粪便等表现。如《素问·痹论》中说："饮食自倍，肠胃乃伤。"特别是小儿最为习见，甚至有的食滞过久，郁而化热生痰，脾胃功能更加减弱，竟酿成"疳积"，而见手足心热、脘腹胀满、面黄肌瘦等症。还有因食伤脾胃，以致营卫不和，易于招致外邪而发病，在儿科中亦属常见。

第二，饮食不洁。在卫生条件差的环境中，或没养成良好卫生习惯的人，吃了不清洁的食物，可引起多种胃肠疾病和肠道寄生虫病。若误食毒物，可导致多种食物中毒。

第三，饮食偏嗜。饮食应综合调节，才能起到全面营养的作用，若任性偏嗜，则易引起部分营养物质缺乏，导致机体阴阳的偏盛偏衰，从而发生疾病。如佝偻病、夜盲症等就是某些营养物质缺乏的表观。如过食生冷，则易损伤脾阳，寒湿内生，常可出现腹痛、腹泻等症。过食肥甘厚味，或嗜酒无度，以致湿热痰浊内生，气血壅滞，可常患痔疮下血以及疮疡等病症，如《素问·生气通天论》中说"膏粱之变，足生大疔"是有临床意义的。

2. 劳倦致病

中医学认为，适当的劳动，有助于疏通气血，增强体力，以抵抗疾病的侵袭，反之便会成为致病因素。如《素问·举痛论》中说："劳则气耗"，就是指劳伤而引发的气虚。无论体力劳动还是脑力劳动，只要安排不适当，就会成为致病因素。劳力过度则耗气，可出现气少、力衰、四肢困倦、懒于语言、精神疲惫、动则气喘等症。若思虑过度，即劳心太过，则常使阴血暗耗心神失养，而见心悸、健忘、失眠、多梦等症。性生活无节制，所谓房劳过度则易于耗伤肾精，而见腰膝酸软、眩晕、耳鸣、精神萎靡、男子遗精阳痿、女子月经不调或赤白带下等症。

二、病机论

中医学认为，疾病发生、发展及其变化的全过程，与患者的体质强弱和致病因素的性质是有直接关系的。病邪作用于人体，破坏了人体的阴阳平衡，或使脏腑气机升降失常，气血功能紊乱，从而产生了一系列的病理变化。正气奋起抵抗病邪，引起正邪斗争，所以疾病错综复杂千变万化。但就其病理的本质来讲，总不外乎邪正相争、阴阳失调、升降失常等几个方面。而在病变过程中，这几个方面又常常是相互影响和密切联系着的。

（一）邪正相争

中医学认为，邪正相争是机体的抗病能力与致病因素的相互影响，邪正相争不仅关系着疾病的发生，还影响着疾病的发展与转归。所以，从一定的意义上讲，疾病的发展过程也就是邪正相争的过程。邪正相争在证候方面的反映，主要表现为虚、实的变化。

邪正双方在相争过程中是互为消长的，正气增长则邪气消退，而邪气增长则正气削弱。随着邪气和正气的消长，患病机体就要反映出两种不同的病机与证候，即如《素问·通评虚实论》中所说："邪气盛则实，精气夺则虚。"

实，是以邪气盛为矛盾主要方面的一种病理反应，常见于外感六淫致病的初期或中期，以及痰、食、血、水等滞留所引起的病证。如临床上见到的痰涎涌盛、食积不化、瘀血内阻、水湿泛滥等病机，以及壮热、狂躁、声高、气粗、腹痛拒按、二便不通、脉实有力等病变表现，都属于实证。

虚，是以正气虚损为矛盾主要方面的一种病理反应，多见于素体虚弱，或疾病的后期，以及多种慢性疾病。如大病、久病消耗精气，或大汗、吐、利、大出血等损伤了阳气、阴液，均会导致正气虚弱、功能衰退，表现为神疲、体倦、面容憔悴、心悸、气短、自汗、盗汗，或五心烦热，或畏寒肢冷，脉微无力等病变表现，都属虚证。

邪正相争过程中的消长，不仅产生或虚，或实的病理变化，而且在某些病程长、病情复杂的疾病中，由于病邪久留损伤正气，或正气本虚无力驱邪，而致痰、食、血、水凝结阻滞，发生虚实错杂的病证；以及由于实邪结聚阻滞经络，气血不能外达，或脏腑气血不足运化无力而致真实假虚、真虚假实等病证，也是临床常见的。

在疾病过程中，正气与邪气不断地进行斗争的结果：或为正胜邪退，疾病趋于好转而痊愈；或为邪胜正衰，疾病趋于恶化而死亡；若邪正相争，势均力敌，任何一方都不能即刻取得胜利，便会在一定的时间内出现正邪相持不下的局面。

正胜邪退：在邪正斗争中，若正气充实，抵抗力强，邪气难于发展，则疾病表现轻微，而病程短暂；若正气完全战胜了邪气，病邪对人体的作用消失或终止，脏腑气血的功能迅速地得到恢复，机体的阴阳两个方面在新的基础上获得了新的相对平衡，疾病即告痊愈。例如，由六淫所致的外感病，邪气经皮毛或口鼻侵入人体，若正气不虚抗邪有力，不仅使病变局限在肌表或经络，且可在正气抵御下迅速驱之外出，一经发汗则邪去表解，营卫和调，病即很快痊愈。

邪胜正衰：在邪正相争中，若邪气强盛，正气虚衰，不仅不能将邪气战而胜之，甚至益发损伤，脏腑正气的功能更加减退，而邪气的危害作用不断增加，则病势日趋恶化而加剧；若正气衰竭，邪气独盛，脏腑气血的功能一蹶不振，到了"阴阳离决"的程度，则人体的生命活动即告终止而死亡。

综上所述，中医学认为邪正相争与消长不仅决定着病变的虚实，而且直接影响着疾病的发展变化与转归。概括地说，正虚邪实则病进，正胜邪衰则病退。也就是说，在疾病过程中，或由于正气之虚，或由于邪气之盛，均会促使病情发展趋向恶化，甚至死亡；而正气旺盛，或正气得以恢复，邪气退却，则病情多向好的方面转化，以至痊愈。

（二）阴阳失调

中医学认为，人体自身是一个阴阳平衡统一的整体，但在疾病过程中，由于阴阳的偏盛偏衰失去了相对平衡，便出现阴不制阳或阳不敌阴的病理变化。其中包括脏腑、经络、气血、营卫等关系的失调，以及表里出入、上下升降等气机运动的失常。六淫、七情、饮食、劳倦等各种致病因素作用于人体，引起机体内部的阴阳失调后才能构成疾病。所以，阴阳失调是疾病发生、发展的内在根据。体内的阴精、阳气，处于相对平衡的状态，维持着人体机能的动态平衡，这是人体进行正常生命活动的基本条件。而阴阳的平衡遭到破坏，阴阳的偏盛偏衰代替了正常的阴阳消长，就会发生病变。

阴阳发生偏盛偏衰之后，可表现为或寒，或热，或虚，或实等各种不同的病理变化。如"阳胜则热"，是指机体感受阳邪，或虽为阴邪但已从阳化热，或情志内伤郁而化火等因素，所引起的阳邪偏盛、机能亢奋而产生的热性病变。"阴胜则寒"，即指感受阴邪（主要是寒邪），或阴邪偏盛、机能衰退而产生的寒性病变。阴阳偏盛，阳盛必耗阴，阴盛必伤阳，所以阳盛则阴病，常导致阴虚，阴盛则阳病，常出现阳虚。阴阳偏衰，常见为阴虚和阳虚两种情况，多因久病体弱，伤阴伤阳所致；阳虚火衰，功能减退，阳不制阴，则阴寒内盛，水液不化；阴虚液少，阴不制阳，则火热内动，虚阳上扰；阴虚或阳虚，到了一定程度，又常相互影响，即阳气虚弱可以累及阴精的化生不足，而阴精亏损亦可以累及阳气的化生无多，从而产生阳损及阴，阴损及阳，阴阳两虚的病理变化。

此外，在疾病的发展过程中，由于阴寒过盛，拒阳于外，或热极深伏，阳热内结，格阴于外，还会出现真寒假热、真热假寒的阴盛格阳、阳盛格阴的病变。到了疾病的严重阶段，由于阴竭阳脱，阴阳不能互相维系，则将导致亡阴、亡阳的发生，即《素问·生气通天论》所谓的"阴阳离决，精气乃绝"，人的生命活动就因之而停止。

（三）升降失常

中医学认为，升降出入是人体气化功能的基本形式，是脏腑、经络、气血、阴阳运动的基本过程。人体脏腑、经络、气血、阴阳的功能活动及其相互联系，无不依赖于气机的升降出入。如肺的宣发与肃降，脾的升清与胃的降浊，心与肾的阴阳相交、水火既济等，都是气机升降出入运动的具体表现。正如周学海在《读医随笔·升降出入论》中说："人身肌肉筋骨，各有横直腠理，为气所出入升降之道。升降者，里气与里气相回旋之道也；出入者，里气与外气相交接之道也。里气者，身气也；外气者，空气也。鼻息一呼，而周身……毛孔皆为之一张；一吸，而周身……毛孔皆为之一翕。出入如此，升降亦然，无一瞬或停者也。"

由于气机的升降出入，关系到脏腑、经络、气血、阴阳各个方面的功能活动，所以升降失常，可涉及五脏六腑、表里内外、四肢九窍等而发生种种病理变化。如肺失宣降，则现胸闷、咳、喘等症；胃失和降，则现嗳腐、呕恶等症；脾不升清、运化失职，则现便溏、腹泻等症；阴阳气血逆乱，则会出现昏厥不省人事的危症；以及肾不纳气，则孤阳上越；清阳不升，则气虚下陷；心肾不交，则水气凌心等等，不一而足。周氏在《读医随笔·升降出入论》中又说："其在病机，则内伤之病，多病于升降，以升降主里也；外感之病，多病于出入，以出入主外也。伤寒分六经，以表里言；温病分三焦，以高下言，温病从里发故也。升降之病极，则亦累及出入矣；出入之病极，则亦累及升降矣。故饮食之伤，亦发寒热；风寒之感，亦形喘喝。此病机之大略也。"这段话说明，升降出入失常这一病机是带普遍性的，不论疾病的新久轻重。

气机的升降出入，本是机体各脏腑组织综合作用的运动形式，但唯有脾胃的升降功能，对整体气机的升降出入来说至关重要。这是因为脾胃为后天之本，居于中焦，通连上下，是升降运动的枢纽。脾胃的升降正常，出入有序，便可以维持如《素问·阴阳应象大论》所说"清阳出上窍，浊阴出下窍；清阳发腠理，浊阴走五脏；清阳实四肢，浊阴归六腑"等种种正常的生理功能。而肝之升发，肺之肃降，心火之下交，肾水之上济，肺之主呼出，肾之主吸入等，也无不配合脾胃以完成其升降运动。若脾胃的升降出入失常，则清阳之气不能敷布，后天之精不能归藏，饮食精微无法吸收，腐秽污浊难以排出，诸种病变均可由此而生。唐大烈在《吴医汇讲·辨脾胃升降》中说："治脾胃之法，莫精于升降……俾升降失宜，则脾胃伤，脾胃伤则出纳之机失其常度，而后天之生气已息，鲜不夭折生民者也。"他在这里指出了脾胃升降失常对于整个机体功能活动的影响，为此提出临证时调整脾胃升降功能的重要性。

第五讲

诊法学说

（1980年）

中医诊法中的认识论

我国先秦的科学家很早就发现，许多事物的表里之间都存在着相应的联系。例如在地质学方面，《管子·地数》中说："上有赭者，下有铁。此山之见荣者也。"古人在实际勘探和采掘中，把握了地表和地下联系的规律，于是依据这种联系，由地层表面的状况判断地下有没有矿？有什么矿？从这种认识事物方法出发，《内经》认为，"联系"是自然界普遍存在的规律，每一事物都与周围事物发生着一定的联系，当我们不能直接认识某一事物时，可以通过研究与之关联的其他事物，间接地认识（推知）这一事物。这一见解是很了不起的，它引导人们自觉地寻找可能的中介，去探索那些由于条件限制而难于直接把握的奥秘。例如《素问·五运行大论》中说："天垂象，地成形，七曜纬虚，五行丽地。地者，所以载生成之形类也；虚者，所以列应天之精气也。形精之动，犹根本之与枝叶也，仰观其象，虽远可知也。"《内经》在讨论天文、气象时，认为大地上的有形物类，和太空中的日月星辰以及大气的变化是联系着的，这种联系"犹根本之与枝叶"，尽管天体的情况不能直接观察，但是可以借助地球的信息推知遥远的宇宙的情况。这种推测不是主观随意的，而是依靠多少代人的经验积累，从中找出规律来进行正确的推测。

中医学对天文、气象的研究如此，对人体的研究亦是这样。如《灵枢·刺节真邪》中说："下有渐洳，上生苇蒲，此所以知形气之多少也。"既然可以从苇蒲的繁茂情况来推断藏在苇蒲下面的湿地的大小和肥瘠，同理，人体外部的表征与体内的变化必然有着相应的关系，而且通过体外的表征，一定可以把握人体内部的变化规律。如《灵枢·邪气脏腑病形》中说："夫色、脉与尺之相应也，如桴鼓影响之相应也，不得相失也，此亦本末根叶之出候也，故根死则叶枯矣。色脉形肉，不得相失也。"意思是说，人身体表的气色、脉象和自腕至肘皮肤的状态，都能准确地反映出人体脏腑气血的健康情况，就像枝叶的枯荣反映本根的强弱一样，是不会有什么差谬的。

又如《素问·阴阳应象大论》中说："以我知彼，以表知里，以观过与不及之理，见微得过，用之不殆。"这里明确提出运用"以表知里"的方法，来认识人体内部"过"与"不及"变化之所以然，做到在疾病初起之时，就能判断病邪之所在，及时采取适当的治疗措施。

中医诊断学的理论根据，就这样逐渐地确立起来，并不断在临证的实际运用中，累积丰富的经验，同时通过反复地验证（重复），把经验转变成知识上升为理论。如《灵枢·外揣》把这种由表知里的诊断方法从理论上肯定下来了，它说："日与月焉，水与镜焉，鼓与响焉。夫日月之明，不失其影；水镜之察，不失其形；鼓响之应，不后其声，动摇则应和，尽得其情……昭昭之明不可蔽，其不可蔽，不失阴阳也。合而察之，切而验之，见而得之，若清水明镜之不失其形也。五音不彰，五色不明，五脏波荡，若是则内外相袭，若鼓之应桴，响之应声，影之似形。故远者司外揣内，近者司内揣外，是谓阴阳之极，天地之盖。"这一段结论式的叙述主要明确了两点：首先以形影、声响为例，说明事物之间存在着的因果联系，既可以从结果中探寻原因，也可以从原因中找寻结果，如同以影知形、以响知声那样，能够做到准确、及时而"尽得其情"的效果；其次认为，只要运用阴阳学说的方法来认识，人体的奥妙就可能昭然明了，因为人体是一个内外统一的机体，内为阴外为阳，内外阴阳之间彼此影响互为因果，阴中有阳，阳中有阴，可以从阴见阳，从阳见阴。

所以中医学根据望、闻、问、切得来的机体表征信息，必定能够推知体内的运动变化，就像清水明镜中的影子不会改变原来的形象一样。如果人的声音、气色出现了病象，就说明内在脏腑有了异常；反之，如果把握了脏腑的病变，也可以推知外部会有何种症状和体征出现。这就是中医学既可以由表知里，又可以由里知表的道理。要想认识人体内在本质，维持健康状态，主要是"以表知里"的问题，《灵枢·外揣》篇名之所以叫作"外揣"，也就是这个意思。这种认识方法，显然属于整体系统方法的范畴。

于此，我们可以说，所谓"以表知里"的推导方法，与现代控制论的黑箱方法在原则上有着一致性。黑箱方法简单地说，就是对认识对象不采取分解手段，在保持认识对象完整性的前提下，通过比较和分析认识对象接受的刺激与对刺激的反应，从中探寻认识对象的本质和规律。黑箱方法属于整体系统方法的范畴，它建立在认识对象内部构件之间的相互联系，以及认识对象与外界环境的相互联系的基础之上。"以表知里"的方法，主要依靠观察人的生理功能和病理表现，同样也是以认识对象内部与认识对象外部的规律性联系为其基础。当认识对象内部的情形不能直接把握时，则可以通过认识对象与外界事物的联系，间接地把握认识对象。这是《内经》"以表知里"的诊法理论与控制论的"黑箱"方法的共同之处。因此我们认为"以表知里"是自发的原创的系统方法，所不同的是，它没有也不可能有现代控制论所具备的一整套严密的数学逻辑方法和实验方法，而只能靠直观的观察来进行推测。

中医学的诊断方法，分为望诊、闻诊、问诊、切诊四个方面，其中尤以望面色、五官和切寸口脉象，更为鲜明地表现了局部反映整体的特点。中医学认为，五脏六腑在体表各有相对应的位置，如颜面左右上下不同部位的色泽，与脏腑相应，透过面部色泽的观察，可以了解内部脏腑的变化。面部区域划分以突起于面部正中的鼻柱为基准，是以鼻梁一线为观察五脏的部位，鼻的两侧为六腑的部位。如：额中主头面，两眉之间略向上主咽喉，眉间主肺，两目之中主心，鼻柱正中主肝，鼻准主脾，鼻翼主胃，肝的左右方主胆，颧骨以下从鼻翼至颊部的中心主大肠，由此向颊部以外主肾，肾以下主脐，鼻准以上的两旁主小肠，鼻准以下两旁主膀胱、子处。

中医学认为，脏腑深藏在机体之内，但它的生理和病理的表现各在其面部所主的部位必有所反映。正如《灵枢·五色》中所说："五脏安于胸中，真色以致，病色不见，明堂润泽以清。"即是说五脏六腑安泰无恙，那么在脸上就会现出健康的正色，首先鼻部（明堂）就显得光润清明。如果发生了病变，亦如《灵枢·五色》中所说："五色之见也，各出其色部，部骨陷者，必不免于病矣。其色部乘袭者，虽病甚，不死矣。……青黑为痛，黄赤为热，白为寒。"各个部位假使出现气色不正，且有深陷入骨的表现，相应的脏腑必然是发生了某种病变。为什么面部能比较敏锐地反映全身健康状况呢？《灵枢·邪气脏腑病形》中说："十二经脉，三百六十五络，其血气皆上于面而走空窍。"就是说，通达全身的最重要的经脉都汇聚于面部，机体内部的状况也就通过经络传达到脸上，并在相应的部位显现出来。所以中医学认为，通过身体中某一局部是可以诊断全身状况的。局部可以反映全体，这正是一切整体系统的特性，特别是《内经》在对人体的研究中，已经自发地认识到了这一特性。

中医学发明切脉的方法也是很早的，特别是"独取寸口"很有特色。"寸口"又名"气口"或"脉口"，是指两手腕后桡骨动脉的部位。《素问·经脉别论》中说："脉气流经，经气归于肺，肺朝百脉，输精于皮毛，毛脉合精，行气于腑，腑精神明，留于四脏，气归于权衡，权衡以平，气口成寸，以决死生。"肺主一身之气，气口为手太阴肺经的经气所出之处，又兼周身百脉朝会于肺，且会聚于气口，所以气口脉象可以反映全身气血盛衰的状况。《素问·五脏别论》中还指出："气口何以独为五脏主？……曰：胃者，水谷之海，六腑之大源也。五味入口藏于胃，以养五脏气。气口亦太阴也，是以五脏六腑之气味，皆出于胃，变见于气口。"诊察气口可以推断脏腑情况的原因在于，饮食入胃所化生的津液、精气，必输之于脾，再由脾上输于肺，在肺气的推动下才行于五脏六腑以及全身，因此气口虽属于手太阴肺经脉，亦是足太阴脾经所归。胃为后天之本，五脏六腑皆仰仗胃腐熟水谷后产生的营养，五脏的功能变化又反过来会影响肺经布散精气的状况，所以气口能够间接地显现五脏的健康水平。在这一思想指导下，《内经》里提出反映多种生理和病理变化的脉象，至今仍为中医学主要的诊断方法之一。

四诊撮要

中医学认为，望、闻、问、切四诊是综合应用不可分割的，如《灵枢·邪气脏腑病形》中说："见其色，知其病，命曰明；按其脉，知其病，命曰神；问其病，知其处，命曰工……见而知之，按而得之，问而极之……能参合而行之者，可以为上工。"意思是说，与其仅能明于望色，或者是神于切脉，或者是工于问病，总不如把望、闻、问、切四个方面都掌握好，并能参合应用，那才是高明之士。的确，望色、闻声、问症、切脉，是中医学诊法中四个最主要的环节，缺一不可。这四种诊法的适用范围相当广泛。举凡病人的精神、形态、五官、齿舌、肤色、毛发、唾液、二便等等，都属于望诊的范围。呼吸、气息、气味等，均属闻诊的范围。居处、职业、生活状况以及人事、环境等，都必须向病人问清楚。脉象、尺肤以及某些部位，均须进行切诊。只有这样，才能全面了解疾病的变化。兹将望、闻、问、切四部分的基本内容，撮要地分述如下。

一、望诊

中医学的望诊主要有七个方面的内容。

（一）察神色

中医学认为，"神"即人体内"精"和"气"在体表的反映。精充则神足，气壮则神旺。神足而旺的表现主要是生机活泼、容光焕发的状态，所以外表神情的好坏，实际象征着体内精气的盛衰。在《景岳全书·传忠录》中有一段关于察神的叙述颇为中肯，它说："以形证言之，则目光精彩，言语清亮，神思不乱，肌肉不削，气息如常，大小便不脱。若此者，虽其脉有可疑，尚无足虑，以其形之神在也。若目暗睛迷，形羸色败，喘急异常，泄泻不止，或通身大肉已脱，或两手寻衣摸床，或无邪而语言失伦，或无病而虚空见鬼，或病胀满而补泻皆不可施，或病寒热而温凉皆不可用，或忽然暴病，即沉迷、烦躁、昏不知人，或一时卒倒，即眼闭、口开、手撒遗尿。若此者，虽其脉无凶候，必死无疑，以其形之神去也。"可见"神"并不是玄虚的，而是有形态可验、有气色可征的。"有诸内必形诸外"，从外表神色的良否，可以测知内在精气的衰旺，所以"察神"在望诊中占有头等重要地位。

（二）观形态

中医学把人的整个躯体叫作"形"，所以又称为形体，观察形体的内容很丰富，包括形体的各个部位。中医学把人的行、走、坐、卧的各种状态，叫作"态"，又称作"姿态"。形体的各个部位、部分和内脏有密切关联，而行走坐卧诸种姿态，亦常常受到脏腑变化的影响。以部位言：肝主两胁，心主胸中，脾主腹和四肢，肺主肩背，肾主腰脊；肺和大肠主皮毛，心和小肠主脉，肝和胆主筋，脾和胃主肌肉，肾和三焦、膀胱主骨与腠理。以姿态言：久视多能伤血，久卧多能伤气，久坐多能伤肉，久立多能伤骨，久行多能伤筋。因此，仔细观察病人的形与态，是可以从中获取和疾病有关的许多诊断信息的。

（三）辨色泽

中医学认为，无论是常人还是病人，都各有不同的气色，色见于外，气变于中，它们之间的关系是非常密切的。如《素问·脉要精微论》中说："夫精明五色者，气之华也。"这里指出，色之所以见于外，实由于内在五脏之气的变化，气荣于外则色佳，气败于内则色坏。临床时最习见的如：青色多为肝病，多主剧痛，为沉寒痼疾；色白多为肺病，多主营血不足，是虚寒证的表现；黄色多为脾病，多主湿热内盛，黄如橘子色的尤偏于热，黄而暗淡则多为寒；色黑多主肾病，多为元阳不足水气内滞；赤色多主心病，多为里热实证，如仅见于颧，扪之并不甚热，常为阴虚或"戴阳"证的表现。总之，凡属暴感客邪，多见浑浊壅滞；久病气虚，常为瘦削清癯。假使病邪方盛，可见清白少神，或为虚羸病久，反而妩媚鲜泽，都是不吉的气色。五色之中，凡是见到青、黑而黯淡的，无论病之新久，总是阳气不振的气象；唯有见到隐隐约约地略现浅黄，并且润泽而不枯索，这是疾病渐渐好转的征候。

（四）分部位

这里的"部位"是指五脏于面部有联系的部位，除前面已经谈到不再重复外，临床上普遍运用的是：额部属心，鼻准属脾，下颐为肾，面的左颊属肝，面的右颊属肺。这一方法无论男女老幼均适用，这是最简便的望部位方法。

（五）察目睛

中医学认为，五脏的精气都灌注于两目，瞳子属肾，黑睛属肝，白睛属肺，内外眼眦属心，上下眼睑属脾。察目睛的时候首先应当观察其神气：凡是眼清神足，病虽重但无虑；相反，若是眼昏神暗，虽然病不甚重，亦应该注意，防有他变。其次应观察目睛的色、采：赤色是有热；色红而淡是虚热；黄而浑浊是湿热；黄兼青紫为有瘀血。其次要观目睛活动的情况：目睛了了，为阳证；目睛迟钝，为阴证；昏睡露睛，往往见于脾虚病人；横目斜视，多为肝风内动；目暗而微有发定（发直），多是痰热内闭。又其次要观察视物情况：目开而喜见人多为阳证；闭目而不欲见人多为阴证；目远视责其有火；目近视责其无水；日出则视力好，日入则视力暗，多是元阳亏损水谷精微不能上呈的缘故。又其次还要观察目窠的变化：上下睑肿，不是脾虚，便是脾热；睑肿如卧蚕，并有水泽色的，常为水肿的先兆。

（六）察舌象

中医察舌象，约分作舌质和舌苔两个部分来观察。舌质，指舌体的肌肉脉络组织；舌苔，是舌面所生长的一层苔状物。舌质和舌苔本是不可分割的，但一般说来，在苔的病轻，在质的病重。只要舌质正常，舌苔虽坏，不过是胃气中浊秽的反映而已，应从黄热、白寒等色来辨识其病邪之所在。如果舌质发生了变化，便当仔细地观察其色气的死活，隐隐红润为"活色"，全变干晦枯萎为"死色"，活色说明脏气还存有活力，死色是脏气已经消亡的表征。

（七）察耳鼻唇

中医审视耳部，总以形态、色泽为主。以形态言：耳郭肿起，多为邪实；耳肌瘦削，总属正虚；全耳萎缩，是肾气竭绝的外候。以色泽言：见色润泽的病浅，犹有可为；见色枯槁的病重，预后多凶；红而润者，生；或黄，或白，或黑，或青而枯燥的，都不是好的征象。

中医审视鼻部，多以鼻头色泽为主。鼻头色青，多为腹痛；鼻头色黄，为湿热；鼻头色白，为失血或者是虚寒证，鼻头色赤为脾肺两经有热，鼻头色微黑，常见于水饮病的患者。

审视唇部，多以唇之形态为主。唇肿大为邪气实，唇萎薄为形气虚；口开不闭为虚，口张而气但入不出为肺绝，口闭不开为实，撮口唇青而抽擂为肝气侮脾；唇翻而人中满为脾阳绝，唇缩而人中短为脾阴绝，此两者的预后都不良。

二、闻诊

中医学把听病人的声音和嗅病人的气味，归属为闻诊的范围，因为声音和气味均出自脏腑。如果脏腑生理功能正常，便声彰气和；相反，脏腑发生了病理变化，势必影响发音变调，气味变异。

中医学认为，五脏声音各有所属的不同性质。肝属木，其音角，角音呼以长，音出于舌；心属火，其音徵，徵音雄以明，音出于齿；脾属土，其音宫，宫音漫以缓，音出于喉；肺属金，其音商，商音促以清，音出于腭；肾属水，其音羽，羽音沉以细，音出于唇。各脏发生了病变，而本音变调，便是病音。

又五脏各有所主的情志，因而发声往往随之而不同：肝的情志发为怒，病声为呼；心的情志发为喜，病声为笑；脾的情志发为思，病声为歌；肺的情志发为忧，病声为哭；肾的情志发为恐，病声为呻。六腑病变的表现：声长者大肠病，声短的多为小肠病，声速的多属胃病，声清的多属胆病，声微的多属膀胱病，声时大时小或长或短的多属三焦病。当然，脏腑所主的不同声音基本如此，但不能说必然如此。

从病人的声音可以分辨其寒热虚实之所在。如：气衰言微，必然是中气虚；气粗言厉，总是因邪气实；语无伦次，或前后不相呼应的，说明神志已乱；妄言呓语，或骂詈不避亲疏的，多为痰闭热蒸；呼吸气粗，多为热邪；鼻塞声重，准是外寒；咳逆而声却不扬，多见于肺气不宣之证；气短而音调微弱，必然是中气亏损所致；鼾睡声高，一定由于痰湿浊气的壅盛；喉中有如曳锯般的声响，如果出现于久病的患者，属于危象；暴病喑哑，属肺气窒塞；久病喑哑，主中气消亡；暴病呃逆，多半是由于肺胃火炽；久病呃逆，常常是胃气消亡的信号。总之，虽然是久病，但其声音、语言不改常态，转归多良；尽管病不久，而其笑貌、音容迥异平日，预后多凶。

中医闻诊还包括嗅气味，自然界存在着臊、焦、香、腥、腐五气。臊为木之气，与肝相应；焦为火之气，与心相应；香为土之气，与脾相应；腥为金之气，与肺相应；腐为水之气，与肾相应。患病之后，五气便各从其所病的脏器发出，所以嗅其不同气味，亦足为诊断之一助。

其次如耳、鼻、口腔、咽喉等器官，在病变的过程中还能发生不同的臭气。心热、胃热、龈疡等，常伴有口臭；耳聍、耳痈等，亦伴有耳臭；肺痿、肺痈、鼻渊等，时伴有鼻臭。它如汗臭、狐臭、月经臭等，亦是可以嗅到的。凡热邪盛的，其臭气亦比较大；热邪轻的，其臭气亦比较小；若是虚寒证，臭气虽不甚，却很缠绵难于消失；至于时行瘟疫，因为戾气经口鼻进入脏腑而成，常呈尸臭气，甚是难闻。

三、问诊

《素问·徵四失论》中说："诊病不问其始……卒持寸口，何病能中。"可见古人在临证时对病人的询问是很重视的，所以才把它列为四诊之一。问的范围很广，凡一般情况、生活习惯、既往病史，以及有关起居、情绪等，愈问得详细愈好。

其中当然以详细问明现在症状最是辨证所必需。问现有症，首先要问寒热情况，因为寒热的有无多寡，关系到证候阴阳表里的区分。其次问出汗情况，从汗之有无，可以辨别其为风寒虚实。其次问头身各部，头痛多为邪甚，亦当辨虚实，一身重痛为邪甚，周身软弱为正虚。其次问大小便，凡小便的多少，大便的秘泻，寒热虚实均可由此而分辨。其次问饮食，一般胃气的强弱，都可以通过食欲的情况而测知。其次问胸部，包括胃上脘，如胸满痛为结胸，不痛而胀连心下为痞气。其次问耳聋，伤寒耳聋，多属少阳、厥阴病，杂病则耳聋为重，不聋为轻。其次问口渴：口中和，索水不欲饮者为寒；口中热，引饮而不休者为热；大渴而谵语、不大便者为实；时欲饮水，饮亦不多，二便通利者为虚；大抵寒热虚实都可见渴症。其次问有无旧病宿疾，以探究其发病历史。其次详问发病诱因，借以明确其病本之所在。又其次问明先后就医服药情况，以便探究其疗效之有无。于妇女，尤须将经期迟迅，以及闭、崩、漏、带等情况查问明白。于小儿还要将是否出过麻疹、是否种痘等经过问询清楚。这样才算是基本上尽到了问诊之能事。

四、切诊

中医切诊，主要是指切按脉搏而言。切按脉搏一般都是在两手的寸口进行，也就是腕后桡骨动脉的部位，这里是太阴肺气的总会。中医学认为，人体全身血脉都会合于肺，因此十二经脉的病变都可以通过肺气的变动反映出来。其次，五脏六腑的精气都来源于脾胃，脾主运输而统血脉，与肺同属于太阴经，手太阴经与足太阴经，两经上下交通，交会于此，具有反映五脏六腑病变的作用。

两手寸口又各分寸、关、尺三部。以桡骨突起点为"关"部，突起点的前方为"寸"部，突起点的后方为"尺"部。左手寸部属心，右手寸部属肺；左手关部属肝，右手关部属脾；左手尺部属肾，右手尺部属命门。六腑则各随其与五脏的表里关系而分别隶属左右手三部。如心与小肠相表里，则小肠便属于左寸；肺与大肠相表里，则大肠便属于右寸；肝与胆相表里，胆则属之左关；脾与胃相表里，胃则属之右关；肾与膀胱相表里，膀胱因之属于左尺；命门与三焦同司相火，三焦因之属于右尺。

部位既定，便据此而进行切按。切按的方法是：先将中指端按在关部上，前后两指便自然地着于寸尺两部；三个指头以同等的力量，逐渐地轻轻向下压，或用三指齐按，或三指分别轻重独按，反复地交互进行，这是切按脉搏的基本手势。滑伯仁在《诊家枢要》中说："持脉之要有三：曰举、曰按、曰寻。轻手循之曰举，重手取之曰按，不轻不重委曲求之曰寻。"举、按、寻三字，已将切脉的手法表述尽致了。常人的脉搏，一呼一吸，脉来四至，便算正常，多于此或少于此数，基本都是病脉。

脉象是异常复杂的，但归纳起来不外八大类，或者叫作八个脉系，即：浮脉、沉脉、迟脉、数脉、细脉、大脉、短脉、长脉。第一类，浮脉，只须轻手摸皮肤，便可触到，多主表证的脉象。浮而有力为洪脉，主有火；浮而无力为虚脉，主气伤；浮而虚甚为散脉，主气血亏败；浮如葱管而中空为芤脉，主失血的虚象；浮而如按鼓皮，外强中虚为革脉，主阴阳不交；浮而柔细为濡脉，主伤湿。这是属于浮脉系列的七种脉象。第二类，沉脉，须重手寻按到肌肉的深部才能触到脉的搏动，多为里证的脉象。沉而着骨，即重按到骨上还不十分明显的为伏脉，主邪闭于里；沉而底硬，其强度略如革脉的为牢脉，主寒邪里实；沉而细软为弱脉，主血虚。这是属于沉脉系列的四种脉象。第三类，迟脉，一呼一吸，脉仅来三至以下，多为寒证的脉象。迟而不少于四至为缓脉，主无病；迟而往来不流利为涩脉，主血少；迟而偶停无一定之数为结脉，主气郁痰滞；迟而中止有定数为代脉，主气绝。这是属于迟脉系列的五种脉象。第四类，数脉，一呼一吸脉来五至以上，多为热证的脉象。数而往来流利为滑脉，主痰食为病；数而有如牵引绳索似的为紧脉，主寒、主痛；数而时或一止为促脉，主阳邪内陷；在关部数而厥厥然动摇者为动脉，主崩中、脱血。这是属于数脉系列的五种脉象。第五类，细脉，脉体细如蛛丝，多为虚证的脉象。细而至数不明显为微脉，主阴阳气绝；细而脉势的往来不大为濡（软）脉，主气虚；细而沉小为弱脉，主血虚失养。这是属于细脉系列的四种脉象。第六类，大脉，脉体阔大非常，多主实证的脉象。大而如水沸涌跃为洪脉，主热实邪盛；大而坚硬为实脉，主胃中有实邪。这是属于大脉系列的三种（洪脉已见于浮脉，实际只为二种）脉象。第七类，短脉，脉气之来，上不及于关，下不及于尺，总是主阴阳两虚的脉象。第八类，长脉，脉气之来，上透鱼际，下透尺泽，长而带缓，是正气不衰之象；若长而沸涌，当属阳盛。凡此三十种脉象，已可谓概括无遗了。

中医的按诊也属于切诊内容之一，按摩体表各个部位，借以审察疾变之所在。进行按诊，首先要了解全身主要部位和脏腑的联系。例如头、项、胸、腹、背、腰、胁、四肢，是体表较大的部位，按诊总不外在这些部位上进行。头为精明之府，髓海所在，三阳经脉均上行于头，前属阳明，后属太阳，两侧属少阳，三阴只有厥阴经脉上于巅顶。阳明经脉遍布于面，耳、眼、口、鼻、舌各隶于肾、肝、脾、肺、心五脏。头面部位的所属，大略如此。项属太阳，颈属阳明，肩膺属肺，肤胁属肝，腹和四肢属脾，胸中属心，腰脊属肾，脐以下属大小肠、膀胱。心肺为上焦，脾胃为中焦，肝肾为下焦。此外还有八墟、八会。八墟是五脏真气出入之所，两肘属肺心，两腋属肝，两髀属脾，两腘属肾。八会是全身之气所聚会的部位，中脘为府气之所会，章门为脏气之所会，阳陵泉为筋气之所会，膈俞为血气之所会，阳辅为髓气之所会，大杼为骨气之所会，膻中为三焦诸气之所会，太渊为脉气之所会。了解这些重要的体表部位，按诊时已足以运用无遗。在这些部位上进行按诊，主要是诊其肌肤的滑涩，以征验津液的多寡；膝理的疏密，以征验营卫的强弱；肌肉的坚软，以征验胃气的虚实；经筋的粗细，以征验肝血的充馁；骨骼的大小，以征验肾气的勇怯；爪甲的刚柔，以征验胆液的清浊；手足指的肥瘦，以征验经气的荣枯；手足掌的厚薄，以征验脏气的丰歉；尺肤的寒热，以征验表里的阴阳。这些是按诊最主要的方面，至于各个脏腑，各个经脉的病变，反映于各所属的部位，那更是显而易见的了。

第六讲

辨证学说

关于中医证候研究的思考（1975 年）

现代医学侧重从病变的局部来认识疾病，所以在临床上以辨病为主，和中医学侧重整体变化来认识疾病的辨证有很大不同。中医学认为，过分地强调局部，容易把疾病孤立起来看待，而事实上病理变化和其他事物一样，每一事物的运动都和周围其他事物互相联系着和互相影响着的，不从其互相影响、互相联系的关系去认识疾病，是不可能反映疾病的真实病变的。《毛泽东选集·矛盾论》中说："只看见局部，不看见全体，只看见树木，不看见森林。这样，是不能找出解决矛盾的方法的。"因此"辨证"与"辨病"这两种方法应该辩证地统一起来，当前中西医结合要做的工作虽然很多，我认为中医学的辨证论治是很值得研究的重要课题，这其中"证"是关键问题。

一、从医疗实践来进行"证"的研究

搞中西医结合，首先通过医疗实践进行研究，可以通过疗效来说明问题。但现在在实际工作中，西医同志往往认为中医辨证缺少客观指标，难于掌握，便忙于套上现代医学的分型和过于简单地搞"协同处方"，结果便大大地影响了疗效。因所分之病型，与中医的辨证有出入，而所订的协同处方就有很大的局限性，不能统统取得良好疗效，有些甚至是无效处方，更无法达到获取"客观指标"的目的。

我认为，准确地辨证，便是客观指标。不过这一指标比较复杂，一定要很好地运用中医的整体观进行较细致的综合分析，才可能提炼出来。例如一氧化碳中毒性精神病，西医病理学认为，大脑皮层因缺氧而受损害，被损害的脑细胞无法逆转，病人意识就无法恢复，因此只能采用营养疗法和支持疗法。中医学则根据病人所出现的幻视、幻听、妄想、激动、木僵、忧郁、痴呆等一系列精神异常症状，认为是心窍阻塞的病变，至其阻塞之因，或为蓄热，或为痰迷，或为气结，或为痰热，因而可以分辨成为心经蓄热、痰迷心窍，痰火积心等证，进而用泻热清心、涤痰开窍、清火涤痰等不同的治法，同时配合西医的支持疗法，使这种病的显效率可达70%。用中医辨证的方法配合治疗，何以竟能使病人脑细胞得以逆转？这其中所谓"心窍""痰热""气结"等认识，便很值得我们运用现代科学方法进行深入的研究，从而提高中医学辨证的理论依据，或者竟可以通过研究提炼出较精确的客观指标来。

二、从临床医学来进行"证"的研究

无论任何疾病，所出现的症状体征不管怎样复杂，它们之间总是互相联系、互相影响的，决不能把它们割裂开、孤立起来对待。中医学辨证的要点之一，就是要找到各个症状体征互相联系和影响的关系，而且还要找出谁是主要的，谁是非主要的，抓住主要矛盾进行联系和分析，分辨出究竟是属于什么性质的证候。

例如"神经衰弱"，从西医来说，对这一疾病的认识可能是不明确或不具体的，但中医学抓住在临床上的几个主要表现，如精神疲乏、神经过敏、失眠、多疑、焦虑和忧郁等，再行分别联系其从属的临床表现进行分析。如以精神疲乏为主症的，往往同时出现有注意力不集中、头昏脑涨、记忆力减退、食欲不振、肢冷、性欲减退、月经不规则或闭经，脉象沉细无力，舌淡苔薄等，则知其为"脾肾阳虚，清阳不升"的证候，用补中益气汤加附子，借以温阳升清，往往能取得一定的疗效。其他几个主症，亦联系其从属临床表现进行分析，同样可以用辨证论治的方法取得疗效。

又如"冠心病的心绞痛"，西医对此病的认识是较具体的，主要是心肌缺血缺氧的问题，因而在治疗方面主要是采用扩张动脉，增加冠状循环的血流和减少静脉回流血量，以减轻心脏负荷和心肌对氧需求的一种治疗方法。而中医辨证，则有属于心阳不足、心气阻滞、心阳不宣、痰浊痹着、阴寒凝闭、气滞血瘀诸种证候之不同，因而在治疗方面便有扶心阳、通心气、宣心阳、祛痰浊、散阴寒、化瘀血的多种方法而取效，这是值得研究的。因此，我认为，对中医学辨证的发病实质进行现代科学的研究，很有可能提供新的理论根据，借以丰富临床医学的内容。

三、从基础医学来进行"证"的研究

上海第一医学院附属华山医院冠心病治疗组，在从基础医学来进行证的研究方面做得很有成就。他们治疗心肌梗死总结出芳香开窍解危救急、活血化瘀攻除病邪、宣痹通阳助肺健心、扶正养阴调治整体等四个治疗的关键环节。他们认为，心肌梗死病人由于心脏搏动力和呼吸功能普遍减弱，不少老年病人并发肺炎、慢性支气管炎，痰多胸闷，个别病人还有脑缺氧表现。这表明心肌梗死与整个循环功能失调有关，也表明心功能损伤必然导致肺功能减弱，肺功能削弱又反过来损害心功能。

对这一脏腑间整体联系的认识，西医是比较忽略的，几乎没有积极调整心肺功能的措施，甚至当病人发生缺氧危险时，才仓促应付，输给氧气。但中医辨证的认识，却以心肺关系非常密切，肺主气，心主血，气行血行，气止血止，而营血之正常运行，即有赖于肺所主之宗气为之先导。如果宗气的运行发生障碍，心所主的血脉，必然随之阻滞。因此心肌梗死的病变，绝不是孤立出现的，而是和宗气障碍的发生是有必然联系的。因此上海第一医学院附属华山医院冠心病治疗组在治疗上坚持两点论，既注意心肌器质性病变，又注意心肺功能病变，于是采用"宣痹通阳"法，使活血与通气相辅相成，使病人呼吸好转，心跳均匀，胸闷消除，改变了原来心律不齐、痰浊多、舌苔腻、胸口闷、手足冷、指甲发紫等阳气阻滞的表现。至于控制肺炎，调整血压，就采用特效性较强的西药来治疗。这样吸取中医学其整体观念之长，剔除其对病理细节认识粗略之短，吸取西医学其在生理、病理、生化、解剖基础上对局部病变认识清晰之长，舍弃其忽略整体联系之短，取长补短，互相结合，拓宽了治疗心肌梗死思路。

上海第一医学院附属华山医院冠心病治疗组还认为，心肌梗死的基本原因与患者机体生理功能失调和抵抗力的下降分不开，因此必须对患者整体进行调治，借以巩固疗效。他们按照中医学辨证的原理，把病人虚弱的情况分作阳虚、阴虚等五种基本类型，用不同的调治方法。阳虚型，扶正助阳；气阴两虚型，扶正养阴；阴虚型，养阴清热；阴阳两虚型，阴阳并补；阴虚阳实型，育阴潜阳。这种分型，实即是辨证，这样同病异治，既注意到疾病的共性，更注意到病人的个性。

据报道，大部分患者经过以上治疗，两周左右症状缓解，一个月左右能下床活动。还有一部分患者恢复了工作能力，重返工作岗位。这样把辨病与辨证从理论上结合起来，做到从疾病的特殊性和普遍性两方面及其相互联系上去认识疾病，是有重大的理论意义和实践意义的。

四、从方药疗效来进行"证"的研究

中医学运用的药物和方剂，都是在辨证的基础上进行的。辨证有气虚证、血虚证，药物便使用益气药和补血药，方剂亦用益气方和补血方。而药与方又是不能分离的，因为虽有使用单味药的时候，毕竟是少数，绝大多数都是由单味药配成复方，才能更好地运用。因而中医的方药不像西药那样单纯，其成分复杂，适用范围也较广。例如中医的滋阴补肾方剂、活血化瘀方剂，经过辨证，只要证候相同对不同的疾病都有治疗效果。

中医的方剂究竟怎样在人体内发挥治疗作用？在人体的哪些部位发生作用？是西医理论无法解释的，而且在实验室亦往往得不到验证。因此，建议研究中药的同志，不仅研究单味药，还要研究复方，不仅研究复方，还要同中医的辨证结合起来进行研究。这样不仅有助于阐明中医辨证的本质，也可能会发现一类药物的共同药理作用，为新的药物分类提供根据，给创造新药学迈出一步。

如果只限于搞单味药研究，只着眼于提取单味药的有效成分，还是无法推进中医药现代化的步伐。"麻黄素"的研究快有一百年了，但实际的运用与中医辨证使用还是两回事。当然，中药化学分析还是必要的，但是否可以多走几条路，步子迈大一些，和中医辨证的研究结合起来，可能有更多的临床现实意义。某制药厂试制成一种治疗流感的新药片，就是在西医退热药的基础上，再加上中医清热解毒的中草药，疗效就高于单纯的西药，这也是一个好的苗头。

总之，中医和西医是在不同的历史条件下发展起来的两种完全不同的医学体系，分别受到不同的社会经济、科学文化、哲学思想的影响，形成各自不同的理论体系。但是，中医和西医之间并没有什么不可逾越的鸿沟。既然两者研究的对象都是人体，那么，它们之间总有共同之处，完全能够彼此交流。只要我们解放思想，破除迷信，勇于实践，敢于创新，一定会在中西医结合工作上取得成绩。现在西医学习中医蔚然成风，由中西医合作的针刺麻醉、中药麻醉、聋哑治疗、骨折治疗、白内障治疗、急腹症治疗，以及大面积烧伤等多种疾病的治疗，更是雄辩地证明了这一点。从最近的一些报道看来，中医辨证的研究已经有了可喜的成就。

中医辨证学说的方法论（1980 年）

辨证学说是中医学对疾病的一种特殊认识方法。所谓"证"的原意，即疾病表现于外的征象，辨证就是通过分析病人外表的征象，探察病变内在的本质。"证候"这一概念，一般是指辨证的结果，是对疾病病因与病机的概括。"证候"有时亦简称为"证"，但与"症状"不是一个概念，症状是疾病的客观表象。

早在《内经》时代，辨证学说的理论基础已大致形成，后来又有许多发展，特别是在《伤寒论》成书以后，出现了较完整的辨证论治的理论体系，成为中医学理论的一个重要组成部分。如果加以归纳，辨证学说具有两个特点。第一，辨证的主要任务不是直接去寻找发病的物质实体及掌握人体的器质性病变，而是要了解人患病时出现的各种生理功能的异常变化，根据这些变化来分析疾病的本质；第二，辨证研究的对象是活的整体的人，所以它所把握的是疾病对人这个整体造成的影响，如寒、热、虚、实等辨证，反映的是人体的整体性病变。

中医学在几千年的医疗实践中，逐步形成了八纲辨证、气血津液辨证、脏腑辨证、六经辨证、卫气营血辨证、三焦辨证等多种辨析证候的方法，用来说明每一组症状群的本质，即病变机理，这是确定治疗方法的前提。这些辨证方法，实际上在直观的基础上反映了人体病变的若干规律，能够从不同角度确定疾病的位置（病位）、变化趋势（病势），以及与其他方面的关系。辨证的目的是为了发现和寻找在病人机体的整体调节系统中究竟是哪一方面出了问题，需要采取何种治疗的措施。为了要达到这一目的，古代医学家们在朴素的辨证思维的帮助下，发明创造了以下几种方法。

一、阴阳的辩证认识

前面讲过，中国的阴阳学说认为，世界上一切事物的属性可统归于阴、阳两大类，中医学认为对人体的认识也不例外。在健康情况下，人体的五脏、六腑各司其职，气血、津液正常运行，阴阳处于相对平衡的状态。而在疾病发生后，机体阴阳的平衡状态被破坏了，病证表现多种多样千变万化，但总不外乎为"阴的偏盛偏衰"和"阳的偏盛偏衰"这两种情况。正如《类经·阴阳类一》注中所说："人之疾病……必有所本，或本于阴，或本于阳，病变虽多，其本则一。"这就是说，所有疾病都可以归纳为"阴证"和"阳证"这两种基本的类型。一般地说：身热、心烦、口渴喜冷、目赤、唇红、大便秘结、小便短赤、脉数有力、舌苔干黄等表现属于阳证；无热、恶寒、四肢厥冷、精神不振、二便清利、面白、舌淡、脉细无力等表现属于阴证。在《内经》中，关于辨别阴证、阳证的理论，与其以阴阳为基础的自然观和人体观是统一的。

在《素问·太阴阳明论》中说："阴阳异位，更虚更实，更逆更从，或从内，或从外，所从不同，故病异名也……阳者，天气也，主外；阴者，地气也，主内。故阳道实，阴道虚。故犯贼风虚邪者，阳受之；食饮不节、起居不时者，阴受之。阳受之，则入六腑；阴受之，则入五藏。入六腑，则身热，不时卧，上为喘呼；入五藏，则䐜满闭塞，下为飧泄，久为肠澼。故喉主天气，咽主地气。故阳受风气，阴受湿气。故阴气从足上行至头，而下行循臂至指端；阳气从手上行至头，而下行至足。故曰：阳病者，上行极而下；阴病者，下行极而上。故伤于风者，上先受之；伤于湿者，下先受之。"这段讲话的大意是，身体的各个部位均有阴阳的区分，在四时气候变化影响下，无论病从内生或从外入，由于发病原因和部位有不同，所以病证的种类也就不一样。人既然是自然界的产物，人体之阴阳与自然界之阴阳是一脉相应的。在自然界中天气属阳，主于外，地气属阴，藏于内。应之于人，由四时气候产生的六淫邪气属阳，由大地生长出来的五味（饮食等）属阴，阳邪易侵害人体属阳的部位，如四肢、肌表等，阴邪则易侵害人体属阴的部位，如内脏等。阳气性刚多实；阴气性柔易虚。阳邪侵犯肌表，循经脉传入六腑（六腑属阳）；阴邪进入人体内，则侵害五脏（五脏属阴）。六腑受病，往往出现身热、不能安卧、气逆喘息等阳性实证；五脏受病，常有胀满、闭塞、泄泻日久更为痢疾等阴性虚证。所以说，喉主呼吸，与天气相通；咽司吞咽，与地气相通。在六淫邪气中，风善行数变属阳，湿重浊黏滞属阴。因此，六淫邪气侵犯体表也有分别，人体上部属阳，故易受风邪；人体下部属阴，故易受湿邪。手足三阳经脉之气从手上行至头，再下行至足；手足三阴经脉之气从足上行至头，再下行至手指端。所以手足三阳经受病，则随着经气上行至极点之后又向下走，手足三阴经受病，则下行至极点之后又向上传。

《素问》的这段论述，概括了病邪进犯人体后，形成阴、阳不同类型疾病的客观规律和相关理论。即自然界的致病邪气和人体器官功能均有阴阳之分，疾病是邪气与人体正气相互争斗而形成阴阳之别的结果。中医学对疾病的阴阳属性与自然界之阴阳、人体之阴阳，其归纳的原则和标准是一致的。

二、一与多的辩证关系

"一与多"的辩证关系是中医学借以指导辨证的又一方法。如《素问·阴阳离合论》中说："阴阳者，数之可十，推之可百，数之可千，推之可万，万之大不可胜数，然其要一也。"这里说明了阴阳与万事、万物的关系，正是"一"中有"多"，"多"中有"一"的关系。"一"是统率"多"的纲要，而"一"又体现在"多"之中。

中国古代医学家认为，在众多的具体事物之间，有多层次和多方面的相互联系，应该分别进行概括，一段一段地推求出其中的"一"来。因此中医学认为，关于人体疾病的知识，应该是多层次的"一"和"多"的统一体系，而且"一"是统率"多"的纲领。正是在这种思想方法的指导下，辨证学说在区分阴证、阳证的基础上，又分出了表证、里证、寒证、热证、虚证、实证等六种证。这六种证型既是对形形色色临床表现的概括，又是阴证、阳证最直接的具体表现，表证、热证、实证属阳，里证、寒证、虚证属阴。现分述如下。

"表""里"是对病邪侵犯人体深浅轻重的一种辨析方法。六淫邪气袭于人体，一般首先犯表，多见恶寒、发热等病变表现，外感病的初起阶段多为表证；里证标志病邪已深入机体内部，里证或由表证传变而来，或因病邪发生于内，如七情过度、饮食劳倦所致之证，也有六淫直中脏腑造成里证的认识。

"寒""热"是对疾病性质的一种辨析方法，是在直观条件下所能观察到的最基本、最常见的病变表现。人体功能活动亢奋，或感受热邪等，均能出现热证；相反，功能活动衰退，或感受寒邪，则多现寒证。

"虚""实"是对人体正气与致病邪气相互对抗态势的一种辨析方法。《素问·通评虚实论》中说："邪气盛则实，精气夺则虚。"在临床上，实证主要表现为致病邪气亢盛，正气并不甚虚衰；虚证主要表现为正气不足，而邪气并不十分炽盛。一般来说，疾病初起多见实证，病程较长的疾病后期和慢性病多见虚证。综合临床表现，亢奋有余者属实，衰微不足者属虚。

综上所述，阴阳、表里、寒热、虚实形成四组辨证概念，是从病类、病位、病性、病势等四个方面分辨和确定疾病类别的方法，由此构建了中医辨证学说的基础，被称作"八纲辨证"。如《素问·调经论》中说："阳虚则外寒，阴虚则内热，阳盛则外热，阴盛则内寒。"此话言简意赅，既说明了阴阳与寒热之间的内在联系，也在一定程度上说明了阴阳与虚实、表里之间的联系。即人体的阳气位于体表，脏腑的阴气藏于体里，阳气主动、主升、主热，阴气主静、主降、主寒。所以阳气虚衰，不能温养肌表以致"外寒"；阳气过盛，则热气郁闭不及外散，故"外热"。反之，阴气亏虚，就会出现阴不胜阳的情况，因而形成"内热"；阴气过盛，又会出现阳不胜阴的情况，因而形成"内寒"。临床上阴证多见于里证的虚寒证，阳证多见于里证的实热证。

总之，在八纲辨证中，阴阳是"一"，是一般；其他六纲是"多"，是特殊；六纲是阴阳在不同层面上的展开。阴、阳与表、里、寒、热、虚、实的关系，是"一"与"多"的统一，是一般与特殊的统一。

三、由抽象到具体的深入

中医学的阴阳辨证，是由抽象到具体的第一层次，一旦辨清阴证、阳证，就应该进一步辨别表里、寒热、虚实，这六个概念比阴阳概念的内容更为丰富、充实，即更为具体。所以在这一阶段，正是辨证认识向具体地深入，这是辨证的第二层次。为了准确地把握疾病的本质，还必须作更深一层的辨析，如气血津液辨证、脏腑辨证等，在《内经》中还记录了若干关于经络辨证的资料，如《灵枢·经脉》《素问·脉解》篇等，这些是辨证思维向具体深入的第三层次。表里、寒热、虚实的辨证，如果不落实到气血、津液、脏腑、经络上，就还是抽象的，还不能表达具体的病机、病理。只有当依据气血、津液、脏腑、经络的生理功被破坏的具体情况，进一步用表里、寒热、虚实的特殊性来说明时，我们对病证的认识就达到了多样性的统一。

从临床来说，一般内科杂病做到脏腑辨证就可以了，但对于外感热病，做到脏腑辨证还不够，因外感病首先影响的是经脉，一般不涉及脏腑，具有由表及里地传变等一些更为复杂的特点，所以对外感病还要选用六经辨证、卫气营血辨证、三焦辨证等方法，才有可能充分反映出外感热病的本质。

三焦辨证、六经辨证、卫气营血辨证，都是从脏腑辨证发展出来的，它们囊括了脏腑、经络、气血、津液辨证的基本内容，同时注意到外感病邪由浅入深侵害人体的层次，并由此来说明不同层次的特点及其传变关系。六经辨证，主要用来辨析风寒外感热病，也包括部分温病内容；卫气营血辨证，是以初起即以邪热为主症的温热病为主要辨析对象；三焦辨证，多用于对湿热病的辨析。这三种辨证方法和脏腑辨证一样，都具有特殊性。

虽然如此，八纲辨证仍然是所有辨证方法的总纲，没有八纲辨证，任何一种辨证方法都无法有效地进行，所以掌握辨证方法，应以掌握八纲辨证为基础。要了解和掌握中医学的辨证学说，必须把握由抽象到具体的深入这一特点。

八纲辨证的具体应用（1980 年）

一、阴阳辨证

中医学认为，阴阳辨证是提挈表里、寒热、虚实辨证的总纲，虽概括性较强，似觉其抽象。其实不然，当具体运用于辨证的时候，必须从四诊采集到的各个方面的信息进行认真体察，才可以辨识出阴阳的具体内容。

从望诊言，患者颜面苍白、色浊而暗、舌质淡嫩、舌苔润滑等都属阴证。相反，颜面潮红、色明而光、舌质红绛、舌苔老黄等均属阳证。从闻诊言，静而少言、语言低微、呼吸怯弱、喘息气短等属于阴证；相反，烦而多言、语声壮厉、呼吸气粗、喘息气热等则为阳证。从全身症状言，倦怠无力、身重踡卧、精神萎靡、食欲不振、口中无味、不烦不渴，或者渴而喜热饮、腹痛喜按、身寒足冷、小便清长或者短少、大便腥秽或者滑泄等属阴证；相反，狂躁不安、起居难名、口唇燥裂、烦渴引饮、甚至喜得冷饮、腹痛拒按、壮热多汗、小便短亦、大便秘结，或者奇臭难闻等皆属阳证。从脉象言，沉微细涩、迟弱无力等总属阴证；浮大滑数、洪实有力等多为阳证。

上述为分辨阴阳的最初层次，细分之，阴阳中还要分阴阳。如同为"头痛"，因其久暂、表里之不同，而阴证、阳证各异。新病头痛的，多为邪气盛，盛则为阳；久病头痛的，多为正气衰，衰则为阴。同样是新病头痛，因风寒外袭者，则病在表，表为阳；因火邪内干者，则病在里，里为阴。以上虽然是表、里、阴、阳各有区分，但都属邪气有余之证。又如都为久病头痛，有微感即发的，属于表虚者，证属阴；有微热即发，属于阳盛者，证属阳；有水亏于下，虚火上乘而发的，证属阳；有阳衰于上，阴寒上犯而发的，证属阴。诸如此类阴证、阳证的分辨，各有其寒、热、虚、实不同的内容。正因其病变的性质有所不同，所以不能不细致地加以辨别。

我在这里试图说明，阴阳并不是绝对抽象的，与具体的表里、寒热、虚实结合起来就有了确定的辨证结论。

不仅如此，临床上从病证的演变趋势来观察，阴证、阳证亦大有区分。阳证，早晨较安静；阴证，夜晚较安静。阳虚证，入夜常加重，因为阳气既虚，需要阳气来帮助它，所以朝轻而暮重；阴虚证，清早常加重，阴气既虚，需要阴气来帮助它，所以朝重而暮轻。凡是属于阴阳虚损病变的反映，往往都有这样的规律。如果是实邪的病变，便与上述情况适相反。阳邪盛的，朝重暮轻，阴邪盛的，朝轻暮重，这是阳逢阳旺、阴得阴强的道理。也有或昼或夜，时作时止，变动不常，没有一定的规律，这是机体的正气不能主持，出现阴阳胜负交相错乱的现象。总之，凡属阴证，来既缓而去亦缓；凡属阳证，来既速而去亦速。临床验证，屡试不爽。

二、表里辨证

中医学认为，表、里为躯体体表与脏腑相对之称，躯体为表，脏腑为里。正如《医学源流论·表里上下》中所说："何谓表？皮肉筋骨是也。何谓里？脏腑精神是也。"据此，表、里基本是指病位而言的。

其次，表、里还反映疾病发展浅深轻重的趋势。凡病变趋势向于外的都属表证，如发热、恶寒、自汗之类。表证固然标示着病邪浅在，亦象征正气抗病有从外解的趋势。表证之所以必须要发表、外散，就是顺其机势，导邪从外解。如病理机转已影响内脏，已由表入里。入而未深，尚可察其机而透发出表；入而已深，便当随其轻重，或清里，或攻里，清则使之消散于无形，攻则使之从腑而出。这里说明的是，出表入里，既是观察病变的趋势，也是确定治疗原则的关键，所以临床辨证，不能不分清表、里。

表证的辨识，首当分经脉，次要辨邪气。手足十二经脉，六阳经属表，六阴经属里，六阳经中以足三阳经主表，特别是足太阳经是表中之表，故表多始于足太阳经。六淫邪气多是从表而入，但其性质各有不同，反映的病变表现亦自各有其特点。如伤风邪，多见恶风、发热、自汗、脉浮缓；伤寒邪，多见恶寒、发热、无汗、脉浮紧；伤暑，多发热而烦渴；伤湿，多发热而身重；伤燥，多无汗而咽干、声哑；伤火，多但发热而不恶寒。总之，病必须是自表而入，方得谓之"表证"。若是由内及外，病机虽向于表，但它并不同于表证。

里证是指内在脏腑的疾病，凡七情、饮食、劳倦等因素都是招致里证的主要原因。七情伤五脏，当随其脏腑不同的性质而辨识，如肝多怒而目眦青，肺多忧而色白之类。饮食、劳倦多伤其脾胃。房事过度，每伤损肾、肝，但亦有精、气、阴、阳、虚、实之分。

表证、里证的鉴别，讨论的是病变介于内伤、外感之间，如何详加分辨的问题。例如表证多发热、汗出，若身虽微热，而溅溅汗出不止，又没有疼、酸、拘急等症状，脉不紧、不数，便说明这种"微热、汗出"，必非表证。又如证似外感，但不恶寒、反恶热、烦渴引饮，显然这是由于热盛于里的里证。如果外有表证，而小便清利，或者饮食正常，胸腹无碍，便说明表邪未曾入里；假使渐次出现呕恶、口苦、心胸满闷、不食，便是表邪传入胸中而入于里了；如果更见烦躁、不眠、干渴、谵语、腹痛、自利等，是邪已尽入于里；若腹胀、喘满、大便硬结、潮热、斑黄、脉滑而实，这已成阳明胃腑里实证是毫无疑义了。李东垣著《内外伤辨惑论》一书，在鉴别表证、里证方面甚有经验，值得大家参考。

三、寒热辨证

中医学认为，寒证、热证总由阴、阳偏胜而形成，即阳胜则热、阴胜则寒。凡外来之寒热，皆由于风寒的外盛；内生的寒热，不外脏气的内伤。这说明寒证、热证的病因有所不同，而为表、为里便自各别。

阳胜固然多热证，阴胜固然多寒证，但时有热极反而出现寒证、寒极反而出现热证的情况，这又是真寒假热和真热假寒的区分了。虽然说外入之邪多为有余，内伤之邪多为不足，但在病变过程中，却又往往可见阳盛生外热、阳虚生外寒、阴盛生内寒、阴虚生内热。可见这当中又有虚热、实热、虚寒、实寒的不同。惟皆有症可据，有形可察，有脉可凭，有因可求，只需在临床时善自分辨就是了。

寒证，即寒邪存在于人体而发生的病变，有表、里、上、下的区分。寒邪在表，多见憎寒、耳冷、浮肿、容颜青惨、四肢寒厥等症，皆因营卫之气被寒邪所阻而成。寒邪在里，多见冷咽、肠鸣、恶心、呕吐、心腹疼痛、恶寒喜热等症，为寒邪滞于脾胃，中焦阳气受到阻碍的反映。寒邪在下，多见清浊不分、鹜溏痛泄、小便失禁、膝寒足冷等症，是寒邪弥漫于下焦，腑与脏的功能都受到损伤的结果。寒邪在上，多见吞酸、噎膈、食饮不化、嗳腐、胀哕等症，为寒邪滞于中脘以上，阳气不能宣化所致。

热证。热邪在表，多见发热、头痛、丹肿、瘢黄、揭去衣被、诸痛疮疡等症，为热邪循经、热腐营血的缘故。热邪在里，多见瞀闷、胀满、烦渴、喘急、躁扰狂越等症，为热邪结而不散、气被熏灼使然。热邪在上，多见头痛、目赤、喉痛、牙疡、气逆上冲、喜冷、舌黑等症，为热邪熏灼于三阳经的表现。热邪在下，多见腰足肿痛、二便秘涩热痛、遗精、溲浑尿赤等症，乃肝肾为热邪所伤的结果。

假寒证，为火极似水的病变，属于内真热外假寒的证候。多因伤寒热甚，没及时得到汗、下等法的治疗，以致阳热亢极，郁伏于内，病邪从阳经渐次传入阴分，便出现身微热而四肢发厥，甚至神气昏沉，时或恶寒等症。但细察之，患者却声壮、气粗，形强有力，或者唇焦舌黑、口渴饮冷、小便赤涩、大便秘结、脉沉滑有力，这些都是热邪内伏的真象，都是由于热深厥深、热极反兼寒化之所致，其关键就在"郁伏"而不得宣。

假热证，为水极似火的病变，属于内真寒外假热的证候。其表现为面赤、躁烦、大便不通、小便赤涩、发热、气促、咽喉肿痛、脉来紧数。但细察之，口虽干渴，却不喜冷饮；大便虽秘，却先硬后溏；有时好像发狂，但禁之即止；有时虽见斑疹，却浅红细碎，略同蚊迹；脉虽紧数，往往无神无力。总是由于里寒格阳，或者为虚阳外浮、不能内敛所致。

总之，真寒、真热证容易辨识，假寒、假热证难于辨识，而辨寒证、热证，又必须要辨真、假、虚、实。这固然是比较吃紧的工夫，但只要仔细地辨证审脉，亦还是可以掌握的。

四、虚实辨证

中医学认为，虚证、实证主要反映的是人体正气与病邪相互对抗的消长情况。"虚"为正气不足，"实"乃邪气有余。凡由外感而来的病，多为有余实证；由内伤而生的病，多为不足的虚证。但仍当分辨其为阴、为阳、在表、在里、属寒、属热、于脏、于腑、偏气、偏血等种种复杂变化。也就是说，有阴阳的虚实、表里的虚实、寒热的虚实、脏腑的虚实、气血的虚实等情况，必须分辨清楚。

1. 虚证

分辨虚证不外从阴、阳、气、血等方面进行。阴虚证多为精水的亏损，常见骨蒸劳热、面赤戴阳、恍惚不眠、咳喘多痰、肌肉瘦削、怔忡不宁、筋急酸疼、盗汗失血等症，总由阴精虚而孤阳无主，虚火炽盛所造成。阳虚证即元气虚，真火虚，元阳亏损，脏腑功能发生衰减的变化，常见怯寒、憔悴、气短、神疲、头晕、目眩、呕恶、食少、腹痛、飧泄、二便不禁、咳嗽、吐痰、遗精、盗汗、气喘、声瘖、梦交、经闭等症，统由于阳衰无火，气化衰惫使然。

阴虚多热，阳虚多寒，这是辨识两虚证的基本点。例如：同样是盗汗，因于阴虚的，汗出而皮肤燥热；因于阳虚的，汗出而肤冷如冰。以阴虚则火亢，阳虚则火熄也。辨识其他症状，亦往往如此。由于阳虚，气无有不虚；由于阴虚，血无有不虚。以元阳化气，阴精生血也。气虚者，则见声音微弱，而气短似喘；血虚者，每现肌肤干涩，而筋脉拘急。

在阴、阳、气、血等方面总的虚损病变虽如上述，而于临证时，还须从表、里、脏、腑几个方面来分析。

表虚证：多见自汗、战栗、怯寒，阳不能卫于外也；或见目暗羞明、耳聋、眩晕，精气不充于诸窍也；或见肢体麻木、运动乏力，气血两虚经筋失其温煦也；或见肌肉瘦削、神气憔悴，气亏血少不能营运也。

里虚证：多见心怯心慌、怔忡不宁，精血之虚也；神魂不安、闻声辄惊，神志之虚也；饥不思食、目闭不张，阳气之虚也；虚于中，则饮食不化，而呕恶、痞满；虚于下，则泄泻、遗精，精枯血闭。

脏虚证：心虚，则神乱而悸动不安；肝虚，则目昏暗而阴缩、筋挛；脾虚，则食不化而中满；肺虚，则少气而息微；肾虚，则腰痛而遗泄。

腑虚证：胆虚，则气怯而太息；胃虚，则饮食难消，朝食暮吐；小肠虚，则肠鸣濯濯、脐腹冷痛；大肠虚，则滑泄矢气；膀胱虚，则小便频数，清利短涩；三焦虚，则胸窒腹满、肌肤胀。

2. 实证

实证为邪气有余，也需要从阴、阳、气、血几个方面来分辨。

阴实证：多见膀胱蓄水，症见胕肿身冷；湿滞中焦，症见胀满不堪；寒气郁结，症见肢节疼痛；痰饮流注，症见胸痹喘逆等。统为水饮寒湿诸邪留滞不消使然。

阳实证：多见蒸蒸发热、汗出不止、胸炽如焚、口渴饮冷、疮痛痈疡、目赤干涩、小便热赤、谵语发狂等，统为火热邪气郁遏不散所致。

气实证：多见呼吸喘粗、声气壮厉、甚则张口抬肩、不能卧床、食不能进、呕吐呃逆、胸腹胀满、痞结疼痛、小腹胀满、小便淋涩、足胕水肿等，统为邪气滞结不行之故。

血实证：多见瘀血凝聚，坚而且痛。瘀于上焦，则胸满刺疼、呼吸不利；瘀于中焦，则饮食难进、腰腹窜痛；瘀于下焦，则少腹满痛、大便色黑。

表实证：外邪客于肌表，多见发热、身痛、无汗；热邪客于经络，则见红肿痈疡、走疰疼痛。

里实证：或为胀，或为痛，或为痞，或为坚，或为闭，或为结，或为喘，或为满，或为懊憹不宁，或为烦躁不眠，总不外是寒、热、燥、湿、气、血、饮食诸邪深留于脏腑之间所致，必须根据其具体病变表现，才能做出较确切的诊断。

脏实证：心实，多火热而烦满难安；肝实，便两胁及少腹疼痛，时而多怒；脾实，为胀满气闭，周身沉重；肺实，多气逆咳喘，痰鸣饮滞；肾实，则下焦壅闭，肿胀满痛。

腑实证：胆实，则胁痛呕苦，时时眩冒；胃实，则吐酸胸痛，食入即吐；小肠实，则腹热而胀，矢气不衰；大肠实，则脐腹痞坚，大便秘结；膀胱实，则尿赤而短，少腹胀满；三焦实，则血气壅塞，上下不通。

虚实两证常时交错出现，不是虚中有实，便是实中有虚；不是虚多实少，就是实多虚少；不是真虚假实，便是真实假虚。这种种复杂情况，均必须要细致体察。

第七讲

治则学说（1980年）

治病求本与分辨标本的辩证关系

自从《素问》提出"治病必求于本"以后，这一治疗原则对中医学的发展产生了深远的影响，公认这是中医治疗学的极则。究竟什么是致病之本呢？在《景岳全书·传忠录·求本论》中说："万事皆有本，而治病之法，尤惟求本为首务。所谓本者，唯一而无两也。盖或因外感者，本于表也；或因内伤者，本于里也；或因热者，本于火也；或因冷者，本于寒也；邪有余者，本于实也；正不足者，本于虚也。但察其因何而起，起病之因，便是病本，万病之本，只此表里寒热虚实六者而已。知此六者，则表有表证，里有里证，寒热虚实，无不皆然。六者相为对待，则冰炭不同，辨之亦异……故明者独知所因，而直取其本，则所生诸病，无不随本皆退矣。至若六者之中，多有兼见……惟虚实二字总贯乎前之四者，尤为紧要当辨也。"这段话是说表、里、寒、热、虚、实即为诸病之本。既然这样前面所强调的辨证，正是一个求"本"的问题。"证"辨准了，便是求得病之本，一拨其本诸病悉除。由此看来，治则是在辨证的基础上确立起来的，没有通过辨证求本这一过程，就谈不到确定治则了。

张介宾在《类经·论治类》注中还引用了王应震的治病求本诀云："见痰休治痰，见血休治血，无汗不发汗，有热莫攻热，喘生休耗气，精遗不涩泄，明得个中趣，方是医中杰。"因为痰证、血证、无汗、发热、气喘、遗精等病症，都有各自不同的致病之本因存在，必须首先查明了致病的根本，然后立法议治，才能从根本上治愈疾病。试以痰证为例。须知脾为生痰之源，肺为贮痰之器，是说痰虽是自肺咳咯而出，而痰的产生还在于脾脏。因脾恶湿，湿胜伤脾，脾阳虚少了不足以运化水湿，聚湿生痰，上贮于肺，这就应当温补脾阳，恢复其健运的功能，故治疗当以健脾理湿为主。又有阴虚火炽灼液成痰者，治宜养阴清火为主。若是命门火衰，水泛为痰，又须以温纳肾阳为主。病"痰"虽同，而病"本"各有不同。所以说见痰不要单纯地去化痰，应当探本求源，从根本上去解决问题。

孙思邈在《备急千金要方·大医精诚》里说："病有内同而外异，亦有内异而外同。"这里所谓的"内"就是病之"本"，是指病变内部的规律性；所谓的"外"是表象，是指病理变化所表现出来的脉、色、症状体征等。如果立法治病不针对着本质，只着眼于那些表面现象，势必头痛医头、脚痛医脚，不能取得根治的效果。反之，临证时往往有现象各异，而本质大同，同治其本，便各病皆愈。

例如，如现代医学诊断的高血压病、糖尿病、神经衰弱、慢性肾炎等病，其病变表现尽管不同，如果其病本同为阴精虚耗，则皆宜"壮水之主，以制阳光"（王冰对《素问·至真要大论》中"诸寒之而热者取之阴"的注语）"精不足者，补之以味"（《素问·阴阳应象大论》）。盖人之一身，主要为阴精和阳气，如果阴精不足，必呈现阳证、热证。察其为单纯阴虚，则养阴即可；其为阴虚阳亢，则宜养阴抑阳；其为阴虚阳亦渐亏，则宜阴阳两补，而以养阴为重。准此原则，以滋肾养阴为法，同治高血压病、糖尿病、神经衰弱、慢性肾炎等各种不同疾病，均能获得良好效果。又如阳气衰微，必呈阴证、寒证，或四逆、泄利，或水泛为痰，或阳虚暴脱，证象万殊，其本则一，均须"益火之源，以消阴翳"（王冰对《素问·至真要大论》中"热之而寒者取之阳"的注语），"形不足者，温之以气"（《素问·阴阳应象大论》）。察其为脾阳不足，寒湿为患，则宜温中燥湿；脾虚而湿不甚者，培土理中即可；肾阳虚而肾阴亦亏者，又宜扶阳益阴并进。是病象虽殊，同以助阳治本则一。

然而，许多病理变化并非如此单纯，病变在机体内会蔓延、会传变，所以在求本的同时，还要懂得病变"标"和"本"的关系。如《素问·标本病传论》中说："病有标本……知标本者，万举万当，不知标本，是谓妄行。"什么是病的标与本呢？张介宾在《类经·标本类》三注的解释说："病之先受者为本，病之后变者为标。生于本者，言受病之原根；生于标者，言目前之多变也。"所谓"受病之原根"，即发病的根源、本源，所谓"目前之多变"，就是指由发病的本源所产生出来的病变表现，以及在此基础上又衍生的新病。

于此看出，病的标本问题，反映了病的本质与现象、原因与结果、原生与派生等几方面的矛盾关系。一般说来，病的本质、原因和原生的疾患为"本"，而病的现象、病因造成的结果，及其派生出来的病症为"标"。对疾病进行标、本分析的目的，是为了给治疗指出正确的方向，合理地安排治疗的程序。按照"治病必求于本"的精神，在一般的情况下，固然应该先着重治其本，即消除产生病患的主要根源。原生的"本病"一除，派生的"标病"也就容易痊愈了。正如《素问·标本病传论》中所说："先病而后逆者治其本，先逆而后病者治其本，先寒而后生病者治其本，先病而后生寒者治其本，先热而后生病者治其本。"凡因病导致气血之逆的，因气血之逆而变生为病的，因于寒热而为病的，因于某病以致变生寒热的，一律应治其所因的本原，而后生的标病则可不治自愈。《灵枢·终始》中也说："治病者，先刺其病所从生者也。病先起阴者，先治其阴而后治其阳，病先起阳者，先治其阳而后治阴。"所谓"先刺其病所从生者"，就是治病求本，先治病的根源。

另一方面，古代医家看到了病情变化的复杂性，并没有把治病求本当作僵死的教条。他们认识到，要想彻底治好病，必须铲除病患的根源，这是不可移易的原则，然而治病求本并不等于无论什么病情必定要先从本源开始治疗。如《素问·标本病传论》中说："先热而后生中满者治其标，先病而后泄者治其本，先泄而后生他病者治其本，必且调之，乃治其他病。先病而后生中满者治其标，先中满而后烦心者治其本。"这里所举病例都先要治本，唯对"中满"一病强调治标，这是为什么呢？"中满"即是胃满，即病邪在胃中而为满。胃为后天水谷之本，不管饮食还是药物皆有赖于脾胃的消化和运输，邪满于"中"，便大大影响营养和药力作用的发挥，所以必须要先去胃中之邪。从本质上说，"本"是决定者，"标"是被决定者，"本病"可以决定"标病"。但是，事物之间总是相互作用的，被决定者也会反过来作用于决定者，所以同时还要看到标病对本病的影响，当不排除标病就难于治好本病的时候，就应该先治标后治本。

就标本治疗问题，在《素问·标本病传论》中提出："病发而有余，本而标之，先治其本，后治其标。病发而不足，标而本之，先治其标，后治其本。"就是说，发病的脏腑若为邪气有余，凭其有余之邪，势将侮及其他脏腑，此为由本传标，所以要先治其本，及早阻止其燎原之势。相反，如果发病的脏腑为正气不足，那么它还有可能受到其他有关脏腑病邪的威胁，此为由标以传本。在这种情况下，标不治，本难除，所以需要先治标，治标即是为治本准备必要的条件。可见每临一证究竟应该先治标还是先治本，须看具体情况而定。

治疗的目的是为了恢复人体的健康，而人体的生命活动功能是治疗得以进行的基础。因此中医学认为，立法施治时既要注意到疾病本身标与本的制约关系，更要考虑病与人的关系，要预见到疾病对人体的影响。因此在决定如何治疗时，必须把人体的损益安危放在第一位。正如《素问·标本病传论》中所谓："小大不利治其标，小大利治其本……先小大不利而后生病者治其本。"这是说，当大小便严重不利时，可直接危及人的生命，所以无论其为本为标，都必须先设法解决大小便的通畅。这就告诉我们医生，不能离开人的生命孤立地看待疾病的标与本。当标病为危急之候时，就必须先治标后治本，此所谓急则治其标缓则治其本的道理。

中医学在处理标本治疗顺序时，还要求考虑到生活环境对人体和疾病的影响。如《灵枢·师传》中说："春夏先治其标，后治其本；秋冬先治其本，后治其标。"这又是什么道理呢？张介宾在《类经·论治类》的解释说："春夏之气达于外，则病亦在外，外者内之标，故先治其标，后治其本。秋冬之气敛于内，则病亦在内，内者外之本，故先治其本，后治其标。"结合临床实践来看，春夏气候温热，外在的致病因素较多，风、湿、暑、热诸淫邪容易侵袭人体而患外感病证，所以补养培本诸品不宜在春夏季节服用，即防止"标病"之易于发生也。秋冬季节凉寒，阳气内敛，正是养收以奉藏、养藏以奉生的时候，起居不谨，辄成内伤，故宜固精益气以培其本。

中医学还认为，当病情较轻的时候，标本兼治，可以双管齐下，惟应该根据实际情况有所侧重，或治本而兼治标，或治标而兼治本。如果病情严重，为了防止药物庞杂，效力分散，则仍应选择标、本先后分治。正如《素问·标本病传论》中所云："谨察间甚，以意调之，间者并行，甚者独行。"

根据以上分析可以看出，中医治疗学在标本缓急的理论中，已经触及主要矛盾和次要矛盾的问题。所谓主要矛盾，即决定事物本质贯彻事物始终的矛盾。复杂的事物，除了主要矛盾之外，还包含着许多被主要矛盾规定和影响的其他矛盾。在一定意义上，《内经》所说的"本"，是指疾病的主要矛盾，"标"是指被主要矛盾规定和影响的其他矛盾。在疾病存在的整个过程中，其主要矛盾即本病的性质没有发生变化，但被主要矛盾规定或由主要矛盾派生出来的其他矛盾，即标病，有的产生了、有的激化了、有的发展了。《内经》关于本病较稳定，标病较多变的观点，正是反映了这种情况。要想把病彻底治好，就必须抓住疾病的主要矛盾，因此"治病必求于本"又可以理解为解决疾病的主要矛盾。

求本思想指导下的四大治则

中医学的种种治疗方法，都是在治则指导下逐渐确立起来的。所谓"治则"，就是治疗疾病的原理、原则，是所有具体治疗方法的依据。包括哪些内容呢？除前面已作了重点介绍的"治病求本"与"分辨标本"外，还有几个最基本的治则问题，分别讲述如下。

一、治未病

"治未病"是在《素问·四气调神大论》中提出来的，文曰："圣人不治已病治未病，不治已乱治未乱……病已成而后药之，乱已成而后治之，譬犹渴而穿井，斗而铸锥，不亦晚乎。"所谓"不治已病"，意思就是不要等到已经病了才想起来治疗。这个思想是积极的，是在提倡无病先防。如华佗提倡"人体欲得劳动"来防病，并形象地说："流水不腐，户枢不蠹。"还从改水、易火、杀虫等几方面来搞好环境卫生。《素问遗篇·刺法论》中载有用"小金丹"来防治疫病，我国宋代便开始用人痘接种以防天花等。尽管受到当时科学水平的限制，但这些行为都是很积极的，也是行之有效的。

治未病还包括"既病防变"的理念。即若已经病了，就要争取早期治疗，防止疾病的发展与传变。如《素问·阴阳应象大论》中说："善治者，治皮毛，其次治肌肤，其次治筋脉，其次治六腑，其次治五脏。治五脏者，半死半生也。"这就是说，如若不具有"防微杜渐"的思想，对病之初不做出及时处理，病变就会逐步深入，由表及里，由轻变重，由简单致复杂。因此，在防治疾病过程中，必须要掌握疾病发生、发展的规律及其传变途径，做到早期诊断，有效地治疗。《金匮要略·脏腑经络先后病脉证》中具体地举例说："见肝之病，知肝传脾，当先实脾。"肝和脾，无论在生理还是在病理上，它们关系是很密切的，常常相互影响。"肝"病了有可能影响

"脾"，因而在"脾"还未受到影响之前，便当考虑到如何使脾不受影响。当然这种影响并不是绝对的，故《金匮要略》下文接着说："脾旺不受邪，即勿补之。"

总之"病"与"未病"是一对矛盾，某一部分发生了病变，将影响到没有病变的另一部分。因此在治疗时既要解决好已病部分的矛盾，也要解决已病和未病之间的矛盾，这才符合全面看问题的方法。

二、三因制宜

中医治疗学认为，绝不能把疾病孤立起来看待。首先疾病是发生在人体上的，人与之生活环境、时间、空间都是要发生关系的。因此，无论治疗任何疾病，都要从人的整体以及时间、空间等三个方面来做缜密的考虑，从而选择比较恰当的治疗方法。这就是"三因制宜"的基本精神。

就人体体质而言，由于体质互异、性情各别、生活习惯不同，因而反映于同一疾病时的表现也不完全一样，治疗措施便不能一律。如《灵枢·营卫生会》中说："壮者之气血盛，其肌肉滑，气道通，营卫之行，不失其常，故昼精而夜瞑。老者之气血衰，其肌肉枯，气道涩，五脏之气相搏，其营气衰少，而卫气内伐，故昼不精，夜不瞑。"此是由于年龄的差异和气血的盛衰而影响了睡眠。又如，由于气血有盛衰，可直接影响到体质的强弱，其对于疾病的耐受性便有区分。如《灵枢·论勇》中说："夫忍痛与不忍痛者，皮肤之薄厚，肌肉之坚脆缓急之分也，非勇怯之谓也。""痛"，作"病"解，"忍痛"与否，犹言"耐病"与否，这是体质的强弱关系到对疾病的耐受性。不仅如此，由于体质不同对疗效的反应亦有不同。如《灵枢·论痛》中云："人之胜毒，何以知之？少俞曰：胃厚、色黑、大骨及肥者，皆胜毒；故其瘦而薄胃者，皆不胜毒也。"所以在治疗过程中，必须分别对待。正如《素问·五常政大论》所谓："能毒者，以厚药，不胜毒者，以薄药。"每个人的先天禀赋和后天调养都是有差别的，个体素质不但强弱不等，而且还有偏寒、偏热之分，或素有某种慢性疾病等不同情况，所以虽患同样疾病，治疗用药亦当有所区别，如阳热之体慎用温热，阴寒之体慎用寒凉等。其他如患者职业、工作条件等，亦与某些疾病有关，在诊治时都是应该注意的。如《素问·徵四失论》中说："不适贫富贵贱之居，坐之薄厚，形之寒温，不适饮食之宜，不别人之勇怯，不知此类，足以自乱，不足以自明，此治之三失也。"我多年的临床实践对此深有体会，这番话是很有道理的。

就居住的地理环境而言，东西南北，高下悬殊，寒热温凉，气候迥别。如《素问·六元正纪大论》中说："至高之地，冬气常在；至下之地，春气常在。"人居处于不同的地带，加之生活习惯的种种不同，影响到人的体质和病变往往各具有特殊性，不能一例看待。中国西北地区，地势高而寒冷少雨，故其多病燥寒，则治宜辛润；东南地区，地势低而温热多雨，故其多病湿热，则治宜清化。总之地区不同，患病各异，而治法亦当有别。即使是患的相同疾病，治疗用药亦要考虑不同地区的特点。例如，用辛温解表药治疗外感风寒病，在西北严寒地区，药量可以稍重，而在东南温热地区，药量应予减轻，或竟改用轻淡宣泄之品。

某些地区的地方病，治疗尤有更大的不同。早在几千年前，古人在这方面就累积有不少的经验。如《素问·异法方宜论》中说："东方之域……鱼盐之地，海滨傍水，其民食鱼而嗜咸……故其民皆黑色疏理，其病皆为痈疡，其治宜砭石……西方者……沙石之处……其民陵居而多风，水土刚强……其民华食而脂肥……其病生于内，其治宜毒药……北方者……其地高陵居，风寒冰冽，其民乐野处而乳食，脏寒生满病，其治宜灸焫……南方者……其地下，水土弱，雾露之所聚也，其民嗜酸而食胕，故其民皆致理而赤色，其病挛痹，其治宜微针……中央者，其地平以湿，天地所以生万物也众，其民食杂而不劳，故其病多痿、厥、寒热，其治宜导引按跷。"虽然上述讲的是几千年以前的情况，现在已经有很大的改变，但在大体上还是有些符合的，其中指出由于地方不同、气候不同、生活习惯不同，常发病和多发病也不同，因而治疗亦必有所不同，这个认识是合乎客观规律的。

就时令而言，气候的变化对疾病的发生和发展，以及治疗效果，是有密切关系的。一般地说，春夏季节，气候由温渐热，阳气升发，人体腠理疏松开泄，即使是外感风寒，发表时也不要过用辛温发散峻剂，以免开泄太过，耗伤阳气阴津。秋冬季节，气候由凉变寒，阴盛阳衰，人体腠理致密，阳气敛藏于内，此时若病非大热，应当慎用寒凉之品，以防苦寒太过，伤精伐阳。如《素问·六元正纪大论》中说："司气以热，用热无犯；司气以寒，用寒无犯；司气以凉，用凉无犯；司气以温，用温无犯。"气候的变化，疾病的性质，方药的使用，都不外乎寒、热、温、凉几个方面。气候热而病热，慎无轻犯热药；气候寒而病寒，慎无轻犯寒药；气候温而病温，慎无轻犯温药；气候凉而病凉，慎无轻犯凉药。所谓"时必顺之"，就是这个道理，当然这也不是绝对的。在《素问·六元正纪大论》中又说："其犯者何如？……天时反时，则可依时……以平为期，而不可过。"即是说，有不得已而犯之的时候，亦必须考虑到天时反常之所在而慎重处理，不能太过。例如，天气很热，病却为寒，理当用热药来治疗，但不要用得太过，恐防由于气候的热引起热药的不良反应。按照《素问·六元正纪大论》的要求则是："无失天信，无逆气宜，无翼其胜，无赞其复，是谓至治。"人生活于自然界之中，气候的变化必然要影响生理的功能，特别是要影响病理的变化，因而在治疗的过程中，不能不注意到这方面的问题。

三、逆治从治

尽管病变万殊，十分复杂，但中医学在具体施用治法时，基本上就是"从治"与"逆治"两种方法。对两法的运用，一定要以病情的真、假为重要指标。

无论是寒证、热证、虚证、实证，都是表里如一、体征明确，而无任何模糊不清或模棱两可的情况时，病情真确，其寒也则为真寒，其热也则为真热，虚是真虚，实是真实，便当逆其病势而进行治疗，这是"逆治法"。如《素问·至真要大论》中说："散者收之，抑者散之，燥者润之，急者缓之，坚者耎之，脆者坚之，衰者补之，强者泻之……高者抑之，下者举之……客者除之，劳者温之，结者散之，留者攻之……损者温之。"这种方法，都属于逆其病势而治疗的逆治法。"收"与"散"相逆，"散"与"抑"相逆，"润"与"燥"相逆，"缓"与"急"相逆，"软"与"坚"相逆，"坚"与"脆"相逆，"补"与"衰"相逆，"泻"与"强"相逆，"抑"与"高"相逆，"举"与"下"相逆，"除"与"客"相逆，"温"与"损"相逆，"散"与"结"相逆，"攻"与"留"相逆等等。通过这种种与病势相逆的治疗方法，矫正其由不同病因作用所发生的病理变化，而达到恢复机体正常生理的目的。这可以说是中医学在治疗中应用最广泛的方法，也可以说是最基本的治法。

有些比较复杂的病变，内在的病理变化与反映出来的症状颇不一致。如阴盛格阳的真寒假热证，阳盛格阴的真热假寒证，脾虚不运而腹胀的真虚假实证，饮食积聚而腹泻的真实假虚证等，表里极其不一致，似虚而实实，似实而实虚。凡遇此情况，便应当透过现象认清本质，从其本质而治疗。如内真寒而外假热者，便置其假热之象不顾，用热药以散其真寒；内真热而外假寒者，便置其假寒之象不顾，用寒药以清其真热；真虚假实证，便置其假实之象不顾，用补药以益其真虚；真实假虚证，便置其假虚之象不顾，用攻药以泻其真实。这在《素问·至真要大论》里叫作"热因热用，寒因寒用，塞因塞用，通因通用。"即是外证有热象而用热药，外证有寒象而用寒药，外证有实象而用补药，外证有虚象而用泻药，这就是"从治法"。即是说方药的功用与外症的表象是相同的，便名之曰"从"。从治法仅用于较复杂的病变，必须辨证十分确切才能运用。如果辨证仅停止于表象，透不过现象抓不住本质，一定是用不好从治法的。

《素问·至真要大论》中还说："逆者正治，从者反治……必伏其所主，而先其所因……可使气和，可使必已。"这是说，无论用逆治法或从治法，要想达到"伏其所主"的目的，必须具有辨识"先其所因"的本领才行。因此说，无论用逆治法或从治法，都是针对着病因、病机来治疗的，是"治病必求于本"这个学术思想的具体体现。

四、同病异治异病同治

中医治疗学的同病异治、异病同治，悉以辨证为准。中医学认识疾病，主要是从整体上把握人体功能病变情况来进行分析的，具体到临床上有两种情况：一是从辨病的角度看属于不同的病，但从辨证的角度看却属于同一性质的证候；二是从辨病的角度看属于同一类的病，但从辨证的角度看却属于不同性质的证候。由此有了所谓"异病同治""同病异治"的说法。按其本质来说，实际是"异病同证""同病异证"的问题。因而可以说，证候同则同治，证候异则异治，关键还是在辨证。

同一疾病，由于病因、病机以及发展阶段的不同，必然要出现不同的证候，便需采用不同的治法。例如：同患"感冒"，由于有"风寒证"与"风热证"的不同病因和病机，治疗就有"辛温解表"与"辛凉解表"的不同。甚至是同患"风寒证"，由于患者体质的不同，有出现恶风、发热、自汗、脉浮缓的表虚证，有出现恶寒、发热、无汗、脉浮紧的表实证，表虚证只宜用"桂枝汤"的解肌法，表实证则宜用"麻黄汤"的发汗法。

不同的疾病，由于病因、病机相同，或处于同一病理发展阶段，必然要出现同一性质的证候，便可以采用相同的治疗方法。如《伤寒论》中的"桂枝加厚朴杏子汤"，既治喘家的太阳中风证，又治太阳中风证误下后的微喘。喘家，多是慢性喘息症，包括支气管炎等，误下而喘是新病，不一定是支气管炎。但因两者都出现了太阳中风证，都有里气上逆的病变，便可以用同一个方剂来治疗。又如慢性痢疾、慢性腹泻、肛门脱出、内脏下垂等病，往往都是由于中气下陷、不能升举的气虚证，便都可以用益气升提的方法来取得疗效。又如失眠、心悸、月经不调等病，在病变过程中，都有出现心脾两虚证的情况，同用补益心脾的方法，也同样能取得较满意的疗效。所以说，无论同病异治或异病同治，都必须以辨证准确为前提，否则是谈不到的疗效。无论是异病同治或同病异治，都是"治病求本"这一学术思想的具体体现。

第八讲

辨证论治

谈谈辨证论治中的几个关系（1966 年）

一、病与人

"疾病"是人体生理状况的反常变化，与其说医生的主要对象是疾病，毋宁说是病人。不仅是因为研究人类疾病不能离开人体而言，就是研究其他生物的疾病亦不可能离开其生物体。西医学的研究工作主要依靠动物实验，应该重视这一方法，但需要恰当地应用。如果把动物实验的结果直接应用于给人治病的时候，就把人和动物等同起来了，只研究或只看到人和动物共性的方面，如循环系统、呼吸系统、低级神经活动之类的生理、生化改变等，而忽视了人不仅是生物的人而且是社会的人、具有主观能动性的人，忽视了这一人体生命活动的特殊性，对人体疾病的认识就具有很大的片面性。

中医学对疾病的认识，很重视对人体体质个性的了解，因个体所具有的特殊性对疾病的过程是会有影响的。徐大椿在《医学源流论·病同人异论》里有这样一段话："天下有同此一病，而治此则效，治彼则不效，且不唯无效，而反有大害者，何也？则以病同而人异也。夫七情六淫之感不殊，而受感之人各殊，或气体有强弱，质性有阴阳，生长有南北，性情有刚柔，筋骨有坚脆，肢体有劳逸，年力有老少，奉养有膏粱藜藿之殊，心境有忧劳和乐之别，更加天时有寒暖之不同，受病有深浅之各异。一概施治，则病情虽中，而于人之气体迥乎相反，则利害亦相反矣。故医者必细审其人之种种不同，而后轻重缓急大小先后之法，因之而定。"他从以下几个方面分析了人的体质差异："气体有强弱""筋骨有坚脆"，即体质强弱的不同；"质性有阴阳""性情有刚柔"，即性格差别的不同；"生长有南北"，即居处地带对人体质影响的有所不同；"年龄有老少"，即人的体质在不同的年龄时期的差异；"肢体有劳逸"，即脑力劳动者和体力劳动者体质的差异；"奉养有膏粱藜藿之殊，心境有忧劳和乐之别"，即生活环境的差异。

当然，人的体质的差异远不止于此，如男女性别的差异、职业不同、思想修养的差异等等，都直接或间接地影响着体质和疾病的变化。例如在年龄方面，儿童、青年、壮年、老年，他们所患的疾病种类往往不同，即使是同一疾病的病变表现也可能不同。如新生儿几乎不患麻疹和猩红热，但对皮肤病、胃肠道疾病、呼吸道感染等疾病特别敏感；动脉粥样硬化、癌瘤等病变，大多发生于老年人群；年轻女性甲状腺功能亢进的发病率远远超过男性。《幼幼新书》引万全方云："小儿与大人异疗者，以有撮口、急慢惊、忤、疳、痫等候。"孙思邈在《备急千金要方·求子第一》中指出：月水去留、前后交互、瘀血停凝、中道断绝、胎妊挟病等，是妇人常见的疾病，且疗之难瘥。他如矿工容易患的硅肺病，南方农民易患的桑叶黄病，北方农村中广泛存在的哮喘病等等。研究如此复杂的人类疾病，如果忽视了人体体质的特殊性，怎么能够真实地认识疾病呢？

在同疾病斗争的过程中人们发现，病人的心理活动能够作用于生理活动，即精神因素能改变机体的物质因素，因此见"病"而不见"人"，亦会给治疗带来较大的妨碍。生理学已经证明，通过人类第二信息系统的心理活动，能够引起人体内部机能的改变。如乐观的情绪、坚强的信心，就能够调动机体内部的巨大潜力，影响内分泌功能的改变，加速代谢过程，从而增强机体的抗病能力；愉快、兴奋的情绪，可以使肾上腺素分泌增加，使血糖增高，使碳水化合物的代谢加速，肌肉活动能力加强，等等。许多事实也表明，精神创伤、消沉的情绪，能够引起大脑皮层功能紊乱，从而在一些特定的条件下，引起机体部分的功能性或器质性的病变，促使疾病恶化。如高血压病病人由于情绪激动，可以引起血压上升；溃疡病人因于忧虑，就可能引起旧病复发。由此可以看出，病人的心理活动对生理机能具有重要的作用，甚至具有能动的改造作用。也就是说，心理活动和生理活动之间，既可以形成良性循环，也能够形成恶性循环。形成的良性循环可以提高疗效，促进疾病的治愈。相反，形成的恶性循环，可以抵消药物等治疗措施的效果，致使病情恶化，妨碍了对疾病的治疗。

病之与人，以人为重，这一思想在中医学里是具有相当基础的。如《素问·上古天真论》中说："所以能年皆度百岁而动作不衰者，以其德全不危也。"又说："夫道者能却老而全形，身年虽寿，能生子也。"《素问·解精微论》中说："是以人有德也，则气和于目；有亡，忧知于色。"所谓"德"，就是指人的主观能动性，也就是生理方面的积极因素。

明代李中梓在病与人的问题上，颇知道人在疾病中的重要地位，他在《医宗必读》中曾写过一篇《不失人情论》的文章，对此有较详细的论述。文云："大约人情之类有三：一曰病人之情，二曰旁人之情，三曰医人之情。所谓病人之情者，五脏各有所偏，七情各有所胜，阳脏者宜凉，阴脏者宜热，耐毒者缓剂无功，不耐毒者峻剂有害，此则气之不同也。动静各有欣厌，饮食各有爱憎。性好吉者，危言见非；意多忧者，慰安云伪。未信者忠告难行，善疑者深言则忌，此好恶之不同也。富者多任性而禁戒勿遵，贵者多自尊而骄恣悖理，此交际之不同也。贫者衣食不周，况乎药饵，贱者焦劳不适，怀抱可知，此调治之不同也。有良言甫信，谬说更新，多歧亡羊，终成画饼，此无主之为害也。有最畏出奇唯求稳当，车薪杯水，难免败亡，此过慎之为害也。有境遇不偶，营求未遂，深情牵挂，良药难医，此得失之为害也。有性急者遭迟病，更医而致杂投，有性缓者遭急病，濡滞而成难挽，此缓急之为害也。有参术沾唇惧补心先痞塞，硝黄入口畏攻神即飘扬，此成心之为害也。有讳疾不言，有隐情难告，甚而故隐病状，试医以脉。不知自古神圣，未有舍望闻问而独凭一脉者。且如气口脉盛，则知伤食，至于何日受伤？所伤何物？岂能以脉知哉！此皆病人之情，不可不察者也。所谓旁人之情者，或执有据之论，而病情未必相符；或具无本之言，而医理何曾梦见；或操是非之柄，同我者是之，异己者非之，而真是真非莫辨；或执肤浅之见，头痛者救头，脚痛者救脚，而孰标孰本谁知；或尊贵执言难抗，或密戚偏见难回。又若荐医，动关生死。有意气之私厚而荐者，有庸浅之偶效而荐者，有信其利口而荐者，有贪其酬报而荐者。甚至薰莸不辨，妄肆品评，誉之则跖可为舜，毁之则凤可作鸮。致怀奇之士，拂衣而去，使深危之病，坐而待亡。此皆旁人之情，不可不察者也。所谓医人之情者，或巧语诳人，或甘言悦听，或强辩相欺，或危言相恐，此便佞之流也。或结纳亲知，或修好僮仆，或营求上荐，或不邀自赴，此阿谄之流也。有腹无藏墨，诡言神授，目不识丁，假托秘传，此欺诈之流也。有望闻问切，漫不关心，枳朴归芩，到手便撮，妄谓人愚我明，人生我熟，此孟浪之流也。有妒嫉性成，排挤为事，阳若同心，阴为浸润，是非颠倒，朱紫混淆，此谗妒之流也。有贪得无知，轻忽人命，如病在危疑，良医难必，极其详慎，犹冀回春，若辈贪功，妄轻投剂，至于败坏，嫁谤自文，此贪倖之流也。有意见各持，异同不决，曲高者和寡，道高者谤多，一齐之傅几何，众楚之咻易乱，此肤浅之流也。有素所相知，苟且图功；有素不相识，遇延辨证。病家既不识医，则倏赵倏钱；医家莫肯任怨，则惟苓惟梗。或延医众多，互为观望；或利害攸系，彼此避嫌。惟求免怨，诚然得矣；坐失机宜，谁之咎乎！此由知医不真，任医不专也。"

李中梓所说，其中有些内容不无可商。但是，做个医生，既要认识病，更要认识患病的人。把有关疾病发生、发展、转归（指疾病的结局，如痊愈、好转、后遗症、死亡等）的规律，以及有关同疾病斗争的知识，教给病人，在医生的指导下发挥病人的主动性和积极性，自觉地掌握、运用和配合医疗措施，维护机体的平衡，调解疾病与健康、生理与病理的矛盾，这些对疾病的治疗是有重要意义的。

二、病与症

什么是"病"？什么是"症"？清人徐大椿是这样解释的："凡病之总者谓之病，而一病必有数症。如太阳中风，是病也。其恶风、身热、自汗、头痛，是症也。合之而成其为太阳病，此乃太阳病之本症也。若太阳病，而又兼泄泻、不寐、心烦、痞闷，则又为太阳病之兼症矣。如疟病也，往来寒热、呕吐、畏风、口苦，是症也，合之而成为疟，此乃疟之本症也。若疟而兼头痛、胀满、咳逆、便闭，则又为疟疾之兼症矣。若疟而又下痢数十行，则又不得谓之兼症，谓之兼病。盖疟为一病，痢又为一病，而二病又各有本症，各有兼症，不可胜举。以此类推，则病之与症，其分并何啻千万，不可不求其端而分其绪也。"（《医学源流论·病症不同论》）

徐大椿所说，有正确的一面，也有不正确的一面。病与症有区分，"病之总者谓之病""一病必有数症"，这些都是正确的，但他所举之例证却又有不对的地方。

第一，"太阳病"不是个独立的病，而是伤寒病中的一个"证"，是由头痛、项强、发热、恶寒、脉浮等"症"构成的。如果把太阳叫作病，那么，"伤寒"又该叫作什么呢？又如何能符合"病之总者谓之病"的说法呢？《伤寒论》中许多条文都提到"太阳病"这个概念，为什么不能把"太阳"看作是独立的病呢？其实，《伤寒论》中相关的称谓本来就不是十分一致。如第48条说："二阳并病，太阳初得病时，发其汗，汗先出不彻，因转属阳明，续自微汗出，不恶寒，若太阳病证不罢者，不可下，下之为逆，如此可小发汗。"第220条说："二阳并病，太阳证罢，但发潮热，手足汗出，大便难而谵语者，下之则愈。"第5条说："伤寒二三日，阳明少阳证不见者，为不传也。"这不是也叫作"证"吗？

第二，所谓"兼症"，概念也不清楚。一个疾病的多种症状有主次之分，不必言"兼"。如头痛、项强、发热、恶寒、汗出，这些是构成"太阳中风证"的主要症状，至于鼻鸣、干呕等，则为次要症状。不管主症、次症，这些都是"太阳中风证"的常见症状。如《伤寒论》第71条云："太阳病，发汗后，大汗出，胃中干，烦躁不得眠，欲得饮水者，少少与饮之，令胃气和则愈。若脉浮，小便不利，微热消渴者，五苓散主之。""烦躁不得眠"是汗出伤津的变症，"微热消渴"是水热互结于膀胱的变症，如果照徐大椿所说，这些烦躁、不得眠、消渴等症，都是太阳病的"兼症"，这就说不通了。

徐大椿所举的伤寒、疟疾、痢疾等病的症状都是比较典型的，更多的临床所见之症是复杂的、不典型的，往往是既像某病又不是某病，这就需要抓住一些主要的症状来分析其病机，仍能取得应有的疗效，这就是所谓的"辨证论治"。即使一时不能判断是什么病，中医学立法施治可以从辨证入手。如伤寒病，首先要分辨是三阴经证，还是三阳经证；疟疾，首先要分辨是寒疟、热疟、食疟、痰疟；痢疾，首先要分辨是湿盛、热盛、为虚、为实。中医学绝对没有毫无辨证便进行治疗的道理。

有人问是否也有不辨证而施治的？如"虫症"之类的病，我的答复是否定的。正如吴鹤皋在《医方考》中所说："古方杀虫，如雷丸、贯众、干漆、蜡尘、百部、铅灰，皆其所常用也。有加附子、干姜者，壮正气也。加苦参、黄连者，虫得苦而安也。加乌梅、诃子者，虫得酸而软也。加藜芦、瓜蒂者，欲其带虫而吐也。加芫花、黑丑者，欲其带虫而下也。用雄黄、川椒、蛇床、樟脑、水银、槟榔者，治疥疮之虫也。用胡桐泪、莨菪子、韭子、蟾酥者，治龋齿之虫也。用川楝皮、海桐皮者，治风癣之虫也。用青葙子、覆盆叶者，治九窍蚀之虫也……"的确，驱虫也是必须要辨证用药的。如"化虫丸"（鹤虱、槟榔、胡粉、白矾、芜荑、使君子、苦楝根、党参）为扶元、化滞、杀虫之剂，宜用于虫证之体弱脉虚者；"追虫丸"（黑丑、槟榔、雷丸、木香、皂角）为导饮、驱虫之剂，宜用于虫证之积饮不行者；"木香槟榔丸"（槟榔、木香、轻粉、贯众、鹤虱、使君子、干漆、锡灰、巴霜）为消积、杀虫之剂，宜用于虫证之冷积坚凝者；"榧子散"（用榧子四十九粒，砂糖煮透，每月上旬平旦空心服七粒，七日服尽）为和肝、醒脾、杀虫之剂，宜用于虫证之木胜脾亏者。如何能说驱虫就可以不辨证呢？

由此看来，中医学在临床上不管是已知的病还是未知的病，"辨证"始终是重要的。甚至可以说，已知的病，也是经过了长期的辨证、施治，不断地总结才被认识到的，知其为伤寒、为疟疾、为痢疾，等等。至于还有许多未知的病，仍然有待于我们在实践中不断地辨证，不断地施治，不断地总结，逐渐地认识它们，可以肯定的是疾病一定会被人们所认识的。辨证之所以能施治者，就在于根据其症状表现而知其为表、为里、为寒、为热、为虚、为实中之某一"证"也。"证"代表着机体病变的某些实质，抓住了病变的实质，当然就可以进行治疗了。

徐大椿在《医学源流论·知病必先知症论》中说："凡一病必有数症，有病同症异者，有症同病异者，有症与病相因者，有症与病不相因者，盖合之则曰病，分之则曰症……又有同此一症，因不同，用药亦异，变化无穷……每症究其缘由，详其情状，辨其异同，审其真伪，然后遍考方书本草，详求古人治法，一遇其症，应手辄愈，不知者以为神奇，其实古圣皆有成法也。"这就是说，"辨证"虽是极其复杂的过程，但也是有规律可循的，任何复杂的病变，总不外六淫、七情、脏腑、经络几个方面的变化，分析其为在表、在里、为寒、为热、属虚、属实、是真、是假等证候，疾病的真相就会大白了。

三、正与邪

治病的目的是保全人体、维护健康，而人体要保持其健康，有赖于脏腑间精、血、神、气的正常活动，这就是所谓的"正气"。如果精、血、神、气的活动反常，便要危及人体的健康，无论其因于外感还是因于内伤，统名之曰"邪气"。《素问·刺法论》中说："正气存内，邪不可干。"这说明"正"与"邪"是一对矛盾，要么是正气胜过邪气以维持人体的健康，要么是邪气胜过正气而引发疾病。医生治病的唯一目标，就是要扶持正气消灭邪气，即所谓扶正祛邪。

在临证时究竟应如何维护人的正气呢？张介宾在《景岳全书·藏象别论》中说："夫人身之用，止此血气。虽五脏皆有气血，而其纲领，则肺出气也，肾纳气也，故肺为气之主，肾为气之本也。血者，水谷之精也，源源而来，而实生化于脾，总统于心，藏受于肝，宣布于肺，施泄于肾，而灌溉一身，所谓气主嘘之，血主濡之，而血气为人之橐籥，是皆人之所同也。若其同中之不同者，则脏气各有强弱，禀赋各有阴阳。脏有强弱，则神志有辨也，颜色有辨也，声音有辨也，性情有辨也，筋骨有辨也，饮食有辨也，劳逸有辨也，精血有辨也，勇怯有辨也，刚柔有辨也。强中强者，病其太过；弱中弱者，病其不及。因其外而察其内，无弗可知也。禀赋有阴阳，则或以阴脏喜温暖，而宜姜桂之辛热；或以阳脏喜生冷，而宜芩连之苦寒；或以平脏，热之则可阳，寒之则可阴也。有宜肥腻者，非润滑不可也；有宜清素者，唯膻腥是畏也。有气实不宜滞，有气虚不宜破者；有血实不宜涩，有血虚不宜泄者。有饮食之偏忌，有药饵之独碍者。有一脏之偏强，常致欺凌他脏者；有一脏之偏弱，每因受制多虚者。有素挟风邪者，必因多燥，多燥由于血也；有善病湿邪者，必因多寒，多寒由于气也。此固人人之有不同也。其有以一人之禀，而先后之不同者。如以素禀阳刚，而恃强无畏，纵嗜寒凉，及其久也，而阳气受伤，则阳变为阴矣；或以阴柔，而素耽辛热，久之则阴日以涸，而阴变为阳矣。不唯饮食，情欲皆然，病有出入，朝暮变迁，满而更满，无不覆矣；损而又损，无不破矣。故曰：久而增气，物化之常也；气增而久，夭之由也。夫不变者，常也；不常者，变也。人之气质有常变，医之治病有常变，欲知常变，非明四诊之全者不可也。设欲以一隙之偏见，而应无穷之变机，吾知其贻害于人者多矣。"张介宾在这里阐述了三个问题：第一，因人的正气状况有所不同，其发生的病变亦自各殊；第二，因为人的正气不同、病变各殊，医生尤其要认识到病人正气方面的特殊性，这有利于更好地把握住病变的实质；第三，无论正气与邪气任何一方面，它们都是会转化的，而不是静止不变的，做医生的不能以静止的眼光来对待正气与邪气的关系。

越在病情复杂和严重的情况下，越要辨识清楚正气与邪气的关系，不能稍有疏忽。张介宾在《景岳全书·神气存亡论》中说："经曰：得神者昌，失神者亡。善乎！神之为义，此死生之本，不可不察也。以脉言之，则脉贵有神。《脉法》曰：脉中有力，即为有神。夫有力者，非强健之谓，谓中和之力也。大抵有力中不失和缓，柔软中不失有力，此方是脉中之神。若其不及，即微弱脱绝之无力也；若其太过，即弦强真脏之有力也。二者均属无神，皆危兆也。以形证言之，则目光精彩、言语清亮、神思不乱、肌肉不削、气息如常、大小便不脱，若此者虽其脉有可疑，尚无足虑，以其形之神在也。若目暗睛迷、形羸色败、喘急异常、泄泻不止，或通身大肉已脱，或两手寻衣摸床，或无邪而言语失伦，或无病虚空见鬼，或病胀满而补泻皆不可施，或病寒热而温凉皆不可用，或忽然暴病即沉迷、烦躁、昏不知人，或一时猝倒即眼闭、口开、手撒遗尿，若此者虽其脉无凶候，必死无疑，以其形之神去也。再以治法言之，凡药食入胃，所以能胜邪者，必赖胃气施布药力，始能温吐汗下以逐其邪。若邪气胜，胃气竭者，汤药纵下，胃气不能施化，虽有神丹，其将奈之何哉！所以有用寒不寒，用热不热者；有发其汗而表不应，行其滞而里不应者；有虚不受补，实不可攻者；有药石不能下咽，或下咽即呕者。若此者，呼之不应，遣之不动，此以脏气元神尽去，无可得而使也。"张氏认为：一个病人的正气强弱、有无，从脉象、形症等各方面，都是会有显而易见之征象的，是可以认识的；无论病至何种程度，总以扶持正气为首要，所谓"扶正而不恋邪""驱邪而不伤正"之法也。

徐大椿把人体的正气称作"元气"。他在《医学源流论·元气存亡论》中说："疾病之人，若元气不伤，虽病甚不死；元气或伤，虽病轻亦死。而其中又有辨焉。有先伤元气而病者，此不可治者也；有因病而伤元气者，此不可不预防者也。亦有因误治而伤及元气者，亦有元气虽伤未甚，尚可保全之者，其等不一。故诊病决生死者，不视病之轻重，而视元气之存亡，则百不失一矣。"徐大椿的某些说法是可商议的，如说"先伤元气而病者"不可治，又说"诊病决生死者"可以不视病之轻重，这些认识都存在着片面性。但是他重视正气在病变过程中的重要性，强调必须预防病邪损伤正气，更不要误治而伤及正气等，这些认识在临床上都具有重要的现实意义，不能轻忽。

在病变的整个过程中，正气常表现为"虚证"，邪气常表现为"实证"。例如：心之正气虚则怔忡而怯，邪气实则火炎而疮；肝之正气虚则目视不明或阴缩筋挛，邪气实则胁腹疼痛或晕或怒；脾之正气虚则水津不运而四肢不用，邪气实则腹胀而满、气闭身重；肺之正气虚则气短息微、皮毛燥涩，邪气实则上焦气逆而痰喘咳唾；肾之正气虚则二便失禁、遗泄、腰疼，邪气实则下焦壅闭而腹胀、便浊。五脏虚实病变这些规律虽然不是绝对的，但正气确无实证，邪气亦少虚邪，故"正"与"邪"之辨基本上是虚、实问题，正如《素问》所言"邪气盛则实，精气夺则虚"。

四、主与次

所谓主与次，是指"主症"与"次症"的关系。在疾病的发展、变化过程中，所表现出的"症"往往是复杂的，经常是矛盾重重，面对这些复杂的临床表现时，要用全力找出其主要症状来。中医在望、闻、问、切四诊的基础上再进行精细的分析，要分析出哪些症状是主要的，哪些症状是次要。《素问》里有"治病求本"之说，所谓"求本"就是抓主要矛盾。实际上辨证的过程就是认识疾病的过程，可以运用分析矛盾运动的方法来辨识疾病的实质所在。

《素问·标本病传论》中有云："先病而后逆者治其本，先逆而后病者治其本，先寒而后生病者治其本，先病而后生寒者治其本，先热而后生病者治其本，先热而后生中满者治其标，先病而后泄者治其本，先泄而后生他病者治其本，必且调之，乃治其他病。先病而后生中满者治其标，先中满而后烦心者治其本。人有客气有同气。小大不利治其标，小大利治其本。"这段文字的意思是说，病变是极其复杂的，要抓住主要的病变来治疗，除非像"中满"和"大小便不利"这两种危急之候，可以从权救其危急而外（即所谓"治标"），其他任何疾病都不能放弃其主要矛盾来讨论治疗，这即所谓"治本"。下面我试举一"病"一"症"来说明治疗时的主次问题。

（一）痢疾

痢疾，无论中医或西医都认为是一个独立的疾病，其主要症状涉及三个方面：一是粪便表现，最初一日有数次软性腹泻便，次数逐渐增加，继而混有黏液、血液或脓，有腥臭味，有时放出强烈之恶臭，便数虽甚多（一日 10~50 次），但一次之量并不多；二是腹痛，尤以排便前沿降结肠及横结肠发生疼痛为特征，排便后有剧烈之里急后重感，有时全腹痛，尤以脐部疼痛为常见，腹部陷没，于降结肠尤其乙状结肠部可触及压痛性索状物；三是发热，多数患者仅有轻度之体温上升，但亦有高热者。因此，一般根据频数之腹泻、黏液便、里急后重感、降结肠尤其左髂凹之压痛性肿胀等症，即可诊断为"痢疾"，其中粪便表现是最主要的。在西医，是根据细菌学及血清学之检查来做确诊的，中医学以其检查不能指导治疗用药而不甚注重，但辨证时仍以粪便的性状为主，主要分为赤、白二类。"白痢"为气分受邪，初起即里急后重者，湿热凝滞也；色如豆汁者，脾经湿胜也；如粪便如鱼脑、鼻涕、冻胶者，脾虚冷痢也；便白脓须努责而后出者，气与热结也；如屋漏水，色尘腐者，元气惫甚也。"赤痢"为血分受邪，血色鲜脓紫厚者，热邪盛也；纯下清血而脉弦者，风邪盛也；血色紫暗，服凉药而益盛者，寒湿也；血色稀淡，或如玛瑙色者，阳虚不能制也。其他"杂色痢"，凡粪便深黄而秽臭者，热也；粪便浅黄色淡不甚臭，或兼腥馊气味者，寒也；粪便黑而焦浓厚大臭者，火也；粪便黑而深色者，瘀血也；粪便青黑而腥薄者，肝肾败腐之色也。粪便既辨清楚了，再分析其"腹痛"

的情况。如腹痛拒按而喜冷，必有热、有积；腹痛喜按好温，多为寒为虚。又其次观其体温之有无。如发热者，非夹表邪，即为里证；里证者又有虚实之分，阴伤而发热者，虚也；热毒熏蒸者，实也。再结合人之体质、脉之盛衰、舌苔之厚薄等，综合分析之，其为寒、为热、属虚、属实之证自判。于此亦明白了识病之后仍须辨证的道理。

（二）头痛

头痛，是最常见的临床症状之一，而不是独立的疾病，在许多疾病中往往都会出现头痛，甚至在临床经常会遇到疾病不明而头痛非常突出的情况，成为当下主要的表现，还是要用辨证论治的方法来解除其痛苦，辨识之法可从三个方面着手。一是从头痛的部位来辨：两额角痛或后项痛，属太阳；两侧耳前、发际痛，属少阳；前额间痛，甚连目齿，属阳明；颠顶痛，属厥阴；眉尖后近发际名"鱼尾"痛，属血虚；偏左侧痛，多属血分；偏右侧痛，多属气分。二是从头痛的程度和性质来辨：卒痛而如破、如裂，无有休止，为外感；来势缓而时作时止，为内伤；痛而左右相移，为风火击动痰湿之证；痛起核块，或头响如雷鸣，为风邪阻遏经气。三是从头痛时伴有的脉症来辨：头痛而恶风寒、脉浮紧，邪伤太阳也；头痛而往来寒热、脉弦细，邪伤少阳也；头痛而自汗、发热、不恶寒、脉浮长实，邪在阳明也；头痛而身重、脉沉缓，太阴寒湿也；头痛而足寒气逆、脉沉细，寒伤少阴也；头痛而吐痰沫、呕恶、脉浮弦，邪在厥阴也；头痛而抽掣、恶风，或兼自汗，风也；头痛而心烦、恶热、口干、脉数，热也；头痛而绌急、恶寒、战栗，寒也；头痛而昏重、眩晕、欲吐，痰也；头痛而汗热、脉虚，暑也；头痛而肢沉，天阴转甚，湿也；头痛遇劳尤甚，伴耳鸣、倦怠，其痛多在清晨，气虚也；头痛连鱼尾，其痛不甚，多在日暮，血虚也；头痛伴腹胀、呕吐，头心换痛，经滞气逆也；头痛而胸中痞满、嗳腐吞酸，伤食也；头痛而目昏紧小、二便秘涩，风火郁滞也。以上系以头痛为主症者，若头痛不是主症，有其他的主症存在，便不必治头痛，只要主症去，头痛自愈。例如《伤寒论》中头痛、发热、汗出、恶风、脉浮缓的"太阳中风证"，这里的头痛便不是主要的，只要表邪一解，头自不痛。所以"桂枝汤"中并无止头痛、项强之药，而头痛、项强亦愈，就是这个道理。

要之，"病"的概念，中医、西医截然不同。西医所称的"病"大多数取决于病原体，如结核病、钩虫病之类；或者是就某种特殊病变的病灶而命名，如心肌炎、肺气肿之类；或者是就生理上的某种特殊变化而命名，如糖尿病、高脂血症之类。总之，西医的病名必取决于物理诊断和实验室诊断等，是比较具体的，优势是针对性较强，缺点是比较局限。中医学所称的"病"，或以病因的性质而命名，如伤风、伤暑之类；或以突出的症状而命名，如腹泻、吐血之类；或以病机的所在而命名，如肝气不舒、胃气不和之类。中医学所言之病比较抽象或笼统，但从整体观出发来认识疾病的方法，其局限性比较小。因此，中医、西医的病名往往是对应不起来的，例如中医、西医都有"伤寒""痢疾"之称谓，但两者的概念是截然不同的，不能混为一谈。

中医学对疾病的认识要想具有同西医一般的概念，如肝炎、胃炎、支气管哮喘、再生障碍性贫血等等，那是不可能的，亦没有这个必要。中医学只要按照辨证的方法，抓住其中最主要的脉症，经过分析辨识其为某种性质的证候，针对"证"进行治疗，同样能够取得疗效。相反，如果只依据西医的诊断，反而不能立法治疗了。例如西医的"再生障碍性贫血"（相当于中医学的某些"骨髓痨"），血常规中红细胞、白细胞、血红蛋白、血小板，皆示显著的减少而毫无再生现象，甚至完全不见有核红细胞、多染色性红细胞、嗜碱性点彩红细胞等，中医学是不能以此为依据而遣药组方来进行治疗的，中医学只能针对患者所出现的四肢厥冷、盗汗、消瘦、面色白、唇干、舌淡嫩、消化不良、睡眠不好、脉细弱无力等一系列的精气两虚的表现，为之益气养精而立法，方用归脾汤、补中益气、六味丸之类进行治疗，或可取得一些疗效。

五、脉与症

"脉"之与"症"同是患者机体病变的外在表象，故在辨证的过程中最宜留心观察，才有助于立法施治，其中最关紧要的有以下几个方面。

（一）明顺逆

脉有阴阳虚实之不同，而症亦如之。脉病、形症相应而不相反者，自然万举万当，稍有乖张便会给辨证带来许多障碍，故脉之与症，首应从其"宜"与"不宜"加以深辨。

如伤寒病：当未得汗时，脉来浮大，属阳证，尚容易治疗；假使脉来沉小，便为阴证，每多变端；已出汗后，脉来沉小、安静为顺，浮大、躁急者为逆；此为正邪虚实之不同也。

又如温热病：热邪亢盛，绝无浮紧之脉，总以脉象数盛有力为顺，脉象细小无力为逆；得汗后，脉不衰反躁盛，尤逆也。

又如卒中：卒中口噤，其脉缓弱为顺，脉急实大数为逆；中风不仁，痿躄不遂，其脉虚濡缓为顺，脉坚急疾者为逆；中风，遗尿、盗汗，其脉缓弱为顺，脉数盛者为逆；中风，便、尿阻塞，其脉滑实为顺，脉虚涩为逆；中寒卒倒，其脉沉伏为顺，脉虚大为逆；中暑，症见自汗、喘乏、腹满、遗尿，其脉虚弱为顺，脉躁急为逆；暑风猝倒，其脉微弱为顺，脉散大为逆。大抵卒中之邪，无论风寒、暑暍，总以脉细小流连为顺，脉数大实坚为逆，脉散大涩艰尤非所宜，因为卒中暴厥，无不由于真气素亏，脉来小弱仅为正气之虚，若脉来数盛则见邪气之炽也。

内伤劳倦，脉来虚大者为气虚，脉细弦或涩者为血虚，若脉躁疾、虚大、坚搏，且伴大汗出、发热不止者为逆，以里气既虚不宜再见表气之开泄也。内伤饮食，脉来滑盛有力者多为宿食停胃，脉来涩伏模糊者多为寒冷伤脾，唯有用温消的办法最为妥当。噎膈呕吐，脉来浮滑而大便润者为顺，此虽因于痰气阻隔，但胃气尚存也；如脉来弦数紧涩而涎如鸡蛋清、大便燥结者为逆，以气血枯竭、痰火菀结也。

腹胀，脉关部浮大有力为顺，脉虚小无神为逆；水肿，脉浮大软弱为顺，脉涩细虚小为逆，脉沉细滑利者病虽危犹可图治，唯有脉虚小散涩者最为不利；臌胀，脉滑实流利为顺，脉涩短虚微为逆；凡肿胀，脉象虽有浮、沉之不同，总以脉软滑为顺，脉短涩为逆也。

咳嗽，脉来浮软滑利者易已，脉来沉细数坚者难已；久嗽，脉缓弱为顺，脉弦急实大为逆；劳嗽、骨蒸，脉来虚小缓弱为顺，脉来坚大涩数为逆，脉弦细数疾者亦不利；上气、喘息低昂，脉来浮滑而手足温者为顺，脉来短涩而四肢寒者为逆。凡喘、嗽诸例，要以脉来软弱缓滑为顺，脉来涩数坚大为逆，脉缓滑为胃气尚存，脉坚涩则为胃气告竭之象。

肺痿，脉来虚数为顺，脉短涩为逆，脉数大实者亦不易治；肺痈初起，脉微数为顺，脉洪大为逆；肺痈溃后，则以脉缓滑为顺，脉短涩为逆。凡气病而见短涩之脉则为气血焦败之征，故未可忽视。

下血，脉芤而小弱为顺，脉弦急实大为逆；衄血，脉沉滑细小为顺，脉实大坚疾为逆；吐血，脉沉小为顺，脉坚强为逆。盖阴血既亡阳无所附，宜其脉来芤软，若脉细数则阴虚火炎也，脉弦劲为胃气竭乏故亦难治。

痢疾泻下白沫，脉沉为顺，脉浮为逆；痢疾泻下脓血，脉沉小流连者为顺，脉数疾坚大者为逆；久痢，脉沉细和滑为顺，脉浮大弦急为逆；泄泻，脉微小为顺，脉急疾大数为逆。痢疾、泄泻都是胃肠受病，肠胃为水谷精微孵化之所，若见疾大数坚脉，徒见其谷气之消亡、邪气之旺盛故均为逆。

小便淋闭，脉来滑疾为顺，脉来涩小为逆；心腹痛，痛不得息，脉来沉细迟小为顺，脉来弦长坚实为逆；妊娠之脉，脉宜和滑流连，忌虚涩不调；临产，脉宜滑数离经，忌虚迟小弱，脉牢革尤非所宜；新产，脉宜缓弱，忌弦紧。

临证所见举不胜举，总以脉、证相符为顺，脉、证相反为逆。

（二）知异同

临证所见，往往有病同而脉异者，如同为六淫之病或七情之病，一时所患大致相似，而所见之症亦多相类，但患者的体质各有禀赋强弱之不同，以及生活习惯、性情修养差异等种种悬殊，出现的脉象便不可能都是一样的。如同一失血症，有的脉来浮大而芤，有的脉来小弱而数，前者邪多在腑，后者内伤于脏。又如，同一气虚证，有的气口脉来虚大而涩，有的气口脉来细小而弱，前者多属于劳伤，后者多见于脱泄。

亦有病异而脉同者，因为病的变化极为复杂，有内伤兼外感的，有阳证夹阴证的，有的虚中有实结，有的新邪杂旧邪，表里交错，为患不一，而在脉搏方面的反应，不外乎阴阳虚实之机，其中的细微见症未必都能尽显于指下。如一患太阳中风，一患瘫痪不仁，前者为暴感之邪，后者是前虚之病，但却都可能见到浮缓脉象，因为"浮"为有风，"缓"为气血不足也。又如一病虚劳骨蒸，一病疟病寒热，前者是肾脏阴虚，后者为少阳邪盛，但都可能见到关尺脉来弦紧，因为"弦"为有热，"紧"为有寒也。

所以临证时要脉、证互参，不能机械地把脉、证割裂开来谈辨证，这是临证辨析异同之要。

（三）辨从舍

临证所见，不仅证有真假，脉亦有真有假。凡遇脉、证不甚相合时，便要考虑其中的真假关系。如本为阳证，却见阴脉；本为阴证，却见阳脉；本为虚证，却见实脉；本为实证，却见虚脉。究竟阴、阳、虚、实何舍何从？是很费踌躇的，但其中亦有基本的规律可循。

大凡实证而见脉虚的，其症多为假实；实脉而见证虚的，其脉亦多为假实。何以见得呢？如外见烦热之症，而脉象却甚微弱，便当考虑这是否为虚热；腹见胀满，脉来亦极微弱，便当考虑这是否为胃气弱的虚痞。既是虚热、虚痞，便不能清，也不能攻，这就要从脉之虚而治，不从证之实而治。又如，本无烦热之症，而脉见洪数者，便要考虑到不一定是真有火邪；本无胀滞之症，而脉来弦滑者，便要考虑到不一定真为里实。因此亦不要轻率地用清火、攻实的治法，这就要从证之虚而治，不从脉之实而治。以上属于假实证。

至于寒邪内伤，或食停气滞，以致心腹急痛，脉搏沉伏，或促，或结等，这是由于邪气闭塞经脉而然，脉搏好像为虚，但有痛胀等实证可据，便可判定这虚脉是假而实证是真。如四肢厥逆，或恶风怯寒，而脉来滑数，这是由于热极生寒，外虽若虚而内确有烦热、便结等症可据，说明这虚证是假而实脉是真。以上便属于假虚证。

于此可知，有是脉实而无是实证，即可作假实脉论；有是证实而无实脉，即可作假实证论。能够辨别真假，即知所从所舍了。

又有以病之轻重为从舍者。如病本轻浅，别无死候，但因见在，以治其标，自无不可，此从证也；假使病关脏气，稍见疑难，便须详辨虚实，凭脉下药，方为切当。故有"轻者从症十唯一二，重者从脉十当八九"之说，看来脉象的因素很重要，辨证时最不能忽略。

六、证与治

"辨证"既明，即当"立法"议治，临床证候是极其复杂的，所以治疗的方法亦多种多样，如汗、吐、下、和、温、清、补、消等，即一般所称的"八法"。在具体使用这八法时，往往是综合运用的，极少是单一地使用，综合运用八法也是有要领可循的。证候的表现虽然是复杂的，但其中虚、实两个方面是主要的，因此在立法施治时只要抓住虚、实这一主要环节，就可以简驭繁，其要领即在虚实补泻之中。"实者泻之""虚者补之"这看似很简单，但问题在于临床上往往是虚虚实实混淆糅杂不清。如虚中挟有实证，或实中兼有虚候，欲用补法恐妨其实，欲用泻剂恐妨其虚，补泻掣肘不易切入，这时候便不由你去精思熟虑审之又审了。关于虚实概括起来有三个主要方面：虚实相兼、虚实相因、虚实兼挟。

（一）虚实相兼

虚实相兼，临证时最常见的有这样两种情况。

一种情况是，病本来属于实证，表实应汗，里实应下，但由于医生的治法不恰当，或者是用药太过以致伤了真气，实邪未去又见虚候，就变成"实中兼虚"之证，这时立法便当泻中兼补。如《伤寒论》第 155 条云："心下痞，而复恶寒汗出者，附子泻心汤主之。""心下痞"是由伤寒郁热之邪内陷而成，这本属实，但恶寒、汗出是由真阳虚竭、卫气不能固密所致，这便属虚，因其仍有实邪，故用大黄、黄连、黄芩以泻之，又因其阳虚不固，故用附子以扶真阳，这就是泻中兼补之一例。如果虚得厉害，不得已还要先补真气，俟真气恢复后再议用泻法。

另一种情况是，病人素来体虚，阴衰阳盛，一旦感邪，两阳相搏，变为实证，这是"虚中兼实"之证。面对这个证候立法，不用清凉无以解其热，不用荡涤无以逐其邪，但其虚体又不能不照顾，这时只有或从缓下，或一下便止不必尽剂，因为实邪不解无从受补，有邪而补徒增壅住，况且素来之虚损绝不是暂补一二所便能挽回的，没有急于用补的必要。如《伤寒论》第 212 条云："伤寒若吐、若下后，不解，不大便五六日，上至十余日，日晡所发潮热，不恶寒，独语如见鬼状。若剧者，发则不识人，循衣摸床，惕而不安，微喘直视，脉弦者生，涩者死，微者但发热谵语者，大承气汤主之。"病至循衣摸床、微喘、直视，证属虚急之极，而犹用承气汤攻之者，以实去而阴始可回也，纵然下后可能顿见虚候，但这时实邪既去，便大事调补亦毫无所顾虑了。

（二）虚实相因

虚实相因之辨，试举以下五例来具体讨论。

第一例，若遇脾气亏损者，久吐、久利遂使中气不行，遂至腹满、尿闭，这是因虚而变实之证，当其满闭急剧时，主以疏导为治，姑治其标未尝不是权宜之计，但此时如果丝毫不考虑到扶阳的一面，势必脾气愈败，竟致不可收拾。

第二例，如有肾阴不足者，往往出现潮热、心烦，甚至血溢、痰涌的下虚上实之证，这也是因虚而变实之证，当其痰火亢盛之时，主以清凉为治，姑治其标亦未尝不可，但完全不考虑到应当兼以润养的一面，就可能导致真元竭绝而不可救药。

第三例，有患痢疾者，症见腹痛、后重，如没有及时泻下，以致病积既久，津液日泄，羸劣日甚，这便是因实而变虚之证，立法施治，姑从扶阳生津亦不无理由，但是积久之病邪不得消磨，便有造成邪胜其正，立见危殆的可能。

第四例，病肝气壅实者，时或妄言、妄怒，稍久便脾气受制，饮食减损，日就委顿，这也是因实而变虚之证，这时姑从温补中气立法施治亦很有证据，但是如果不兼用清膈平肝之法，势必格拒不纳，欲补不能。如《伤寒论》"厚朴生姜半夏甘草人参汤证"的"发汗后，腹胀满者"就是自虚而实之证，所以既不纯补，亦不纯泻，而用且疏且补之剂，则两得其全。

第五例，又如《金匮要略》中记载的"虚劳病"，而因于干血、宿食病反而脉涩等，都是自实而虚之证，所以一用大黄䗪虫丸，一用大承气汤，因为干血化而虚损可复，宿食消而胃气自和也。

（三）虚实兼夹

虚实兼夹证有上下表里的区分，亦举四例言之。第一，表有实邪而里气却虚者，补其中而病自愈，因为病之仅在外者，只要胃气充实，便能托邪而出，抑且里虚无邪易于受补，如发背、痘疮之类是也。第二，实邪在里同时兼有虚候者，除祛实邪而病自愈，因为邪之属热，倘若补之必然反助邪壅，如虚人患胃家实证、瘀血证、宿食证等是也。第三，实邪在上而下元素虚寒者，必须揣摩其脐腹，确定果有邪实的征候后，可用吐、下的方法。第四，病属下虚而上焦素有热者，必须察其心胸，确定果无邪热隔阻后，可用滋补的方法。以上表、里、上、下四例，均就病之属热者而言，若病属寒者，虚证尤多。正如《素问》所谓"气实者热也，气虚者寒也"。胃强多热，胃弱多寒，这是必然之理。虽然如此，还有两种情况需加以区分。

一是厥阴病之"上热下寒证"，这个"上热"虽未必为实邪，但不能否定犹有邪存，所以要凉、温并用方为合辙。二是寒病亦有阳气虽虚但确有实邪者，因其胃气固弱，唯关门犹有权，以致痼寒宿冷僻积一处，或者与邪相并，或者触时气而动，像这样的内实证，当初起满、闭之症犹未甚之时，只需温利之即可，若满、闭已甚，攻下反在所禁，唯有温散之一法，因为寒邪虽为胃之所畏，但病实至极必伤胃气而变为纯虚证。故《伤寒论》第277条云："自利不渴者，属太阴，以其脏有寒故也，当温之，宜服四逆辈。"第279条云："本太阳病，医反下之，因尔腹满时痛者，属太阴也，桂枝加芍药汤主之。"第280条云："太阴为病，脉弱，其人续自便利，设当行大黄芍药者，宜减之，以其人胃气弱，易动故也。"又如《金匮要略·腹满寒疝宿食病脉证治》中说："腹满时减，复如故，此为寒，当与温药。"又说："心胸中大寒痛，呕不能饮食，腹中寒，上冲皮起，出见有头足，上下痛而不可触近，大建中汤主之。"因此说，寒病之实证宜于温补，不能与病热的虚证犹有清涤之一法一途而论。

辨证既准，立法时抓住虚实补泻的要领，而于微甚多少之际，详为斟酌，则苛正攻守，著著中法，必然会收到良好的疗效。

七、方与药

辨证既确，法即随之，治法既立，方即随之，因此选方遣药是辨证论治的最后阶段。

譬如一般的风温病，初起稍有发热、咳嗽、口微渴、脉浮细而数，乃为风热邪气外伤皮毛、内舍肺络之候；唯其热犹未甚，便宜用辛甘化风法，以疏风清热、宣肺止咳，"桑菊饮"最是理想的方剂；方中的桑叶、菊花、杏仁、连翘、薄荷、桔梗、甘草、苇根等，大都是辛凉微苦之品，善于宣透风热，以维护肺气的清肃。如果见气粗似喘，便不是一般的风热问题了，乃燥热伤于气分之候，当在桑菊饮的基础上加用石膏、知母，以清热润燥；如果发热于晚上加重，舌质呈绛色，阵阵烦躁，又为热邪渐入营分的证候，可酌量加玄参、犀角；假使是有热邪深入血分的情况，还当去掉薄荷、苇根的辛散，加入麦冬、细生地、玉竹、丹皮等以清热养血之药；如果肺热特甚，不妨加入黄芩的苦泻；渴得厉害，说明热甚津伤，可考虑加入大量的天花粉，等等。当确定用辛甘化风之法，并选用桑菊饮治疗时，此过程即"选方"；由于证情有了变化，桑菊饮原方不完全适应，从而需加加减减，此过程即"遣药"。方与药的密切关系于此可见。

有人认为，辨证立法之后，只需对证下药不必选方，这亦未尝不可，但总不如选方的好。其理由有三：第一，方剂是临床药物运用的进一步发展，药物经配伍成为方剂后，就同单味药的原有效果有所不同，既能增强原有的药效作用，更能调和偏胜、制其毒性，能够更全面地适应复杂的病证，以及消除或缓解对人体的不利影响；第二，无论是"经方"还是"时方"，凡是效果较好的方剂都经过若干人长时间的、无数次的临床实践过的，有丰富的治疗经验于其中，如果掌握运用得恰当，效果非常显著；第三，临时遣药，虽然亦可以成方，但由于时间仓促，考虑未必周到，又无治疗实践作基础，其效果必不如经验方来得准、来得快。因此，能掌握一些疗效较好的成熟方剂，备作临证时选用还是必要的，但同时亦还要熟练地掌握一些药物的主要功用，备作对症的加减，这样用方既活遣药亦灵。

方之与药是辩证统一的，不可能把两者割裂开来对待。徐大椿在《医学源流论·方药离合论》中说："若夫按病用药，药虽切中，而立方无法，谓之有药无方；或守一方以治病，方虽良善，而其药有一二味与病不相关者，谓之有方无药。"徐氏所说，本在"可解"与"不可解"之间。方药所以治病，只要能治好病，无论是"有药无方"也好，"有方无药"也好，这些都不是原则问题，从这个角度来说徐氏这一认识是不可解的。但徐氏亦指出，既不能"按病用药"，也不要"守一方以治病"，这一点又是可解的，从中可以体会到方与药的辩证关系，掌握这种关系加以灵活运用，不能把方、药割裂开来。

如何才能掌握方与药的辩证关系呢？主要在于加减用药方面。病证的变化是错综复杂的，医生所掌握的方药又是有限的，如果不会加减用药，便将无法应对错综复杂的病变。至若巧于加减者，凡是大致相同的病而其所现之症或有不同亦不另立方药，就在同一个方剂的基础上就其现症之异而为之或加或减，这样则事半功倍，取得非常好的疗效。

例如，《伤寒论》中的桂枝汤，其主要作用是通阴和阳、调理营卫、解肌祛邪，故凡症见头痛、发热、恶风、脉浮弱、汗自出者，不拘何经都可以运用，以脉弱、自汗为主症，只要抓住这一特点，关于桂枝汤的加减应用便掌握了。如邪伤太阳，经络之气有所不通，而见项背强直者，便加入葛根，以宣通经络之气，而名桂枝加葛根汤；如风寒壅滞上焦而见喘逆者，便可以加入厚朴、杏子，以降气逆；如因下后阳虚，表邪渐入客于胸中，以致脉促、胸满者，可于方中减去芍药，免再导邪气入于营中；如果阳气欲脱，竟致身寒者，还可以考虑加入附子以固护阳气。这是以方为基础就药加减于其间的一类例子。再如风气外薄，为寒所恃，郁而不散，以致面有热色、身痒、汗不出者，用桂枝麻黄各半汤以两解风寒；如风邪泊于营卫，动静无常，致呈形似疟，而一日再发者，便用桂枝二麻黄一汤。这是以合两方为加减的一类例子。又如表邪未解，且复径入膀胱，以致阴邪迅发而作奔豚者，则加重桂枝剂量而成桂枝加桂汤，这又是从药味的剂量轻重为加减的一类例子。

以上所举，说明方药经过加减后，虽然各有其不同的特点，究竟本方的主要精神仍然存在，所以本方的名亦仍然存在。但也有特殊情况，如桂枝汤倍用芍药加入饴糖，看来加减的变化也不大，但却不名桂枝加饴糖方，而另取名"建中汤"，这是经过加减后，药味虽大体相同，而主要作用则完全不同了，但细细推之桂枝汤的主要精神仍在。对每一方剂的加减，都能掌握到这样的程度，临证用起来便灵活多了。

运用方剂的另一面是贵在简约。《灵枢·禁服》中说："夫约方者，犹约囊也，囊满而弗约，则输泄，方成弗约，则神与弗俱。"所谓"约"是要约、简约的意思，就是适其宜而无所偏。有的人喜用经方而反对时方，有的人好用古方而轻视今方，有的人推崇伤寒方而蔑视温病方，有的人习惯用温补方而不习惯用寒凉方。凡此种种，都是不得用方之要约。其实方无分今古，剂无论寒热，各有其所效，亦各有其所不效。确切地掌握住效用的一面，能取得疗效或者能更好地取得疗效，便达到了选方的目的。经方、时方之争，伤寒方、温病方之争等，是没有多大意义的。

"简约"是指处方用药唯求简当不在繁多。《伤寒论》方的一大特点就是用药简练，一般都在四五味或五六味之间，这一点是很值得学习的。其后也有不少极其简练的方剂，如四君子汤、四物汤、二陈汤、左金丸、二神丸、失笑散、金铃子散、丹参饮、磁朱丸、当归补血汤、更衣丸等等，都是配伍极其简练而效用极其确切的名方，比起《伤寒论》诸方，实有过之而无不及。

怎样才能把方药处理得极其简练呢？运用抓主要矛盾的思维方法便不难做到。既辨识了证候的主要矛盾方面，便选用效方灵药以专攻其主要矛盾之所在，其配伍用药必然是简练得当。相反，如果认证不当，选方不活，遣药不灵，其处置出来的方剂必然是品味多而攻补杂施的了。

"单方"与"专方"的问题也不能忽略。在医籍文献或民间中都保存有许多药味极其简单而效用又甚敏捷的单方、验方，这些都是从大量的临床经验中提炼出来的，如黄药子之消瘿气，茵陈蒿之退黄疸，皆效验卓著，历试不爽。至于在辨证的基础上选用少数效验比较可靠的"专方"来运用，这样容易得出规律，便于推广运用，都是目前急待解决的问题，亦提出来与大家商榷。

谈谈中医的辨证论治（1976年）

一、辨证论治是认识和治疗疾病的方法

辨证论治这一中医学认识和治疗疾病的方法，远在秦汉（公元前221~公元219）时期便已为当时的医者所掌握，具体内容反映在诸多古典著作中，尤其是《伤寒论》《金匮要略方论》，两书均以"辨××病脉证并治"为标题，"辨证论治"一词便由此而来。其中记载"辨证"的理论以及"论治"的方法，直至今天对于临床实践仍具指导意义。因此，了解和掌握辨证论治这一方法，就成为继承和发扬祖国医药学遗产的一个非常重要的问题。

"辨证"是中医学临床诊断的重要内容，主要是根据病人的症状、舌苔、脉象，以及发病原因、病变经过、既往治疗情况等信息，运用中医的基础理论，如脏腑学说、经络学说、病机学说等，进行综合分析，分辨疾病的病理变化、疾病所在部位、疾病主要成因，最后对疾病做出"证"的诊断，这就是辨证。《毛泽东选集·实践论》中说："认识的过程，第一步，是开始接触外界事情，属于感觉的阶段。第二步，是综合感觉的材料加以整理和改造，属于概念、判断和推理的阶段。"中医辨证论治符合这一认识过程。观察病者的症状体征、了解病情、追求病因，属于认识事物的感觉阶段；而运用中医基础理论，结合病情进行综合分析，明确诊断，是认识疾病的本质，属于判断和推理的阶段。可以说，中医辨证论治的过程，就是对疾病由浅入深，由表入里，从感性到理性，从现象到本质的认识过程。于此不难理解，辨证就是把疾病所表现的复杂表象，经过综合分析而形成一种判断性的认识，即"证候"或曰"证"，是中医的诊断结论。

认识和治疗疾病，为什么必须经过"辨证"呢？中医学认为，一个疾病的"症"与"证"是截然不同的。"症"只是疾病的个别的表现，它不

能说明疾病病变的本质。只有根据疾病所表现的全部症状（包括舌苔、脉象等等）经过综合、分析、推理、判断，得出了属于某一种"证"的结论时，才算是说明了疾病整个病变的本质。只有确定了"证"之后，立法论治才有依据。因此说，"症"是辨证的依据，而"证"是论治的依据。如果以"症"为依据进行治疗，那必然是头痛医头脚痛医脚，是一种不彻底的治疗。只有以"证"为根据进行治疗，才是从根本上治疗，是比较彻底的治疗。所谓"对证下药"，就是要针对"证候"，而不是针对着"症状"。

例如，外感疾病中的咳嗽，是一个最常见的症状，要想迅速地止咳，必须分辨出它是属于什么证候的外感咳嗽，才能立法治疗。如：咳嗽而发热、自汗、恶风、鼻塞、声重、脉浮，这是风邪犯肺；咳嗽而发热、无汗、恶寒、胸痞、声嘎、脉紧，这是寒邪伤肺；前者是表虚证，可用宣肺解肌的治法；后者是表实证，可用辛温散寒的治法。所以说由"症状"分辨而为"证候"，由感性认识到理性认识的过程。这种已确定为"证候"的理性认识，已经不是病变的现象，不是疾病的各个片段，不是疾病的外部联系，而是抓住了疾病的整体，以及病变的内部联系，即中医学认识到的疾病本质。因而以证为根据立法治疗，便能取得预期的效果。

在辨证的过程中，以症状为依据来分辨证候固然是重要的，但在分析症状的时候，更要充分注意到患病的病人。因为同样的疾病在不同人体，临床表现有可能是不完全相同的，甚至差别还很大。这是因为，个体所具的体质是决定疾病变化的内在根据，外来的各种致病因素只是疾病变化的条件而已。外因总是要通过内因而起作用的，不仅疾病的发生和发展是这样，治疗疾病也是如此，因为治疗所用的药物必须通过人体的内因才能发挥作用。药物的疗效，与病人的精神状态以及体质、年龄、习惯等因素有着极其重要的关系。所以在辨证论治过程中，既要充分了解病人的精神状态、身体情况，分辨证候，然后确立治法，选方遣药。必要时，要针对病人的特点进行过细的思想工作，充分发挥病人的主观能动作用，从而焕发起身体各部器官组织的机能，调动和增强人体内部的抗病因素。

张景岳在《景岳全书》中说："当识因人因证之辨。盖人者本也，证者标也。证随人见，成败所由。故当以因人为先，因证次之。若形气本实，则始终皆可治标；若形气原虚，则开始便当顾本。"这就是说，在病人与病证的关系中人是最主要的，是所谓"本"；疾病是随人体的不同而出现不同的表现，所以只能居于从属的次要地位，即所谓"标"。若病人体质强，治疗可以主要针对病证，把体质摆在次要地位，也就是在不损害体质的条件下进行治疗就行了，不是完全不考虑人体体质，若病人体质差，便必须首先考虑体质了。李时珍在辨证论治中更强调注意病人的精神状态。他在《本草纲目·序例》中说："盖人心如面，各各不同，惟其心不同，脏腑亦异，欲以一药通治众人之病，其可得乎！"所谓"心"，指的是精神状态、思想状态。病人对疾病的认识、态度不一样，其影响到体内各部器官、组织的抗病机能就有强弱的不同，这就是"心不同，脏腑异"的道理。

总之，辨证论治仅以疾病的症状体征为依据，而不考虑病人的体质状况和精神状况等，这个"证"是辨不好的，而立法论治也就有失于准确了。

二、辨证论治是中医学传承的有效方法

毛主席说："中国医药学是一个伟大的宝库，应当努力发掘，加以提高。"（《红旗》杂志 1971 年第 9 期第 58 页编者按语）在革命卫生路线指引下，当前学习中医中药知识的群众运动正在蓬勃发展，各种类型的西医学习中医班、短期培训班，在全国各地连续举办。在这一派大好形势下，怎样把中医学继承下来并加以提高，是我们的重要任务和责任。我们认为，辨证论治不仅是认识和治疗疾病的有效方法，也是传承中医学的有效方法，在此过程中应该抓住以下几个环节。

（一）主要矛盾与次要矛盾

疾病过程中的矛盾是错综复杂的。《毛泽东选集·矛盾论》中说："任何过程如果有多数矛盾存在的话，其中必定有一种是主要的，起着领导的、决定的作用，其他则处于次要和服从的地位。"又说："矛盾着的两方面中，必有一方面是主要的，他方面是次要的，其主要的方面，即所谓矛盾起主导作用的方面。事物的性质，主要地是由取到支配地位的矛盾的主要方面所规定的。"正因为疾病过程中的矛盾是极其错综复杂的，所以辨证论治的一个重要环节，就是首先要能够抓住疾病的主要矛盾和主要的矛盾方面，从而分辨疾病的主、次、缓、急，正确地进行治疗。

明末绮石在《理虚元鉴》中说："人之病，或为阳虚，或为阴虚。阳虚之久者，阴亦虚，终是阳虚为本。阴虚之久者，阳亦虚，终是阴虚为本。凡阳虚为本者，治之有统，统于脾。阴虚为本者。治之有统、统于肺。"绮石先生善治劳病，"阴虚"和"阳虚"是某些虚劳病变过程中同时存在而又互相矛盾着的两个证候。其中究以"阴虚"为主要还是以"阳虚"为主？

这就要从虚劳病复杂的症状中进行仔细地分析，才能抓住主要矛盾。绮石所说的"阳虚为本""阴虚为本"，就是抓住主要矛盾了。因为由阳虚日久而导致阴虚的，"阳虚"就是主要矛盾所在；由阴虚日久而导致阳虚的，"阴虚"就是主要矛盾所在。由于脾气不足而造成阳虚的，"脾"便居于主要矛盾方面的地位；由于肺津不足而导致阴虚的，则"肺"又居于主要矛盾方面的地位了。所谓"统"，就是"规定"的意思。"脾气不足"而取得支配地位，便由它规定了一系列的阳虚症状；"肺津不足"而取得支配地位，便由它规定了一系列的阴虚症状。对虚劳病能够这样进行辨证分析，就是抓住了主要矛盾和主要矛盾方面，立法论治就有了根据。

所以临床处方用药时，药味有主次，分量有轻重，方剂有大小，原因就在于此，针对辨证结果来的，是根据主要矛盾和次要矛盾来安排的，决不能平均地使用药力。甚至在辨证论治时，仅懂得抓主要矛盾还不够，更重要的还必须进一步懂得主要矛盾与次要矛盾的互相转化。疾病发展到了一定的阶段，在一定的条件下，发生质的变化的。如《素问·阴阳应象大论》中说："寒极生热，热极生寒。"就是对疾病这种质的变化的认识。如果不懂得这个主要矛盾与次要矛盾可以互相转化的道理，只是静止地看问题，病变了而治法不变，其结果肯定是不好的。

（二）现象与实质

在疾病的发生和发展过程中，不仅有主要矛盾与次要矛盾的区别，同时还存在着现象与实质的区别。《毛泽东选集·星星之火可以燎原》中说："我们看事情必须要看它的实质，而把它的现象只看作入门的向导，一进了门就要抓住它的实质，这才是可靠的科学的分析方法。"中医临床也需要这样，实质抓得准，针对着病变的实质而治疗，所取得的疗效就必然高。如果只看到疾病的现象就动手治疗，没有深入抓住疾病的实质，那是一定不能取得预期的疗效的。因为一个症状只是一种现象，它可以由许多不同的疾病引起，找出了引起这个症状的病变根源，才是深入到了疾病的实质。

"发热"是临床常见的症状，但引起发热的疾病却有很多，不找出原因就使用寒凉退热药，那有可能会出现问题。必须找出发热的原因，是外感？是内伤？若是外感，感受的是风寒？是风热？还是风湿？若是内伤，是因于气虚？是因于血虚？病位是在脏？还是在腑？只有抓住了发热病变的实质，然后采取针对性的治疗，才是达到辨证论治的要求。例如临床上常见到虚、实两种不同性质的发热，如患者甲，发热，伴有汗出、烦渴饮水，其舌苔黄厚，脉搏洪大浮滑；患者乙，发热，伴有无汗、烦渴饮水，其舌干少津，脉搏虚大，重按则微。乍看起来，两个人发热的现象很有些相似。仔细分析：患者甲，出汗而脉洪大浮滑，舌苔黄厚干燥，喜饮冷水；患者乙，无汗而脉虚大微弱，舌虽少津，却是无苔，渴喜热饮。两相比较便认识到：患者甲是热实证，宜用白虎汤（《伤寒论》的白虎汤：生石膏、知母、甘草、粳米），以清热生津；患者乙是血虚证，宜用当归补血汤（《卫生宝鉴》的当归补血汤：黄芪、当归），以益气生血。假使只是看到发热现象，而不从汗之有无，脉之虚实，舌苔之厚薄，饮水之凉热等几个方面进行细致地分辨，势必虚实不分而寒热错投。

临床上疾病的表现是非常复杂的，正如李中梓在《医宗必读》中所说："积聚在中，实也；甚则嘿嘿不欲语，肢体不欲动，或眩运昏花，或泄泻不止，皆大实有羸状也。脾胃损伤，虚也；甚则胀满而食不得入，气不得舒，便不得利，皆至虚有盛候也。"积聚在中，这是实证病变的本质所在，但它却表现出一些虚证的现象；脾胃损伤，这是虚证病变的本质所在，但却表现出一些实证的现象。在这种现象与本质极不一致的情况下，更要仔细地诊察，深入地分析，才可能抓住虚、实的本质。病变的本质既在"积聚"，必然有胀满、疼痛、拒按，以及脉搏沉实有力等临床表现；病变的本质既在"脾胃损伤"，必然会有腹满喜按、喜热恶寒、气乏身倦，脉搏虚细微弱等临床表现。通过这样的认真分析，便能透过种种现象抓住疾病的实质。

（三）局部与整体

《毛泽东选集·矛盾论》中说："一切客观事物本来是互相联系的和具有内部规律的。"《毛泽东选集·关于正确处理人民内部矛盾的问题》中又说："对立统一规律是宇宙的根本规律。"中医学认为，人体内部各个脏腑、组织之间经常保持着密切的联系，彼此互相对立，互相依存，又互相制约，即人作为一个有机的整体，生命始终处于对立统一的运动之中。因此，于辨证论治之际，正确认识局部与整体的关系，也是非常重要的一个环节。

局部与整体的关系在《内经》里叫作"承制"。"承"就是彼此关联；"制"就是互相制约。脏腑、组织之间能够互为承制，就能维持人体的生理机能活动。即《素问·六微旨大论》所谓的"制则生化"。正因为人是这样一个有机整体，所以当某一局部发生了病理变化时，可以影响到整个身体或其他器官，而全身的状况又可以影响局部病理的变化过程。陈实功在《外科正宗·自序》中所谓"一脉不和，周身不遂""外之症必根于内"，就是这个道理。只有全面地、辩证地认识和妥善处理局部与整体的关系，才能正确认识疾病，取得治疗的主动权，达到治愈的预期目的。

如急性乳腺炎，中医称作"乳痈"。局部病变是乳房出现硬块，胀痛，皮肤红肿，甚则形成脓疡，全身出现恶寒、发热、厌食等症状。中医学认为，其所以如此，主要是由于患者有肝气郁结、胃热壅滞的内在病变，因此乳痈不仅仅是一个外在和局部的问题。按照辨证论治方法的分析，病灶虽在乳房，而病根却在肝和胃，只需服用舒肝解郁、清热导滞的方药，消除了肝郁和胃热的病变，就能很快控制乳痈的发展而归于治愈。如果只是看到乳房脓疡的局部，只是在乳痈的局部敷药治疗，或者是漫无目标地内服清热解毒药，这样就忽视了乳痈和整体的内在联系，就会造成治疗时间长，溃疡愈合慢，而使治愈效率低下。因此，我们必须树立起整体观念来进行辨证论治，亦只有这样才能克服临床时的片面性。

三、一般与特殊

《毛泽东选集·矛盾论》中说："马克思主义的最本质的东西，马克思主义的活的灵魂，就在于具体地分析具体的情况。"辨证论治必须具备这样的科学态度，除了认识疾病的一般规律之外，还要注意其特殊的情况，注意到不同的病人体质，不同的时间和不同的地域的差异，对疾病进行全面具体的分析，予以区别对待，制定不同的治疗方案。例如，同样是一个感冒病，便有因人、因地、因时种种的特殊情况出现。

感冒，在小儿，便容易见到高热，并发胃肠症状；在老年人，多半都发热不太高，甚至不发热；在肺气虚的人，一开始便呼吸不利，咳喘并作；在痰湿素盛的人，随感冒而来的便是鼻塞、声重、痰鸣、胸闷、呼吸迫促等等。这就是随着人的体质不同，生活习惯不同，疾病的发生和发展便有很大的差异。不仅如此，同样运用发汗药，还要根据病人的体质，选择不同的发汗药或不同的剂量。体质强的剂量可以大些，体质弱的剂量应该考虑小些，以免发汗过多，造成虚脱。所以我们在辨证论治的时候，首先要因人制宜。

不同地区的地理环境，对感冒的流行影响也是很大的。东南地区气温高、湿度大，感冒中多出现偏于湿盛或热盛的病变；西北地区空气寒冷，地面干燥，感冒时便常出现偏于风寒或燥气的病变。所以辛凉解表、辛温化湿等方法，多用于东南地区；辛温散寒、甘寒润燥等方法，多用于西北地区。所以我们在辨证论治的时还要因地制宜。

四季气候变化，作用于感冒的发病因素，尤为密切。春季多伤风，夏季多伤暑，秋季多伤燥，冬季多伤寒。风、暑、燥、寒不同，对机体的影响，发生的病症也不一样，立法论治便各有区别。不仅如此，同样使用发汗药，还要根据不同的季节，选择不同的发汗药或不同的剂量。冬季用发汗药可以选择作用较强的麻黄、桂枝之类，夏季用发汗药就适宜于选择香薷、豆卷之类。所以在辨证论治时还要因时制宜。

《灵枢·九针十二原》中说："病各有所宜，各不同形，各以任其所宜。"《素问·异法方宜论》又说："一病而治不同。"所谓"不同"就是疾病的特殊性。怎样才能"各任其所宜"呢？最好的办法就是具体地分析具体的情况，抓住疾病的特殊性以不同的治法去解决。"辨证论治"这一认识和治疗疾病的方法，是与疾病做斗争的实践过程中总结出来的，并能够经受临床实践的检验，是可以重复的。因其在临床的运用中，完全是在中医学理论的指导下进行的，因此说辨证论治是中医学传承的有效方法。《毛泽东选集·实践论》中说："客观现实世界的变化运动永远没有完结，人们在实践中对于真理的认识也就永远没有完结。"中医学的辨证论治，这一认识和治疗疾病的方法，亦必须随着社会的发展不断予以提高，使其更加完善，更好地指导临床实践。

第九讲

运气学说（1959～1981年）

运气学说产生的科技背景

运气学说，是中医学探讨气象运动规律及其与人体生理、病理关系的理论。中国古代关于对气象运动的研究涉及的面是比较广泛的，诸如历法、天文、气候、物候等知识，经常都是相互交叉在一起的，采用的是综合研究的方法。到了春秋战国时期，由于铁的普遍应用，生产技术和交通工具大有改进，我国天文学和气象学的知识也大大丰富和提高，给运气学说奠定了基础。主要表现在以下几个方面。

一、二十四节气的确定

由于气象学是人类在生产斗争中最迫切需要的一种基本知识，所以人类在很早的时候就留心研究它了。人们若不能把握寒暑阴晴的变化规律，衣、食、住、行都会发生问题。远在三千年以前，殷墟甲骨文中许多卜辞，都是为了要知道阴晴雨雪而留传下来。到周代前半期，我们的祖先已经搜集了许多气象学的经验，播为诗歌。如《诗经·小雅》中记载："如彼雨雪，先集维霰。"笺云："将大雨雪，始必微温，雪自上下，遇温气而搏谓之霰。久而寒甚，则大雪矣。"也就是说，冬天下大雪之前，必先飞雪珠。又《诗经·国风·鄘风·蝃蝀》中说："朝跻于西，崇朝其雨。"跻，即是虹。意思是说，早晨太阳东升时，西方看见有虹，不久就要下雨了。其中重要的成果就是二十四节气的确定。

四季的递嬗，我国先人知道极早。春分、秋分、夏至、冬至的记载已见于《尚书·尧典》中："日中星鸟，以殷仲春；日永星火，以正仲夏，霄中晨虚，以殷仲秋；日短星昴，以正仲冬。""尧"在历史上属于原始公社时期，这说明春、夏、秋、冬四季，以及春分、秋分、夏至、冬至的认识，早在原始公社时期便已具备了。到了战国、秦、汉之间，遂有二十四节气的名目：立春、雨水、惊蛰、春分、清明、谷雨；立夏、小满、芒种、夏至、小暑、大暑；立秋、处暑、白露、秋分、寒露、霜降；立冬、小雪、大雪、冬至、小寒、大寒。二十四节气记载最全而又较早者，当以《淮南子·天文篇》为最。从立春到立夏前为春季，自立夏到立秋前为夏季，从立秋到立冬前为秋季，自立冬到立春前为冬季。每季分三气三节，每月规定为一气一节。凡在月首者为节气，立春、惊蛰、清明、立夏、芒种、小暑、立秋、白露、寒露、立冬、大雪、小寒是也。凡在月中者为中气，雨水、春分、谷雨、小满、夏至、大暑、处暑、秋分、霜降、小雪、冬至、大寒是也。

二、阴阳历调整的成功

阳历和阴历调和的困难，在于月亮绕地球和地球绕太阳两个周期的不能配合。月亮绕地球一周所需时间为 29 天 12 小时 44 分 3 秒，地球绕太阳一周所需时间为 365 天 5 小时 48 分 46 秒，两个周期不能相互除尽。古代农历把阴阳两历调和得相当成功。阴历，月大 30 天，月小 29 天，一年 12 个月只 354 天，要比阳历少 11 天有余。每隔 3 年插入 1 个闰月，却尚多了几天。但若 19 个阴历年，加 7 个闰月，便和 19 个阳历年几乎相等。于是我国在春秋中叶，已知十九年七闰的方法。如《尚书·尧典》中说："期三百有六旬有六日，以闰月定四时成岁。"所谓"三百六旬有六日"就是阳历年。"以闰月定四时成岁"乃阴阳历并用。《孟子·离娄》中说："天之高也，星辰之远也，苟求其故，千岁之日至可坐而致也。"古人称冬至、夏至为"日至"。如孟子所言：在战国时代我们测定阳历年的长短已极有把握。

三、重要天象的记录

我国古代可靠的天象记录，不但时间早，而且也详尽。其中日食是最受人注意的，大白青天，太阳忽然不见，出现满天星斗，这在当时是一件惊心动魄的事。为了要明白这个道理，我们的祖先三千年前就不断地在记录和观测，在殷墟甲骨及《尚书》和《诗经》上都有记载，因为年代不详，姑置无论。单是《春秋》一书 242 年中便记有 36 次日食，其中 32 次已证实是可靠的。最早是鲁隐公三年二月朔的日食，即在公元前 720 年 2 月 22 日，比西方最早可靠记录（希腊人泰耳所记）的日食要早 135 年。

又如，太阳黑斑是太阳上的一种风暴，因为风暴区的温度要比周围部分的温度低，所以它的光芒也比较幽暗，我国历史上从汉成帝河平元年（公元前 28 年）起即有记载，一直持续到明代、清代。著名天文学家刻卜勒在 1607 年 5 月间看到了日中黑斑，尚以为是水星凌日。不久以后伽利略用天文镜来看太阳，西方人才知道太阳里有黑斑。由太阳黑子数所决定的太阳活动性，在十七世纪到十八世纪初期的七十年代间，由于缺少记载，而定为太阳的衰落期，天文学称之为蒙德极小期。南京紫金山天文台徐振韬夫妇在十九种地方志中查出二十三条关于十七世纪的黑子记录，其中六条在蒙德极小期中，经分析后证明，十七世纪太阳活动一直是正常的，即所谓"蒙德极小期"是资料不足的假象（见 1980 年 3 月 18 日《北京日报》）。这亦说明，我国古代对天象的记载一直是比较翔实可靠的。

四、气象天象知识的普及

古人之所以在天文领域有这样大的成就，首先是由于有广大的群众留心于气象和天象的观测，在有条件的时候并进行详细的记录和总结，甚至制造气象仪器以助人力之所不及。例如在春秋时期以前，还没有二十四节气的总结，人们的衣食住行均要看星宿的出没来作决定，所以人们对于观测天象的经验和知识是很普遍的。明代的顾炎武在《日知录》中说："三代以上人人皆知天文。'七月流火'农夫之辞也；'三星在户'妇人之语也；'月离于毕'戍卒之作也；'龙尾伏辰'儿童之谣也……"这充分说明，春秋以前的天象知识在民众中是相当普及的。

五、特殊气候的记载

我国历代京都所在地区，特别重视特殊气候的记载，如大旱、大水、大寒，以及霜、雪、冰、雹等。例如南宋建都在杭州，从高宗绍兴五年（1131 年）到理宗景定五年（1264 年）凡 132 年间，有 41 次杭州晚春下雪的记载。气象学家根据这些记载和近年杭州春天最后一次降雪日期相比，推断在南宋时代的春天降雪期，要比现在延迟两个星期。所以我国科学家竺可桢氏曾说：在我们的史书上和各地方志上，古代气候记录的丰富，是世界各国所不能比拟的。

六、观象仪器的研制

古人对气象的研究，不单是直接观测，还制造仪器来辅助观测之不足。

如后汉或魏晋人所著的《三辅黄图》中说："长安宫南有灵台，高十五仞，上有天仪，张衡所制。又有相风铜鸟，过风乃动。"其制法虽不详，但据《观象玩占》中说："凡候风必于高平远畅之地，立五丈竿，于竿首作盘，上作三足鸟，两足连上外立，一足系下内转，风来则转，回首向之，鸟口衔花，花施则占之。"

雨量器也是在中国最早应用的。宋代秦九韶著《数书九章》，其中有一算题就是关于算雨量容积的。明永乐末年（1424年）令全国各州县报告雨量多少，当时为各县颁发了雨量器，一直发到朝鲜。朝鲜的《文选备考》中记载了明朝的雨量器：计长一尺五寸，圆径七寸。清代康熙、乾隆年间，陆续颁发雨量器到国内各县和朝鲜。日本人和田雄治先后在大邱、仁川等地，发现了乾隆庚寅年（1770年）所颁发给朝鲜的雨量器，记高一尺、广八寸，并有标尺以量雨量之多少，均为黄铜所制。这是世界上现存最早的雨量器。

张衡创浑天学说的同时还制造了浑天仪，立黄赤二道，相交成二十四度，分全球为三百六十五度四分度之一，立南北二极，布置二十八宿及日月五星，以漏水转之。某星始出，某星方中，某星今没，和实际天象完全一样，其精巧程度为前所未有。这些仪器的制成与应用，使人们对天象和气象的认识大大地提高了一步。

七、中医学对气象的探讨

中医学一向重视人与自然界的关系，对于气象运动规律更有深入的探讨。《素问·宝命全形论》中说，"天覆地载，万物悉备，莫贵于人，人以天地之气生，四时之法成。"认为人这个物质体，要想很好地生存于天地之间，首先就要认识春夏秋冬四时变化的规律，以及掌握好适应四时变化的法则。在《素问·四气调神大论》里对此有详尽的叙述：春三月要善于保养春气奉生之道，夏三月奉长之道，秋三月奉收之道，冬三月奉藏之道，总之春夏养阳、秋冬养阴，这是保持人身健康的一道法则；反之，逆春气则少阳不生，肝气内变，逆夏气则太阳不长，心气内洞，逆秋气则太阴不收，肺气焦满，逆冬气则少阴不藏，肾气独沉。四季气候变化对人体影响如此之大，促使中医学在这方面深入研究，并在此基础上创造了探讨气象变化规律的运气学说。

综上所述，运气学说的产生是有很深厚的科技背景的。沈括著的《梦溪笔谈》中有关于运气学说的论述："医家有五运六气之术，大则候天地之变，寒暑风雨，水旱螟蝗，率皆有法；小则人之众疾，亦随气运盛衰。今人不知所用，而胶于定法，故其术皆不验。假令厥阴用事，其气多风，民病湿泄，岂溥天之下皆多风，溥天之民皆病湿泄邪？至于一邑之间，而旸雨有不同者，此气运安在？欲无不谬，不可得也。大凡物理，有常有变，运气所主者常也，异乎所主者皆变也。常则如本气，变则无所不至，而各有所占。故其候有从、逆、淫、郁、胜、复、太过、不足之变，其发皆不同。若厥阴用事，多风而草木荣茂，是谓之从；天气明絜，燥而无风，此之谓逆；大虚埃昏，流水不冰，此之谓淫；大风折木，云物浊扰，此之谓郁；山泽焦枯，草木凋落，此之谓胜；大暑燔燎，螟蝗为灾，此之谓复；山崩地震，埃昏时作，此之谓太过；阴森无时，重云昼昏，此之谓不足。随其所变，疾疠应之，皆视当时当处之候。虽数里之间，但气候不同，而所应全异，岂可胶于一定。"他所阐述的关于运气学说的观点是较正确的。

由于中医学一向重视气候变化与疾病发生的关系，所以把外来病因都归结于风、寒、暑、湿、燥、火等六淫邪气，并对此进行深入的研究，特别是注重对于"岁露"的研究。所谓"岁露"，即岁时不正常的气候变化。《灵枢》第七十九篇《岁露》，就是讨论这一问题的专篇。运气学说也可以认为是古代的医学气象学。

运气学说的基本内容

运气学说是以阴阳五行理论为核心，在天人相应的整体观念基础上建立起来的。其主要内容如下所述。

一、天干地支

推算五运六气，必须运用"天干"和"地支"的知识。甲、乙、丙、丁、戊、己、庚、辛、壬、癸，叫作十天干，也就是以十天为计的符号。十日为一旬，来源于原始最早计旬的历法，因日为阳，所以又将十天干称作"岁阳"，在运气学说中用以推算五运。子、丑、寅、卯、辰、巳、午、未、申、酉、戌、亥，称作十二地支，在古代历法中，用以纪月，一年只有十二个月，因为月属阴，所以又称之为"岁阴"，在运气学说中用以推算六气。

十天干分属于五行：甲乙属木，丙丁属火，戊己属土，庚辛属金，壬癸属水。每一行再分阴阳：甲为阳木，乙为阴木；丙为阳火，丁为阴火；戊为阳土，己为阴土；庚为阳金，辛为阴金；壬为阳水，癸为阴水。其依据是按十天干的顺序，甲、丙、戊、庚、壬均为奇数，奇为阳，故属阳干；乙、丁、己、辛、癸均为偶数，偶为阴，故属阴干。

十二支亦要分属于五行：亥子属水，巳午属火，寅卯属木，申酉属金，辰戌丑未属土。且又各分阴阳：子为阳水，亥为阴水；午为阳火，巳为阴火；寅为阳木，卯为阴木；申为阳金，酉为阴金；辰戌为阳土，丑未为阴土。这样阴阳的划分，仍是以奇偶数为依据的。十二支以纪十二个月，古历法称为"月建"。一月建寅，二月建卯，三月建辰，四月建巳，五月建午，六月建未，七月建申，八月建酉，九月建戌，十月建亥，十一月建子，十二月建丑。由此寅、辰、午、申、戌、子为奇数而属阳支，卯、巳、未、酉、亥、丑是偶数都属阴支。十二支之所以如此分属五行，则关系于春、夏、秋、冬四季。寅月为孟春，卯月为仲春，春乃木之气，故寅卯皆属

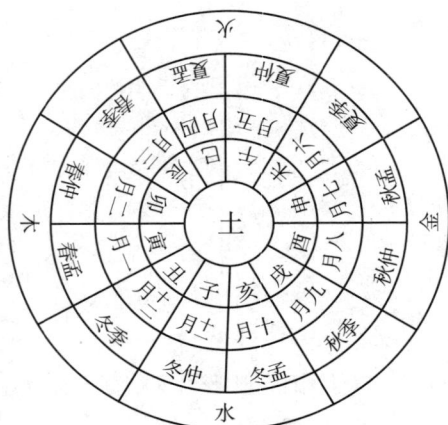

图 3　十二支月建五行所属图

木；巳月为孟夏，午月为仲夏，夏乃火之气，故巳午皆属火；申月为孟秋，酉月为仲秋，秋乃金之气，故申酉皆属金；亥月为孟冬，子月为仲冬，冬乃水之气，故亥子皆属水；土气在一年之中寄旺于春夏秋冬四个季月，如：辰月为季春，戌月为季秋，丑月为季冬，未月为季夏，因此辰、戌、丑、未皆属土。兹列图3。

二、甲子的配合

在古历法中，计算年、月、日、时，都是用甲子来作番号的。十天干与十二地支两相配合，天干在上，地支在下，按着各原有的顺序以次相加，便自然地见到天干的甲和地支的子，所以便称它为“甲子”。干支配合的方法是：甲、丙、戊、庚、壬，这五个阳干，与子、寅、辰、午、申、戌，这六个阳支相配；乙、丁、己、辛、癸，这五个阴干，与丑、卯、巳、未、酉、亥，这六个阴支相配。由于天干是十数，地支是十二数，因此天干须反复排六次，地支反复排五次，便构成六十轮甲子的一周。其排列如表2。

表 2　甲子表

天　干	甲	乙	丙	丁	戊	己	庚	辛	壬	癸
地　支	子	丑	寅	卯	辰	巳	午	未	申	酉
天　干	甲	乙	丙	丁	戊	己	庚	辛	壬	癸
地　支	戌	亥	子	丑	寅	卯	辰	巳	午	未
天　干	甲	乙	丙	丁	戊	己	庚	辛	壬	癸
地　支	申	酉	戌	亥	子	丑	寅	卯	辰	巳
天　干	甲	乙	丙	丁	戊	己	庚	辛	壬	癸
地　支	午	未	申	酉	戌	亥	子	丑	寅	卯
天　干	甲	乙	丙	丁	戊	己	庚	辛	壬	癸
地　支	辰	巳	午	未	申	酉	戌	亥	子	丑
天　干	甲	乙	丙	丁	戊	己	庚	辛	壬	癸
地　支	寅	卯	辰	巳	午	未	申	酉	戌	亥

在甲子表中，甲子的天干，主要是主五运的盛衰；甲子的地支，主要司六气的变化。所以讲求五运六气必不能离开干支甲子。六十年中，由阴阳干支配合的甲子来推衍，凡五运六气的太过不及均可推算而得。

三、五运

五运，即是以木、火、土、金、水五行之气来概括一年和五个季节气象变化规律的总称。《素问·天元纪大论》中说："五运阴阳者，天地之道也。"道，就是运行变化的规律。五行之所以化为五运，虽是由于十天干的推衍而得，但它毕竟不同于五行的分属。十天干的五行分属是甲乙为木、丙丁为火、戊己为土、庚辛为金、壬癸为水，其依据是以五方、五季的关系来确定的。而推测"五运"则与此大不相同，须把十干的阴阳干重新调整一番。

如《素问·五运行大论》中说："土主甲己，金主乙庚，水主丙辛，木主丁壬，火主戊癸。"这与十干主五行不相同。意思是，甲为木行的阳干，己为土行的阴干，甲己相合，化为五行的土运；乙为木行的阴干，庚为金行的阳干，乙庚相合，化为五运的金运；丙为火行的阳干，辛为金行的阴干，丙辛相合，化为五运的水运；丁为火行的阴干，壬为水行的阳干，丁壬相合化为五运的木运；戊为土行的阳干，癸为水行的阴干，戊癸相合，化为五运的火运。从这甲己土运、乙庚金运、丙辛水运、丁壬木运、戊癸火运的次序来看，仍然是土生金、金生水、水生木、木生火的五行相生次序。其推演的方法是，从每一年的第一个"月建"的"寅"位上化生的。例如：凡是逢甲逢己的十二年，第一月的月建都是"丙寅"，丙为南方火，丙火生土，故甲己化为土运；凡是逢乙逢庚的十二年，第一月的月建都是"戊寅"，戊为中央土，戊土生金，故乙庚化为金运；凡是逢丙逢辛的十二年，第一个月的月建都是"庚寅"，庚是西方金，庚金生水，故丙辛化为水运；凡是逢戊逢癸的十二年，第一个月的月建都是"甲寅"，甲为东方木，甲木生火，故戊癸化为火运；凡是逢丁逢壬的十二年，第一个月的月建都是"壬寅"，壬为北方水，壬水生木，故丁壬化为木运。以上丙寅、戊寅、庚寅、甲寅、壬寅，都是阳干在寅上，阳主化气，寅为万物的始生，所以一干一支相加，五运即由之而化生。

由这十干化生的五运，称为"中运"，因上有"司天"之六气，下有"在泉"的六气，五运居其中而运行不息故名。每一中运，均统管一年。所以《素问·天元纪大论》中说："甲己之岁，土运统之；乙庚之岁，金运统之；丙辛之岁，水运统之；丁壬之岁，木运统之；戊癸之岁，火运统之。"所谓"统"就是通纪一年的意思。例如：逢六甲年，则为阳土通纪全年的运；逢六己年，则为阴土通纪全年的运。以甲为阳干，己为阴干故也，其他各运，准此类推。亦正因为它能统管一年的运气，所以又把它称为"大运"。

十天干纪运，凡逢阳干之年均主运气"太过"，凡逢阴干之年均主运气"不及"。甲（甲子、甲戌、甲申、甲午、甲辰、甲寅），丙（丙寅、丙子、丙戌、丙申、丙午、丙辰），戊（戊辰、戊寅、戊子、戊戌、戊申、戊午），庚（庚午、庚辰、庚寅、庚子、庚戌、庚申），壬（壬申、壬午、壬辰、壬寅、壬子、壬戌），共三十个阳年，各主本运之气的太过；乙（乙丑、乙亥、乙酉、乙未、乙巳、乙卯），丁（丁卯、丁丑、丁亥、丁酉、丁未、丁巳），己（己巳、己卯、己丑、己亥、己酉、己未），辛（辛未、辛巳、辛卯、辛丑、辛亥、辛酉），癸（癸酉、癸未、癸巳、癸卯、癸丑、癸亥），共三十个阴年，各主本运之气的不及。凡推算阳运太过之年，均须从头一年的大寒节前十三日起算；凡推算阴运不及之年，则在大寒节后的十二日起算。《素问·六元正纪大论》中说："运有余，其先至；运不及，其后至。"就是这样的意义。

但亦有既非太过，又非不及，而是属于"平气"之年的。例如：癸巳年是火运不及，因癸为阴火也，但巳在南方属火（参看图3十二支月建五行所属图），不及的癸火得到南方巳火的帮助，于是便平均而无不及之弊了，因而火运不及的癸巳年，便一变而为平气之年。又如：戊辰年是火运太过，以戊属阳火也，但辰年总是太阳寒水司天，太过的火运，遇着司天的寒水，便被抑制住了，因而火运太过的戊辰年，又一变而为平气之年。又如：辛亥年是水运不及，以辛为阴水也，但亥在北方属水，不及的辛水，得到北方亥水的帮助，于是亦平均而无不及之弊了，因而水运不及的辛亥年，又一变而为平气之年。诸如此类，都是从年干支的关系来测定的。另外还有一种情况，也可以产生平气。例如：每年的初运，总是在年前的大寒节交接，假使是丁亥年，交运的第一天，与日甲子的"壬"相合，即是年干和日干相合，这称"干德符"，符者，合也，亦称为平气。或者是交运的时刻甲子是"壬"，年干与时干合，还是为"干德符"，为平气。又如：在阴运不及之年，而所逢的月干皆符合相济，没有胜过它的，仍然称为平气。总之，平气不能预测，要以当年的辰（年支）日、时依法推算才能确定。

四、主运

主运，即五运之气分主于一年各个季节的岁气。主运全年分做五步，按着相生的顺序运行，从木运开始，继而火运、土运、金运、水运，直至水运而终。每一步运，各主七十三日另五刻，每年木运的起运，都开始于大寒日，岁岁如此，居恒不变。略如图4所示。

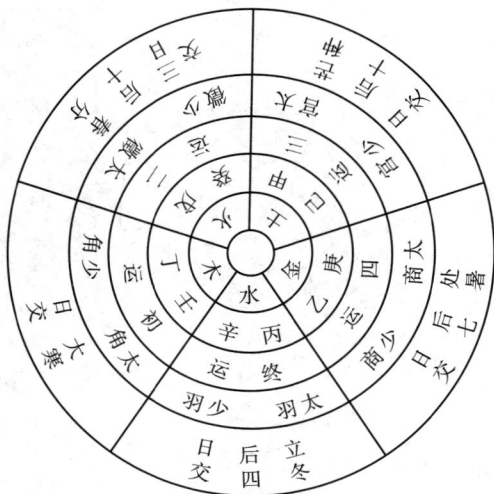

从图4可以看出，要了解主运的具体内容，必须首先弄清以下几个问题：五音建运、太少相生、五步推运、交司时刻。现分述如下。

图 4　五运主运图

（一）五音建运

五音，即宫、商、角、徵、羽。宫为土音，商为金音，角为木音，徵为火音，羽为水音。由于五音亦生于五行之气，所以它们亦分别属于五行。角者，触也，由阳气的触动而发生，木亦是由阳春之气发动而生者，所以角为木之音。徵者，止也，阳盛而极，物盛则止，火为盛阳之象，司炎暑之令，所以徵为火之音。宫者，中也，为中和之义，惟土居中央，化生万物，所以宫为土之音。商者，强也，为坚强之义，五行惟金最坚刚，所以商为金之音。羽者，舒也，阴尽阳生，万物将舒，惟水令具有这种生机，冬尽春回，水能生木，所以羽为水之音。将五音与十天干的五运联系起来，称为"十干建运"。宫为土音，建于土运，在十干为甲己；商为金音，建于金运，在十干为乙庚；羽为水音，建于水运，在十干为丙辛；角为木音，建于木运，在十干为丁壬；徵为火音，建于火运，在十干为戊癸。

（二）太少相生

由于十干有阴阳之别，五音建于五运亦应有阴阳的区分。据《素问·六元正纪大论》所述，是以"太"和"少"来分辨五音之阴阳的。十干以甲、丙、戊、庚、壬为阳，乙、丁、己、辛、癸为阴，在阳干则属太，在阴干则属少。故：甲己土均为宫音，阳土甲为太宫，阴土己为少宫；乙庚金均

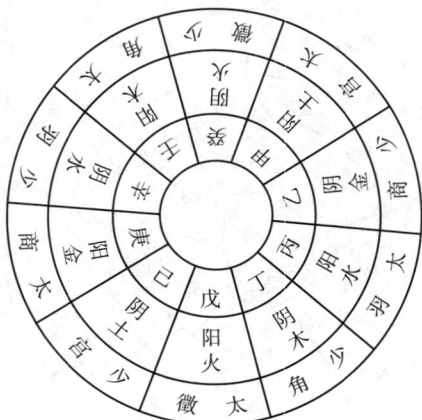

图 5　五音建运太少相生图

为商音，阳金庚为太商，阴金乙为少商；辛水均为羽音，阳水丙为太羽，阴水辛为少羽；丁壬木均为角音，阳木壬为太角，阴木丁为少角；戊癸火均为徵音，阳火戊为太徵，阴火癸为少徵。

五运的相生，既为木生火，火生土，土生金，金生水，水生木，五音既建立于五运之中，当然亦必随五运之相生规律。但除此而外，另有一太少互为相生之义存乎其中，所谓太少相生亦即阴阳相生。试以甲己土年为例。甲为阳土，土生金，便是阳土生阴金，于五音便是太宫生少商；金生水，便是阴金生阳水，也就是少商生太羽；水生木，便是阳水生阴木，也就是太羽生少角；木生火，便是阴木生阳火，也就是少角生太徵；火生土，便是阳火生阴土，也就是太徵生少宫。己为阴土，土生金，便是阴土生阳金，也就是少宫生太商；金生水，便是阳金生阴水，也就是太商生少羽；水生木，便是阴水生阳木，也就是少羽生太角；木生火，便是阳木生阴火，也就是太角生少徵；火生土，便是阴火生阳土，也就是少徵生太宫。如此太少相生，往复无穷，以推衍运气阴阳的种种变化。"太"为有余，"少"为不足，不仅纪主运是如此，中运、客运，亦各有太少相生之义。兹列图 5 所示。

（三）五步推运

主运五步，在一年的五个季节中，木运主春令而为角；木能生火，故火运次之，主夏令而为徵；火能生土，故土运又次之，主长夏而为宫；土能生金，故金运又次之，主秋令而为商；金能生水，故水运又次之，主冬令而为羽。在这春木角、夏火徵、长夏土宫、秋金商、冬水羽的次序中，再辨别其属阳年、属阴年、其为太、其为少，从其主岁的本身而推到初运木角，这就是"五步推运"的含义。按照主运五步推演，如图 3 所示，推运规律如下。

甲年为阳土，运属太宫用事，从太宫土运依次上而推至初运的角。便会清楚地看到：生太宫的是少徵，生少徵的是太角，因而逢甲年的主运便是起于太角；太少相生，则为太角生少徵，少徵生太宫（甲年本运），太宫生少商，少商生太羽，而终于太羽。

己年为阴土，运属少宫用事，从阴土运依次上而逆推至初运的角。便见到：生少宫的是太徵，生太徵的是少角，因而逢己年的主运便是起于少角；太少相生，则为少角生太徵，太徵生少宫（己年本运），少宫生太商，太商生少羽，而终于少羽。

乙年为阴金，运属少商用事，从阴金运依次上而逆推至初运的角。便见到：生少商的是太宫，生太宫的是少徵，生少徵的是太角，因而逢乙年的主运便是起于太角；太少相生，则为太角生少徵，少徵生太宫，太宫生少商（乙年本运），少商生太羽，而终于太羽。

庚年为阳金，运属太商用事，从阳金运依次上而逆推至初运的角。便见到：生太商的是少宫，生少宫的是太徵，生太徵的是少角，因而逢庚年的主运便是起于少角；太少相生，则少角生太徵，太徵生少宫，少宫生太商（庚年本运），太商生少羽，而终于少羽。

丙年为阳水，运属太羽用事，从阳水运依次上而逆推至初运的角。便见到：生太羽的是少商，生少商的是太宫，生太宫的是少徵，生少徵的是太角，因而逢丙年的主运便是起于太角；太少相生，则太角生少徵，少徵生太宫，太宫生少商，少商生太羽（丙年本运），而终于太羽。

辛年为阴水，运属少羽用事，从阴水运依次上而逆推至初运的角。便见到：生少羽的是太商，生太商的是少宫，生少宫的是太徵，生太徵的是少角，因而逢辛年的主运便是起于少角；太少相生，则少角生太徵，太徵生少宫，少宫生太商，太商生少羽（辛年本运），而终于少羽。

丁年为阴木，运属少角用事，角本是初运无从上推，则逢丁年即从少角起算。太少相生：即少角（丁年本运）生太徵，太徵生少宫，少宫生太商，太商生少羽，而终于少羽。

壬年为阳木，运属太角用事，角本是初运亦无从上推，则逢壬年即从太角起算。太少相生：即太角（壬年本运）生少徵，少徵生太宫，太宫生少商，少商生太羽，而终于太羽。

戊年为阳火，运属太徵用事，从阳火运上推一步即是少角，因而逢戊年的主运便是起于少角。太少相生：则为少角生太徵（戊年本运），太徵生少宫、少宫生太商，太商生少羽，而终于少羽。

癸年为阴火，运属少徵用事，从阴火运上推一步即是太角，因而逢癸年的主运便是起于太角。太少相生：则为太角生少徵（癸年本运），少徵生太宫，太宫生少商，少商生太羽，而终于太羽。

如此推算，便能得知本年的主运在哪一步，须明白主运必始于"角"而终于"羽"是一定不易之理。

（四）交司时刻

主运五步，分司五季而成为每岁的常令，其于各年交司的时刻如下。

（1）逢申、子、辰年交司时刻

初运角：大寒日寅时初初刻起。二运徵：春分后十三日寅时正一刻起。三运宫：芒种后十日卯时初二刻起。四运商：处暑后七日卯时正三刻起。五运羽：立冬后四日辰时初四刻起。

（2）逢巳、酉、丑年交司时刻

初运角：大寒日巳时初初刻起。二运徵：春分后十三日巳时正一刻起。三运宫：芒种后十日午时初二刻起。四运商：处暑后七日午时正三刻起。五运羽：立冬后四日未时初四刻起。

（3）逢寅、午、戌年交司时刻

初运角：大寒日申时初初刻起。二运徵：春分后十三日申时正一刻起。三运宫：芒种后十日酉时初二初起。四运商：处暑后七日酉时正三刻起。五运羽：立冬后四日戌时初四刻起。

（4）逢亥、卯、未年交司时刻

初运角：大寒日亥时初初刻起。二运徵：春分后十三日亥时正一刻起。三运宫：芒种后十日子时初二刻起。四运商：处暑后七日子时正三刻起。五运羽：立冬后四日丑时初四刻起。

申、子、辰、寅、午、戌六阳年，寅为木，午为火，申为金，子为水，辰与戌为土，此为十二支五行之属于阳者。巳、酉、丑、亥、卯、未六阴年，卯为木，巳为火、酉为金、亥为水，丑与未为土，此为十二支五行之属于阴者。凡阳年的初运均起于阳时，所以申、子、辰三阳年都起于寅，寅、午、戌三阳年都起于申。阴年的初运均起于阴时，所以巳、酉、丑三阴年都起于巳，亥、卯、未三阴年都起于亥。

统观六阳六阴十二年中所交司的时刻，从寅到丑，顺序而下，与全年月建的次序一样，秩然无紊。五运推移而司岁气的道理于此越发显然。《素问·六元正纪大论》中云："五运气行，主岁之纪，其有常数。"又说："先立其年，以明其气，金、木、水、火、土运行之数，寒、暑、燥、湿、风、火临御之化，则天道可见，民气可调。"因此认为，主运之建立，即所以说明一年五纪常令运化的秩序而已。

五、客运

"客运"即以中运为始之推步而计算者。中运统管一年，客运则以每年的中运为初运，循着五行相生的次序分五步运行，每步为七十三日零五刻，行于主运之上。与主运相对而言，故称为客运，逐岁变迁，十年一周。列如图 6 所示。

以甲己年属土运为例，甲年为阳土为太宫，己年为阴土为少宫。每逢甲年，便以太宫阳土为初运；

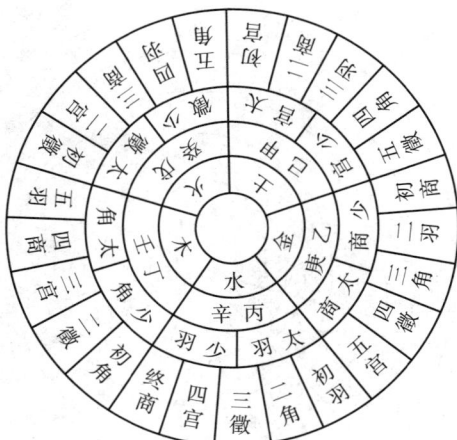

图 6　五运客运图

太生少，土生金，则少商为二运；少生太，金生水，则太羽为三运；太生少，水生木，则少角为四运；少生太，木生火，则太徵为终运。若逢己年，便以少宫阴土为初运；少生太，土生金，则太商为二运；太生少，金生水，则少羽为三运；少生太，水生木，则太角为四运；太生少，木生火，则少徵为终运。

凡乙、庚、丙、辛、丁、壬、戊、癸诸年，均如此太少相生推算，十年一司令，而轮周十干，周而复始。于此得出主运与客运的同异是：阴阳干互为起运，太少相生，五行相生顺序，五步推移等都是相同的；惟主运年年始于春角，终于冬羽，亘古不变，而客运必须以本年的中运为初运，循五行次序，太少相生，年年不同，十年一周，周而复始，这是主运和客运的不同处。兹列图 6 如前，以觇其十年中的变化规律。

六、六气

"六气"即风、热（暑）、火、湿、燥、寒等六种不同的气旋活动，是根据我国各地区的气候特点而总结出来的。由于东、南、西、北、中五方气候的干燥度、蒸发量、雨量等差异，必然产生风（温的意思）、热（火）、湿、燥、寒等不同气候特征。由于我国气候偏于温热，故六气除湿与寒外，其他四气均是偏于温热的。同时又以三阴三阳来概括之：风为"厥阴"，热为"少阴"，湿为"太阴"，以上是三阴；火为"少阳"，燥为"阳明"，寒为"太阳"，以上是三阳。又根据这六种气旋活动的变化来辨别正邪：时至

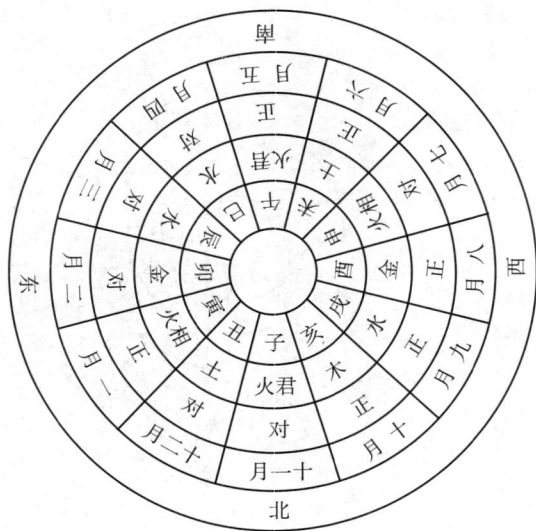

图 7　六气正对化图

而气至，便为天地间的六元正气；如果化非其时，便为邪气。

（一）十二支气化

在运气学说中，把六气与十二地支联系起来，明其各自的归属。即：风属巳亥，热属子午，火属寅申，湿属丑未，燥属卯酉，寒属辰戌。这与前面所说的十二支月建所属五行（参见图3十二支月建五行所属图）大不相同，其归属的方法是由十二支的"正对化"演变而得来的。如图7所示。

从图7可以看到：子与午相对，午为正方，子为对方；丑与未相对，未为正方，丑为对方；寅与申相对，寅为正方，申为对方；卯与酉相对，酉为正方，卯为对方；辰与戌相对，戌为正方，辰为对方；巳与亥相对，亥为正方，巳为对方。

所谓"正方"，不是取其方位所在的意义，而是依据五行相生的道理。子与午均为君火，但午之方位在正南，在月建为五月，南方与五月仲夏均属火，所以午为正方；子为十一月月建，居正北方，与正南方的午遥遥相对，故居对方而从化。丑与未均为湿土，未为六月月建，六月为长夏，正当湿土的旺季，所以未为正方；丑为十二月月建，与未遥遥相对，故居于对方而从化。寅与申均为相火，正月建寅，在时令为孟春，正当木气旺时，木能生火，为火之母，所以寅为正方；申为七月月建，七月初秋属燥金，是下半年的第一个月，与上半年的第一个月遥遥相对，故申居对方而从化。酉与卯均为燥金，酉为八月月建，八月仲秋，正是西方金气旺盛的季节，所以酉为正方；卯为二月月建，二月仲春，仲春卯月与仲秋酉月遥遥相对，故卯居于对方而从化。辰与戌均为寒水，九月建戌，为秋金隆盛之时，金能生水，为水之母，所以戌为正方；辰为三月月建，三月为季春，与季秋戌月遥遥相对，故居于对方而从化。亥与巳均为风木，十月建亥，为水令之孟冬月，水能生木，为木之母，所以亥为正方；巳为四月月建，属孟夏月，与孟冬月遥遥相对，故居于对方而从化。通过这样正对化的关系，十二支与六气的配属便确定为：子午属少阴君火，丑未属太阴湿土，寅申属少阳相火，卯酉属阳明燥金，辰戌属太阳寒水，巳亥属厥阴风木。

（二）主气

"主气"亦称地气，即风木、君火、相火、湿土、燥金、寒水等六气，分主于春、夏、秋、冬四季的二十四节气，反映一年季节的不同变化，其次序仍是按木、火、土、金、水五行相生的顺序而排列的。

厥阴风木为初气，以风木是东方生气之始，所以为初气，从十二月中的大寒节起算，经过立春、雨水、惊蛰，至二月中的春分前夕，即主春分前六十日八十七刻半。木能生火，则少阴君火为二气，从二月中的春分起算，经过清明，谷雨、立夏，至四月中的小满前夕，即主春分后六十日又八十刻半。火分君火和相火，两火相随，君火在前相火在后，所以少阳相火势必要紧接着君火而为三气，从四月中的小满起算，经过芒种、夏至、小暑，至六月中的大暑前夕，即主夏至前后各三十日又四十三刻有奇。火能生土，则太阴湿土为四气，从六月中的大暑起算，经过立秋、处暑、白露，至八月中的秋分前夕，即主秋分前六十日又八十七刻半。土能生金，则阳明燥金为五气，从八月中的秋分起算，经过寒露、霜降、立冬，至十月中的小雪前夕，即主秋分后六十日又八十七刻半。金能生水，则太阳寒水为终气，从十月中的小雪起算，经过大雪、冬至、小寒，至十二月中的大寒前夕，即主冬至前后各三十日又四十三刻有奇。一年的主气，至此而一周。兹列图8所示。

六步主时之气，共得三百六十五日又二十五刻，一岁一周遍，年年无异动，所以称之为主气。

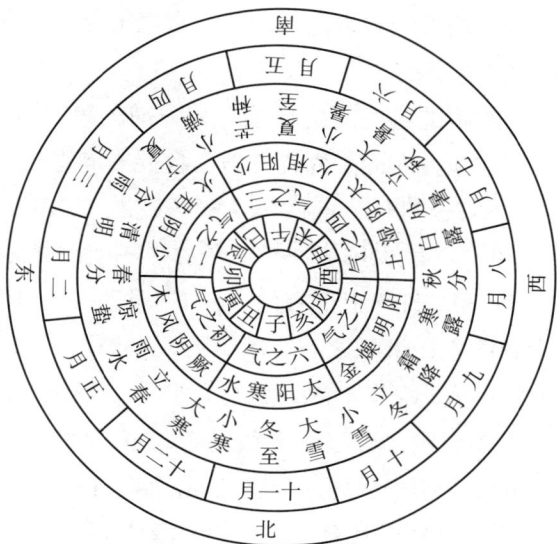

图8　六气主时节气图

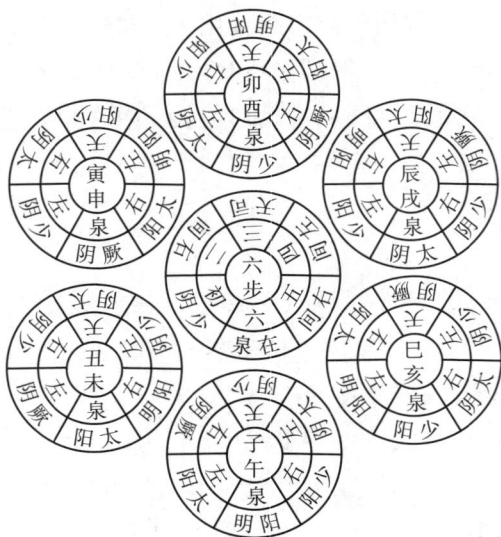

图9　司天在泉左右间气图

（三）客气

地为阴常静，故主气六步，始于春木，终于冬水，居恒不变。"客气"则当为天气，天为阳主动，故客气运行于天，动而不息。主气分作六步，客气亦分作六步，即"司天"之气，"在泉"之气，上下左右四步"间气"。这六步气的次序，是从阴阳先后的次序来排定的，即先三阴，后三阳，三阴以厥阴为始，次少阴，又次太阴，因此厥阴为一阴，少阴为二阴，太阴为三阴。三阳则以少阳为始，次阳明，又次太阳，故少阳为一阳，阳明为二阳，太阳为三阳。合三阴三阳六气而计之，则一厥阴，二少阴，三太阴，四少阳，五阳明，六太阳。分布于上下左右互为"司天"互为"在泉"，互为"间气"，便构成了司天在泉的六步变化。

司天、在泉、四间气，为客气的六步，凡主岁之气为司天，位当三之气；在司天的下方恰与之相对的是为在泉，位当终之气；司天的左方为左间气，司天的右方为右间气；在泉的左方为左间气，在泉的右方为右间气。如图9所示。

每岁的客气，总是始于司天前的第二位，即上列中心小圆"六步"图中，在泉的左间是为初之气。自此右向退行而行到二气（司天的右间），而三气（司天本身），而四气（司天的左间），而五气（在泉的右间），而六气（即终气在泉本身）。一步一气，各主六十日又八十七刻半。《素问·六微旨大论》中云："上下有位，左右有纪。故少阳之右，阳明治之；阳明之右，太阳治之；太阳之右，厥阴治之；厥阴之右，少阴治之；少阴之右，太阴治之；太阴之右，少阳治之。此所谓气之标，盖南面而待之也。"六步客气在天的位置，也就是按着这样顺序排列的。古人认为地包于浑天之中，因而假设人居于上列六个小圆图任何一图的圆心，则面对少阳时则阳明在右，面对阳明时则太阳在右，即所谓"南面而待之也"。所谓"上下有位"，即司天在上，在泉在下，各定其位。上下之位既定，司天就有其左右间气，在泉亦自有其左右间气，这便是"左右有纪"。

总之，六气的互为司天，互为在泉，互为间气，是按着十二支的顺序迭为迁移的，如图10所示。

图10所示：司天之气在上，不断地右转，自上而右，以降于地；在泉之气在下，不断地左转，自下而左，以升于天。例如：逢戌年太阳寒水司天，太阴湿土在泉，转太阳寒水于上方，则太阴湿土自然在下方；又如逢亥年，厥阴风木

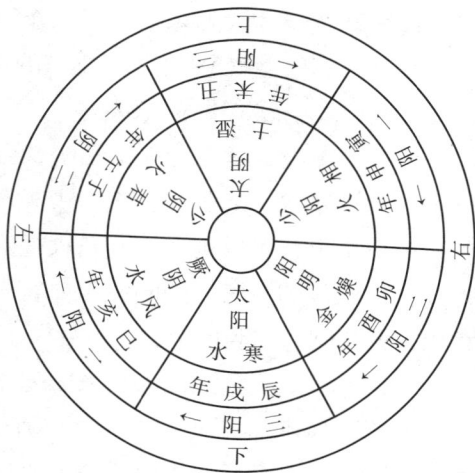

图10　六气迁升顺序图

司天，少阳相火在泉，将图依箭头所示而转动，转厥阴风木于上方，则少阳自然在下方。图中箭头所示之方向，在上者自左向右，在下者自右向左，这就是《素问·五运行大论》中所谓"上者右行，下者左行"之意。如此左右周天，一周之后而复会也。

从图10还可以看出，司天在泉之气，总是一阴一阳，二阴二阳，三阴三阳上下相交的。即：一阴厥阴司天，必然是一阳少阳在泉；二阴少阴司天，必然是二阳阳明在泉；三阴太阴司天，必然是三阳太阳在泉；一阳少阳司天，必然是一阴厥阴在泉；二阳阳明司天，必然是二阴少阴在泉；三阳太阳司天，必然是三阴太阴在泉。天地阴阳之数相参，就是这样秩然不紊的。司天和在泉，共主一年的岁气，司天之气主管上半年，在泉之气主管下半年。上半年始于前一年的十二月中的大寒，终于六月初的小暑；下半年始于六月中的大暑，终于十二月初的小寒。惟四间气只能纪步，即一间气只管一步（六十日又八十七刻半），这是它和司天在泉之气不同的地方。

（四）客主加临

在天的客气和在地的主气，虽然上下攸分、动静迥异，而它们相互间的关系仍是非常密切的。正如《素问·五运行大论》所云："上下相遘，寒暑相临。"变化顺逆便由斯见。客气与主气如何相遘相临？这首先要确定逐年客气司天的所在。即：逢子逢午年为少阴君火（热）司天，逢丑逢未年为太阴湿土司天，逢寅逢申年为少阳相火司天，逢卯逢酉年为阳明燥金司

天，逢辰逢戌年为太阳寒水司天，逢巳逢亥年为厥阴风木司天。将逐年的司天客气（即三之气），加临于主气的第三气上面，其余五气便自然的依次相加，而呈现出以下的公式：

子、午年少阴君火司天，阳明燥金在泉。初气的主气为厥阴风木，客气则为太阳寒水；二气的主气为少阴君火，客气则为厥阴风木；三气的主气为少阳相火，客气则为少阴君火；四气的主气为太阴湿土，客气亦为太阴湿土；五气的主气为阳明燥金，客气则为少阳相火；六气的主气为太阳寒水，客气则为阳明燥金。

丑、未年太阴湿土司天，太阳寒水在泉。初气的主气为厥阴风木，客气亦为厥阴风木；二气的主气为少阴君火，客气亦为少阴君火；三气的主气为少阳相火，客气则为太阴湿土；四气的主气为太阴湿土，客气则为少阳相火；五气的主气为阳明燥金，客气亦为阳明燥金；六气的主气为太阳寒水，客气亦为太阳寒水。

寅、申年少阳相火司天，厥阴风木在泉。初气的主气为厥阴风木，客气则为少阴君火；二气的主气为少阴君火，客气则为太阴湿土；三气的主气为少阳相火，客气亦为少阳相火；四气的主气为太阴湿土，客气则为阳明燥金；五气的主气为阳明燥金，客气则为太阳寒水；六气的主气为太阳寒水，客气则为厥阴风木。

卯、酉年阳明燥金司天，少阴君火在泉。初气的主气为厥阴风木，客气则为太阴湿土；二气的主气为少阴君火，客气则为少阳相火；三气的主气为少阳相火，客气则为阳明燥金；四气的主气为太阴湿土，客气则为太阳寒水；五气的主气为阳明燥金，客气则为厥阴风木；六气的主气为太阳寒水，客气则为少阴君火。

辰、戌年太阳寒水司天，太阴湿土在泉。初气的主气为厥阴风木，客气则为少阳相火；二气的主气为少阴君火，客气则为阳明燥金；三气的主气为少阳相火，客气则为太阳寒水；四气的主气为太阴湿土，客气则为厥阴风木；五气的主气为阳明燥金，客气则为少阴君火；六气的主气为太阳寒水，客气则为太阴湿土。

巳、亥年厥阴风木司天，少阳相火在泉。初气的主气为厥阴风木，客气则为阳明燥金；二气的主气为少阴君火，客气则为太阳寒水；三气的主气为少阳相火，客气则为厥阴风木；四气的主气为太阴湿土，客气则为少阴君火；五气的主气为阳明燥金，客气则为太阴湿土；六气的主气为太阳寒水，客气则为少阳相火。

这样，主岁的客气与主时的主气，在一年的六步中，上下交遘，错综互见，以形成一年的气象变化，六年为一周期。为了进一步明白这个公式变化的由来，特制六气客主加临图，如图 11 所示。

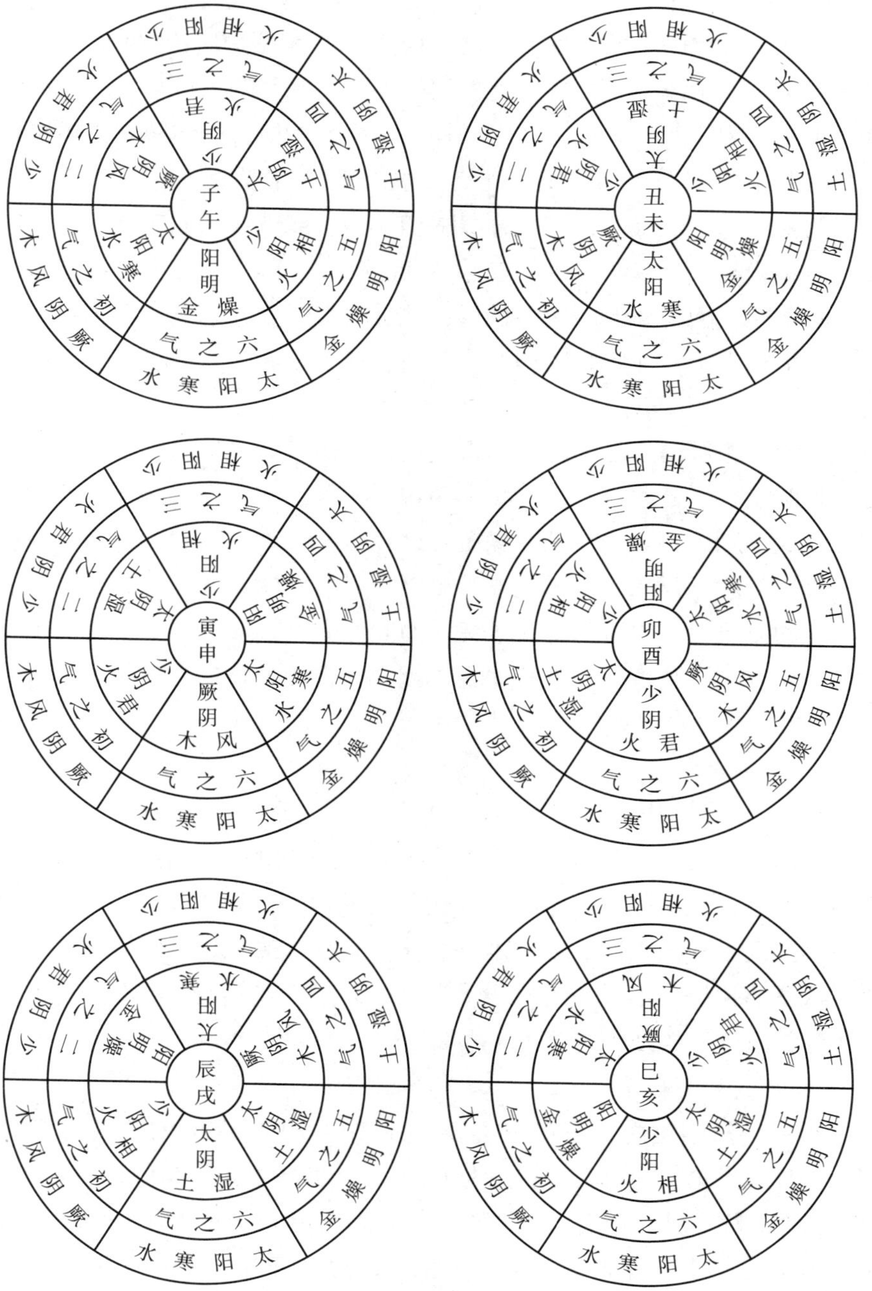

图 11　六气客主加临图

客气和主气的加临，主要是观察其相生相克的关系所在，正如《素问·五运行大论》所谓"气相得则和，不相得则病"。客主之气彼此相生，便相得而安；如果彼此相克，便不相得而病。

例如：逢子逢午之年，少阴君火司天，初气的主气是厥阴风木，客气是太阳寒水，水能生木，是客主之气相得；二气的主气是少阴君火，客气是厥阴风木，木能生火，客主之气仍为相得；三气的主气是少阳相火，客气是少阴君火，同一火气，而君相相从，亦为相得，惟当防其亢盛；四气的客气和主气同为太阴湿土，同气相求，仍属相得之例，亦当防其亢盛；五气的主气为阳明燥金，客气是少阳相火，火能克金，似乎客主之气不相得，但《素问·至真要大论》云："主胜逆，客胜从"，相火克制燥金，是客气胜主气，因而亦可以称为相得；六气的主气为太阳寒水，客气是阳明燥金，金能生水，当然更为相得。因而子年午年客主气六步，基本都属于相得之气。

又如：逢卯逢酉之年，阳明燥金司天，初气的主气是厥阴风木，客气是太阴湿土，既是木克土，是属主胜客，为客主不相得的病气；三之气的主气是少阳相火，客气是阳明燥金，火克金，也是主气胜制客气，亦属客主不相得的病气；其余可以类推。主胜为逆客胜为从的理由是：主气居而不动，为岁气之常，客气动而多变，为岁气之暂，如果居而不动的主气胜制短暂的客气，则客气便无从司令。因此，宁使短暂的客气胜制主气，不要使固定的主气胜制客气。

（五）运气同化

主运、客运，主气、客气，在六十年一周期的变化中，除互为生克、互有消长外，还有二十多年的"同化"关系发生，即"运"与"气"由于性质相同而有化治之意。如：木同风化，火同暑热化，土同湿化，金同燥化，水同寒化等。不过在运气中，又有或太过，或不及，或同天化，或同地化等的区分。兹分述如下。

（1）天符

通主一年中运之气与司天之气相符而同化的，即称作"天符"。《素问·天元纪大论》中所云"应天为天符"，就是指中运之气与司天之气相应而符合的意思。如：己丑、己未年，己为阴土运，丑未均为太阴湿土司天，于是五运的己土与司天的丑未湿土相合，故为天符；戊寅、戊申、戊子、戊午四年，戊为阳火运，寅申为少阳相火司天，子午为少阴君火司天，于是五运的戊火与司天的寅申相火及子午君火相合而同化，故为天符；乙卯、乙酉年，乙为阴金运，卯酉为阳明燥金司天，于是五运的乙金与司天的卯酉燥金相合而同化，故为天符；丁巳、丁亥年，丁为阴木运，巳亥为厥阴风木司天，于是五运的丁木与司天的巳亥风木相合而同化，故为天符；丙辰、丙戌年，丙为阳水运，辰戌为太阳寒水司天，于是五运的丙水与司天的辰戌寒水相合而同化，故为天符年。故

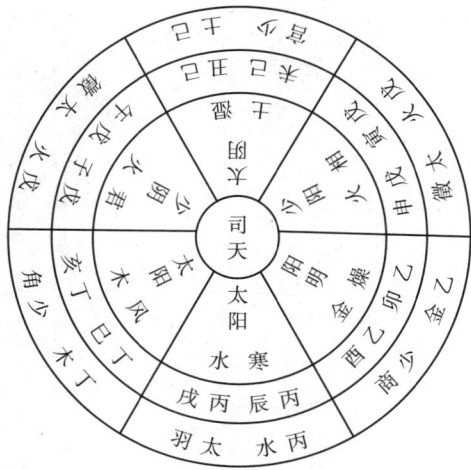

图 12　天符图

六十年中，凡此己丑、己未、戊寅、戊申、戊子、戊午、乙卯、乙酉、丁巳、丁亥、丙辰、丙戌等十二年，都属于天符之年。参见图 12 所示。

（2）岁会

通主一年的中运之气与岁支之气相同，这叫作"岁会"。如：丁卯年，丁为木运，卯在东方属木；戊午年，戊为火运，午在南方属火；甲辰、甲戌、己丑、己未四年，甲己均为土运，而辰、戌、丑、未分布在四个季月，辰为季春，戌为季秋，丑为季冬，未为季夏，同属于土气寄旺之支；乙酉年，乙为金运，酉在西方属金；丙子年，丙为水运，子在北方属水。凡此八年，都是本运同于本气，均称岁会年。

又，子午为经，卯酉为纬，在一年四季中，子居正北方而为仲冬，午居正南方而为仲夏，卯居正东方而为仲春，酉居正西方而为仲秋。东西南北，经纬相对，是为四正支。以上列举的丁卯、戊午、乙酉、丙子四年，即为四正支与运相合之年，所以又把这四年称为"四直承岁"。

他如：壬寅皆为木、庚申皆为金、癸巳皆为火、辛亥皆为水，这四年也是运与年支相合的，但并不称之为岁会，即因寅、申、巳、亥四年支不当于经纬四正位的缘故。惟亦称之为"类岁会"，以其类似岁会而实非也。参看图 13 之岁会图。

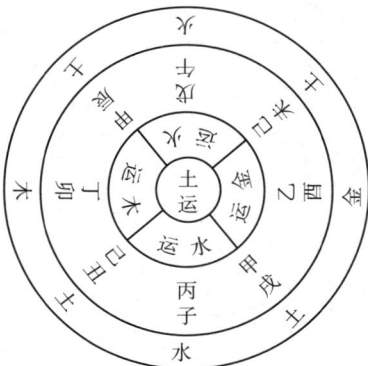

图 13　岁会图

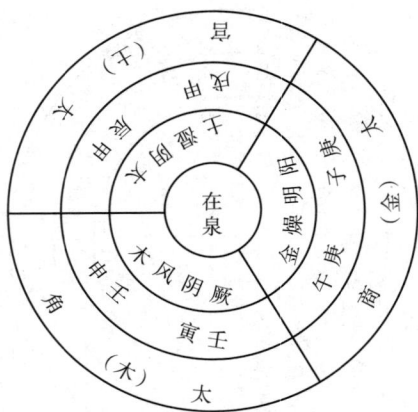

图 14　同天符图

（3）同天符

凡逢阳年，太过的中运之气与在泉之气相合，即称（同天符）。因为司天之气与中运相合叫作"天符"，运与在泉之气相合与天符具有同样的意义，故名为"同天符"。如：甲辰、甲戌年，中运是太宫阳土，辰戌是太阴湿土在泉，是甲土太宫与在泉的太阴湿土相合而同化；壬寅、壬申年，中运是太角阳木，寅申是厥阴风木在泉，是壬木太角与在泉的厥阴风木相合而同化；庚子、庚午年，中运是太商阳金，子午为阳明燥金在泉，是庚金太商与在泉的阳明燥金相合而同化。以上都称为同天符，在六十年中有六年是同天符年。如图 14 所示。

（4）同岁会

凡逢阴年，不及的中运之气与在泉之气相合，即称"同岁会"。原本中运与岁支之气相同才称"岁会"，但司天、在泉之气仍取决于岁支，今中运之气与在泉之气合并不是完全取决于岁支，而是据岁支所主的在泉之气，这便与岁会似同而实异，所以称"同岁会"。

如：癸巳、癸亥、癸卯、癸酉年，中运都是少徵癸火，惟巳、亥两年的客气是少阳相火在泉，卯酉两年的客气是少阴君火在泉，以火运少徵分别与在泉的少阳相火、少阴君火之气相合而同化，是为同岁会。又辛丑、辛未年，中运是少羽辛水，丑、未为太阳寒水在泉，不及的辛水与在泉的太阳寒水之气相合而同化，仍属于同岁会。兹列图 15 如下。

（5）太乙天符

既为天符，又是岁会，称"太乙天符"。如戊午、乙酉、己丑、己未四年，天符十二年中有它们，岁会八年中也有它们，因而这四年便为太乙天符年。既为天符，又是岁会，也就是天气、中运、岁支三者之气都会合了。《素问·天

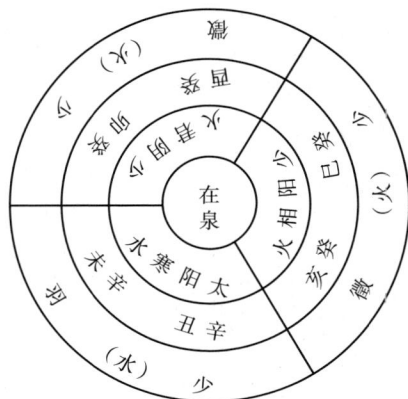

图 15　同岁会图

元纪大论》中所谓"三合为治"，就是指此而言。

如戊午年，戊为火运，午年为少阴君火司天，而午又属南方火位。乙酉年，乙为金运，酉年为阳明燥金司天，而酉在岁支又属西方金位。己丑、己未年，己为土运，丑、未年均为太阴湿土司天，丑、未本身又属土。像这样三气会合，便为太乙天符之年。刘温舒在《素问入式运气论奥》中云："太乙者，所以尊之之号也。"是谓难得之意。

以上天符十二年，岁会八年，同天符六年，同岁会六年，太乙天符四年，共为三十六年。但太乙天符四年，已含在天符的十二年中，即戊午、乙酉、己丑、己未年，岁会八年，亦有四年（即与太乙天符相同的四年）含在天符中，故实际只有二十六年。在这二十六年中，天地同化，运气符会，无所克侮，气象纯正。但是这样的运气同化并不等于是平气，相反，正因其同化的纯一之气，尤须防其亢害为灾。

运气学说的临床运用

　　中医学的运气学说，是以研究气象、气候变化对疾病的发生与发展的影响为目标的。五运六气之变化，总不外太过、不及、生化、克制几个方面，而人体病变的发生，也就是这几方面的问题，因而掌握运气学说的盛衰生克规律，对临床治疗和预防保健是很有意义的。

　　《素问·五运行大论》中说："主岁如何？……曰：气有余，则制己所胜，而侮所不胜。其不及，则己所不胜，侮而乘之；己所胜，轻而侮之。侮反受邪，侮而受邪，寡于畏也。"主岁之气，无论其为太过、为不及，均不能离开生克制化的相互关系来推算其气运的相得与否。例如：木气有余，不仅能克制着己所胜的土，使其湿化之气大衰，甚至还能欺侮其素所不胜的金，而风气大行。这就是太过的主岁之气"制己所胜，而侮所不胜"。假使木气不及，不仅它素所不能胜的金气将乘其衰而来欺侮，即是它素所能胜的土气亦将视其弱而欺侮于木。这就是"己所不胜，侮而乘之；己所胜，轻而侮之"。但是，事物运动的规律，有极必有反，有胜必有衰。胜气发展到势极而衰时，亦将使自己受到灾害。"侮而受邪，寡于畏也"，就是物极必反的运动所造成的。

　　这种生克制化的规律，无论其为五运、为六气，或五运与六气之间，推而至于为五脏，为六腑，或脏与腑之间，都存在这样的关系。以上即是运用运气学说的基本原则，至于逐年的具体运用，试以今年辛酉年（1981年）为例说明如下。

　　辛酉年，就五运来说，辛为阴水，则本年的中运为水运不及。从本年的客运和主运的关系来看。自去年大寒日巳时初初刻起，便交了本年的主运初运少角，客运初运少羽，少羽生少角，即水来生木，阴运而得阳生，水虽不及木犹滋荣；春分后十三日巳时正一刻起二运主运太徵，客运太角，太角生太徵，即木来生火，还是客运生主运；芒种后十日午时初二刻起交三运，主运少宫，客运少徵，少徵生少宫，即火来生土，也是客运生主运；

处暑后七日午时正三刻起交四运，主运太商，客运太宫，太宫生太商，即土来生金，仍为客运生主运；立冬后四日未时初四刻起交终运，主运少羽，客运少商，少商生少羽，即金来生水，仍为客运生主运。全年五步客主运都是相生关系，则本年春夏秋冬四季应该是比较正常的，惟客主运五步不是太少相生，而是少生少、太生太，前者嫌其力有不足，后者则恐其过而偏亢。

从六气方面来观察，酉年为阳明燥金司天，少阴君火在泉。上半年是燥金之气主事，下半年是君火之气主事，中运又为阴水不及，则本年的气象偏于燥热可知。故从大寒交节气以来，一直很少下雪的原因亦可知。从运与气的关系来看，上半年燥金之气偏盛，弱水不足以济之。下半年的水运，本可以克君火在泉之气，奈何是不及之水，难以制胜。故本年总的气象变化是：水运不及，燥金司天，君火在泉，阴水无力以制燥火。因此，凡属阴精不足，津液亏损，或阴虚阳亢的患者，无论在心、在肺，还是在肝、在肾，总宜生津以润燥，甚则养阴以泻火。

再从客主气的加临来分析。自去年大寒日（十二月十五日）巳时初刻至本年春分日（二月十六日）卯时初刻为初气，客气是太阴湿土，主气是厥阴风木，既是风木克湿土，是主气克客气，故初气是以风、燥两盛为特点，因此脾虚肝亢的患者，应着重于柔润熄风，泻木清燥，甘淡培土诸法的运用。自春分日卯时正刻起，至小满日（四月十八日）丑时正刻为二气，客气是少阳相火，主气是少阴君火，两火同气为特点，因此于脾虚湿邪盛者颇相宜，而于阴虚火旺者将助其炎上之势，故当慎用辛温诸法。自小满日寅时初刻起至大暑日（六月二十二日）子时初刻为三气，客气是阳明燥金（即司天本气），主气是少阳相火，相火固能克制燥金，时当盛夏，火热之气独旺，故出现多年未见之奇热，酷暑袭人，因此于阳热疾病则应注意泻火养阴诸法的运用。自大暑日子时正刻起，至秋分日（八月二十六日）戌时正刻为四气，客气是太阳寒水，主气是太阴湿土，本年中运已为水气不足，又逢主气之土克客气之水，水将益见其不足，又下半年在泉之气又为君火，因此对于阴虚阳亢证甚不相宜。自秋分日亥时初刻，至小雪日（十月二十六日）酉时初刻为五气，客气是厥阴风木，主气是阳明燥金，金克木，主胜客，燥金挟君火之气以行，是本年秋季仍当显得燥热，因此于呼吸系统之病应注意清火润燥。自小雪日酉时正刻起，至大寒日（十二月十五日）未时正刻为终气，客气是少阴君火（即在泉之本气），主气是太阳寒水，水克火，主胜客，本年火热之气将由此衰竭，交明年壬戌的木运，即太阳寒水司天太阴湿土在泉之气。

总之，本年气候总的说来是偏于燥热的，特别是在春夏秋三个季节。其他各年，可以类推，其要点是，掌握运气的基本精神仍在于胜衰生克之所在，胜者抑之，衰者扶之，生者助之，克者平之。故《素问·六元正纪大论》中云："安其运气，无使受邪，折其郁气，资其化源。"郁气，即被克而郁结不散之气。如水胜则火郁，火胜则金郁之类。要折散其被郁之气，必先折服其胜制之气，如水得制则火郁解，火得制则金郁解之类。化源，即指生化之源，如木能生火，火失养则当资木，金能生水，水失养则当资金，各从其母气以资养，是谓"资其化源"，这在临床上是很有指导意义的。

历代医家对运气学说之研究

在我国历史上，随着天文、历法等知识的丰富积累，对运气学说的研究在后汉时代便已产生了。古人首先认识到气候变化对于人类生活的影响，特别是对疾病的影响是十分密切的，通过不断地实践和反复地认识、提高，总结出认识气候变化的规律，称之为"运气学说"。

从运气学说的具体内容来看，人们以其生活的地带为中心，逐渐扩大到所能了解到的地域，基本范围是在黄河流域的大平原地区。经过长期的观察，把一年的气候变化分为五个季节，并总结出一般的运动规律，称为"五运"。又从气候的区划和特征，总结出三阴三阳六种不同的气旋活动，称为"六气"。虽然与现代的气候学、气象学比较起来，运气学说是相当朴素的，甚至还有不尽符合的地方，但是它毕竟是在长期的生活和生产实践中总结出来的，亦曾反复经过长期的生活和生产验证，因此运气学说具有一定的科学基础。

从生产方面来说，如二十四节气的制定，对农业生产的有效指导，直到今天还在发挥重要的作用。从医学方面来说，许多流行性病的发生是与气候的正常与否密切相关的。如 1959 年为丙申年，客气属少阳相火司天，乙型脑炎猖獗，病儿出现高热、抽搐等症状，多数都用白虎汤加减治愈。又，张仲景在《伤寒论》中记载有六经病的欲解时：太阳从巳至未，阳明从申至戌，少阳从寅至辰，太阴从亥至丑，少阴从子至寅，厥阴从丑至卯。而在《金匮要略方论》里又云："冬至之后，甲子夜半少阳起，少阳之时阳始生，天得温和。以未得甲子，天因温和，此为未至而至也；以得甲子，而天未温和，此为至而不至也；以得甲子，而天大寒不解，此为至而不去也；以得甲子，而天温如盛夏五六月时，此为至而太过也。"可见仲景所叙述的"太过""不及"是指冬至一阳生以后的气候变化，这无疑属于运气学说的范畴。

两汉之际，已存在着《阴阳大论》《太始天元册文》一类关于运气学说的文献，经过唐朝王冰次注《素问》，得以流传下来，这是很宝贵的。略后于王冰，而专门从事运气学说的阐发者，首推宋代元符间（1098年）刘温舒的《素问入式运气论奥》。刘温舒认为："气运，最为补泻之要"，乃"括上古运气之秘文，撮斯书阴阳之精论，若网之在纲，珠之在贯，粲然明白。"《素问入式运气论奥》一书是以《素问》相关的七篇大论为根据，分作三十一个专题来进行阐述，从"五行生死顺逆"至"五行胜复"，解说犹有未尽者并辅以图，此书确为阐述运气学说最成系统而晓畅之专著，后世言运气者无不以之为蓝本。

赵宋时期，学术界对运气学是相当重视的，政和间（1111～1117年）宋徽宗敕廷臣修《圣济总录》二百卷，首先列入六十年的运气图，包括主运、客运、司天、在泉、客主加临的变化规律。

金朝成无己的《注解伤寒论》卷首，亦详列南北政脉应、运气加临汗差、棺墓、补泻病证诸图，并强调说："五运六气主病，阴阳虚实，无越比图。"同时代的刘完素亦言气运之学，他在《素问玄机原病式》中说："易教体乎五行八卦，儒教存乎三纲五常，医教要乎五运六气，其门三，其道一……则不知运气而求医无失者，鲜矣！……夫别医之得失者，但以类推运气造化之理，而明可知矣……世俗或以谓运气无征，而为惑人之妄说者。或但言运气为大道玄机，若非生而知之则莫能学之者。由是，学者寡而知者鲜……观夫医者，唯以别阴阳虚实，最为枢要，识病之法，以其病气归于五运六气之化，明可见矣。"基于这些认识，他把《素问·至真要大论》中的病机十九条，分别纳入五运六气之中来论述。如肝、心、脾、肺、肾所属诸条为五运主病，以肝属木、心属火、脾属土、肺属金、肾属水也。其余皆六气为病，并补"诸涩枯涸，干劲皴揭，皆属于燥"一条，使六气之病，臻于完整。经刘完素的提倡，河间、易水诸医家，言气运之学者便日益众多，可以说影响了当时整个医学界。

元朝泰定年间（1324年），有程德斋者，托名张南阳，作《伤寒钤法》一卷，以病日为司天，从生日求病原，计日传经，归号主治，亦风靡一时。明代熊宗立著有《素问运气图括定局立成》一书，基本与《伤寒钤法》类似，取病人之生年，及其得病日的干支，推其气运的生克盛衰，以定治法，以决生死。如此，把运气学说引向迷信之邪途。所以王履、万全、汪机、徐春圃等，对之都有所批评，甚至引起一些医家的反对。

明代缪希雍著《本草经疏》，就有"论五运六气之谬"的专篇。他说："今之医师，学无原本，不明所自，侈口而谈，莫不动云五运六气，将以施之治病，譬之指算法之精微，谓事物之实有，岂不误哉。殊不知五运六气者，虚位也。岁有是气至则算，无是气则不算。既无其气，焉得有其药乎？一言可竟已……昔人谓'不明五运六气，检编方书何济'者，正指后人愚蒙，不明五运六气之所以，而误于方册所载，依而用之，动辄成过，则虽检编方书，亦何益哉。"清初张飞畴著《伤寒兼证析义》，对运气同样持反对态度。他认为："稍涉医理者，动以司运为务，曷知《天元纪》等篇，本非《素问》原文，王氏取《阴阳大论》补入经中，后世以为古圣格言，孰敢非之，其实无关于医道也。况论中明言'时有常位，而气无必'，然犹谆谆详论者，不过穷究其理而已。纵使胜复有常，而政分南北，四方有高下之殊，四时有非时之化，百步之内晴雨不同，千里之外寒暄各异，岂可以一定之法而测非常之变耶。"

缪张二氏的持论，一则曰"不明五运六气之所以"，"有是气则算，无是气则不算"。一则曰"谆谆详论者，不过穷究其理而已"。他们认为，运气学说是研究气候变化之所以然的，而医者未能穷究其理，不明其所以，竟以一定之法而测非常之变。这属于运气学说未曾得到深入研究的问题，并不是运气学说本身的问题所在。

惟近人陆渊雷先生，对运气学说持彻底否定的态度。他说："六气根本无理由，五运之根据仍极薄弱，去六气一间耳。夫考其书，则出于汉魏以后，好古者无取焉。寻其理则涉于渺茫之谈，核实者亦无取焉。如是而谓五运六气之不足信，当废除则事之当然，绝非好作翻新之论矣。"（见陆著《生理补正》卷四）

明清以来有少数的医家对五运六气持反对意见，而大多数医家，特别是部分具有代表性的大医学家，都相当重视对运气学说的研究。如张志聪在《伤寒论集注》中说："仲祖采方治病，亦本神农经义。夫人与天地相参，与日月相应，故撰用《阴阳大论》。谓人之阳气应天气之在外，五脏五行应五运之在中，升降出入环转无端，若为风寒所伤始见外内浅深之病。故学者当于大论中之五运六气求之，伤寒大义思过半矣。"经过他的提倡，参考运气学说来治《伤寒论》的极为广泛。特别是张志聪对标本中气的发挥，所谓"天之六气为本而在上，人身之三阴三阳为标而上奉之，所谓天有此六气，人亦有此六气"之说，盛行于伤寒学中。后来陈修园、唐容川等，均嗣其学说的主张。

清朝的同治、光绪年间，元和（今江苏苏州）陆懋修倡"六十年大司天"之说，即取六气主岁的次序而扩大之，以一气司一甲子。因而推勘前代名家，偏温偏凉偏攻偏补，而皆为良医者，都是适合当时"大司天"岁气之所致，其所推算亦多有史实可据。

近人办中医函授教育较早其影响亦较大的武进恽铁樵氏，著有《群经见智录》，谓五行六气，无非是在阐明一年四季气候的变化。他说："《内经》认定人类生老病死，皆受四时寒暑之支配，故以四时为全书之总骨干。四时有风寒暑湿之变化，则立六气之说以属之于天；四时有生长收藏之变化，则立五行之说以属之于地。五行六气，皆所以说明四时者也。"恽氏所说的五行，即包括"五运"，他认为《内经》最重要者为五行甲子。推测五运必言甲子，因此他在《群经见智录》中对甲子作了反复的阐述。

对于运气学说的争论，其焦点还在于究竟有无实践意义。宋人沈括于《梦溪笔谈》中曾记载：熙宁（宋神宗年号，1068~1077 年）久旱，而有"燥金入候，厥有当折，太阴得伸"而大雨的占验。清人唐立三的《吴医汇讲》有载：乾隆三十八年癸巳，少徵火运，少阳相火在泉，而炎暑酷烈，中暍者无算的应验。又载：嘉庆丙辰年，太羽水运，太阳寒水司天而奇寒的应验。近据天津市气象局整理的资料报导：1928 年戊辰，火运太过，夏季炎热，7 月 2 日，最高气温达 41.0℃；1966 年丙午，太羽寒水当运，冬季严寒，2 月 22 日最低温度在零下 22.9℃，为六十年所罕见的奇冷。并查看天津市 1955~1975 年 21 年的气象资料显示：1959 年已亥，运气为"风乃大行"，该年大风日数 60 天（常年值 41 天），为 21 年之最；1964 年甲辰，太宫土运，寒水司天，雨湿流行，该年降雨量为 862.1mm（常年值 552.5mm），平均绝对湿度为 12.7mB（常年值 11.6mB），均为 21 年之最高值；1957 年丁酉，阳明燥金司天，该年平均绝对湿度为 10.7mB，为二十一年之最低值，全年降雨量偏少，仅 457.3mm，气候干燥。（载《浙江中医杂志》1981 年 3 月）虽然这些资料还不是很多，但亦说明运气学说具有一定的实践意义和科学价值。

我们必须强调的是，运气学说是结合医学来探讨气象运动规律的一种实践，是在当时历法、天文、气候、气象、物候等科学的基础上发展起来的。五运，旨在探索一年五个季节变化的运动规律；六气，是从我国的气候区划、气候特征来研究气旋活动的规律。我国古代对气候规律的总结是从五方观念来的，故有春温、夏热、长夏湿、秋燥、冬寒之说。而现代气象学，则谓中国为季风气候区域，冬季风偏北，夏季风偏南，春秋二季为风向转变之时期。这与《素问·至真要大论》中"彼春之暖，为夏之暑；彼秋之忿，为冬之怒"的理论有些近似，因为同样具有以春秋二季为冬寒夏热之转换起点的意义。现代气象学把中国分为五带，即寒温带、温带、暖温带、积温带、热带，说明中国气候偏于温热。而运气学说的风木、君火、相火、湿土、燥金、寒水，除湿与寒外，其他四气亦以温热为主。这说明古今探讨气象、气候的运动规律，虽然科学水平有高下，具体方法有不同，但对于气象、气候的基本认识还是相同的，这是从实践中得来的必然结果。

运气学说是以阴阳五行学说为框架的，用以说明气象、气候运动的基本规律，这个规律即动态平衡。由于自然界客观地呈现着大量的周期性循环现象，正如《吕氏春秋·圜道》中所说："日夜一周，圜道也。日躔二十八宿，轸与角属，圜道也。精行四时，一上一下，各与遇，圜道也。物动而萌，萌而生，生而长，长而大，大而成，成乃衰，衰乃杀，杀乃藏，圜道也。云气西行，云云然，冬夏不辍；水泉东流，日夜不休，上不竭，下不满；小为大，重为轻；圜道也。"这些天象、气候、气象、物候，都是一个首尾相接的圆圈，因此古人便着重从循环运动方面来研究气象、气候运动的规律。循环运动是自然界整体运动平衡的一种重要表现形式，而阴阳消长、五行生胜，是最能说明这一动态平衡的方法。所以《素问·天元纪大论》中说："夫五运阴阳者，天地之道也，万物之纲纪，变化之父母，生杀之本始，神明之府也。"

运气学说中所用十天干、十二地支的记法，都是从不同角度来总结气象、气候的循环运动规律，强调有阴阳之分和五行的生胜关系。用阴阳学说以说明气象、气候平衡和不平衡的两个方面。如《素问·至真要大论》中说："夫阴阳之气，清静则生化治，动则苛疾起。"前者是阴阳的平衡性，后者是阴阳的不平衡性。事物的运动，总是存在着平衡和不平衡的两种状态。没有平衡，事物就不可能有一定的质的规定性；没有不平衡，矛盾统一体就不会破坏，一事物就不能转化为它事物，气象、气候的运动更是如此。春温、夏热、秋凉、冬寒，这一相对的平衡，就是阳生阴长、阳杀阴藏的具体体现。太过与不及，即相对的平衡受到破坏，阳主太过，阴主不及，是阴阳盛衰的表现。用五行生胜学说，则不仅说明了气象、气候运动内部结构关系的复杂性，同时还从气象、气候运动异常变化中能保持自身的相对稳定性的原因。五行学说认为，五行中任何两行之间的关系并不是单向的，而是相互的，表现为与调节路线或反馈机制相似的形式。反馈是相互作用的一种特殊形式。例如：火是受水制，但火能生土，而土却能制水，即火能通过生土的间接关系对水发生胜制的反作用，使水不能过分地胜制于火而使之偏衰。这就是受作用者通过某些中间环节，反作用于作用者，产生调节的效果，使系统得以保持相对平衡。这种反馈机制，在运气学说中是非常突出的。

气象、气候的运动，由于太过、不及所引起的变化，还能产生"胜气"和"复气"的调节关系。如《素问·至真要大论》中说："有胜之气，其必来复也。"就是说，既产生胜制之气，必然要招致一种相反的力量，将其压抑下去的"复气"。又如《素问·五常政大论》中所说："微者复微，甚者复甚，气之常也。"这个意思中包含着反作用与作用等同的意义。正因为如此，五行结构才能在局部出现较大不平衡的情况下，通过调节，继续维持其循环运动的相对平衡。

以上即是运气中的五行关系存在着两种类型的自行调节机制，一种类型是正常情况下相生相胜的机制，另一类型是反常情况下的胜复机制。这样就形成并保持了气象、气候循环运动的动态平衡。运气学说固然是古老的，但它却具有系统论的某些元素，是很值得研究的一门科学理论。

在现代科学对运气学说的研究领域里，有从生物钟学说来探讨的，因气候变化与生物的生态往往呈周期性的规律。如上所述《吕氏春秋》所称的"圜道"，《素问·六节藏象论》所说的"天度""气数"，所谓"五运相袭，而皆治之，终期之日，周而复始，时立气布，如环无端"，都在说明宇宙间存在着呈节律性的周期变化，甚至每日每时都是如此。《素问·至真要大论》中所谓"彼春之暖，为夏之暑，彼秋之忿，为冬之怒，谨按四维，斥候皆归，其终可见，其始可知"，这是讲年周期的节律。《素问·金匮真言论》中所谓"平旦至日中，天之阳，阳中之阳也；日中至黄昏，天之阳，阳中之阴也。合夜至鸡鸣，天之阴，阴中之阴也；鸡鸣至平旦，天之阴，阴中之阳也"，这是讲日周期的节律。在人体亦明显有这种周期性的节律变化，如《灵枢·营卫生会》中说："营在脉中，卫在脉外，营周不休，五十而复大会，阴阳相贯，如环无端，卫气行于阴二十五度，行于阳二十五度，分为昼夜，故气至阳而起，至阴而止。故曰：日中而阳陇，为重阳；夜半而阴陇，为重阴。故太阴主内，太阳主外，各行二十五度，分为昼夜。夜半为阴陇，夜半后而为阴衰，平旦阴尽而阳受气矣。日中为阳陇，日西而阳衰，日入阳尽，而阴受气矣。夜半而大会，万民皆卧，命曰合阴，平旦阴尽而阳受气矣。如是无已，与天地同纪。"这里描述了人体营卫之气运行的日周期节律，与自然界的日周期性节律是密切关联而有其一致性。现代科学研究的大量数据表明，人类皮质激素在午夜至凌晨四点钟左右最低，而在上午八九点钟时最高，这与"合夜至鸡鸣为阴中之阴，平旦至日中为阳中之阳"的描述是一致的。

有从物候学来研究运气规律的。所谓物候学，是记录一年中植物的生长荣枯，及动物的往来生息等内容，从而了解气候变化及其对生物的影响，是介于生物学和气象学之间的边缘学科。运气学对于物候的征验特别注意。如《素问·阴阳应象大论》中说："天有四时五行，以生长收藏，以生寒暑燥湿风。""生长收藏"可以说是对物候规律的总概括，其具体表现在《素问》七篇大论中屡有详尽的叙述。如《素问·气交变天论》中归纳云：岁木太过，云物飞动，草木不宁，甚而摇落，岁木不及，燥乃大行，生气失应，草木晚荣，肃杀而甚，则刚木辟著，柔萎苍干；岁火太过，炎暑流行，火燔炳，水泉涸，物焦槁，岁火不及，寒乃大行，长政不用，物荣而下，凝惨而甚，则阳气不化，乃折荣美；岁土太过，雨湿流行，泉涌河衍，涸泽生鱼，风雨大至，土崩溃，鳞见于陆，岁土不及，草木茂荣，飘扬而甚，秀而不实；岁金太过，收气峻，生气下，草木敛，苍干凋陨，岁金不及，长气专胜，庶物以茂，燥烁以行；岁水太过，大雨至，埃雾蒙郁，雨冰，雪霜不时降，湿气变物，岁水不及，湿乃大行，暴雨数至，蛰虫早藏，地积坚冰。人体存于气交之中，亦随着运气的太过、不及而发生相应的生理病理变化。《素问》诸篇大论中记叙尤详，这些对气候及生态规律变化的论述，是很有研究价值的。

有从医学气象学来研究运气的。中医研究运气学，主要是研究气候变化对人体生理、病理的影响。如《素问·宝命全形论》中说："人以天地之气生，四时之法成。"故中医学认为人体适应四时气候的变化，是养身防病的一个重要方面。正如《素问·四气调神大论》指出的：春气养生，夏气养长，秋气养收，冬气养藏。认为：逆春气则少阳不生，肝气内变；逆夏气则太阳不长，心气内洞；逆秋气则太阴不收，肺气焦满；逆冬气则少阴不藏，肾气独沉。所以要"春夏养阳，秋冬养阴，以从其根"。由于人与自然界是一个对立统一的整体，外在自然环境的一切变化，都会对人体产生影响，而机体对这些外界的影响必然要做出相应的反应。如科学研究证明，太阳光照的强弱、地球的周期运转、宇宙线自身的变化、太阳黑子的活动、气象的变化，以及地磁、地热等外来刺激，都能在生物体内引起一定的反应。并证明，人体内在生理活动及新陈代谢，诸如体温、脉搏、血压、血糖、基础代谢，以及激素的分泌、酶活性的增减、尿中各种成分的排泄、对致病因子的感受性、药物的敏感性等，均会受到自然界周期节律的影响。正如《素问·八正神明论》中所说："天温日明，则人血淖液而卫气浮，故血易泻，气易行；天寒日阴，则人血凝泣而卫气沉。月始生，则血气始精，卫气始行；月郭满，则血气实，肌肉坚；月郭空，则肌肉减，经络虚。"又如《灵枢·五癃津液别》中说："天暑衣厚，则腠理开，故汗出；寒留于分肉之间，聚沫则为痛。天寒则腠理闭，气湿不行，水下流于膀胱，则为溺与气。"这里描述了天象和天气的变化，对人体的血液、卫气、经络、腠理、肌肉、汗液、尿液等，无不发生影响。因此，医学气象学在国际已引起极大的重视，并制定出科研规划，对医学、生物学、太阳地球物理学、气象学，进行详细的同步观察，可见运气学说还是很有研究意义的。

第十讲

中医学思考

中医哲理之渊源与夫科学化之取径（1946 年）

　　盖全世界都在战争中蜕变，全世界的政治、经济、社会、文化等，都在向前转变，我们的国家已非昔日可比，过去少数玄幻的、守秘的、神乎其神的中医师的作风，已不为时代所需要了。我们今后的中国医学，必须注重科学，求真理，运用须适合环境，目的在福利民众。科学新世纪在我们眼前展开，我们必须开足马力迎头赶上，才足以与科学的新世纪相适应。但是，我们并不是舍己之田而耘人之地，而是要立定自己的脚跟，但学得他人之长处，以补我们的不及。我们今后对于科学医学的方针，应为中国的独立自强而学，亦当为中国的独立自强而用。而现在我们中国的医药卫生现状，于不知不觉中养成了舍己耘人、重外轻内、倚赖盲从的风气。这不仅是我们中医界的耻辱，亦是整个中国医药卫生的弊病。

　　中国的医学实有优于西方医学的先天性，盖有机质药物之治疗病疫，易与人体发生亲和力而速奏效。这种优越先天性之取得，实因中国原始民族之赖以谋生者主要是农业，所食者是植物，所住者是植物，所衣者大都是桑养之蚕丝及棉麻等。故所用于医药者，亦赖各种寒热地质不同之广大植物。当有采取植物为药用之初，先民便孕育着一种哲学的心灵，凭此心灵以观察植物的根生于地下，枝叶上升于天，是植物的本身即为贯通天地之最好的象征。

　　植物生根于地，其空间的地位是确定的，人们类植物以为生，故人在地上之居处亦以求安定第一。并且植物的生长全赖四时的变化，由日月星辰轮转的四时变化，竟使植物从地中生出。植物从地中生出，便是天运转而引出地中之植物，即表示天功透入地中。天功透入地中，是谓刚来下柔，是阳来护阴；而地中之植物上升于天，是谓地柔以顺天，是谓阴以生阳。于此即可见天地刚柔阴阳之相错与相通，由此相错与相通，即见天地之相感。植物在地空间上之位置固定为静，天之运转时间变化为动，是为动静之相涵、阴阳之相接，时间、空间之相生。这一种天地刚柔、阴阳动静、时空合一之意义，便是中国医学哲理之所渊源。

中医学由此渊源而演变出风、寒、暑、湿、燥、火之病理学；金、木、水、火、土之脏腑形能学；阴阳、虚实、消长之生理学；天地一大周天、人身一小周天之病机学；泄补通固、寒热轻重之处方学；诸根皆升，诸子皆降，诸花与叶皆散之药理学。这种以农业为主的国家，由种植植物而孕育天地相感之心灵，观察得天地人和谐之意义，演变为富有回报律之大自然医药学说，是为埃及、希腊等海屿国家，断断所不能意想得到的。

中国之所以独有此大自然医学哲理的渊源，实缘于先民拥有陕西、河南、山西一带的大平原，气候与土壤均极温和而肥沃之故。故中国历代医人之杰出者，许多均出产在这大平原上。例如，张仲景出于河南之南阳，巢元方出于陕西之华阴，王焘出于陕西之眉县，孙思邈出于陕西之华原，王叔和出于山西之高平，这都是十足的证据。于此既知，中国医学是赋有适合于中华民族生存之先天性的，我们哪得放弃生存之根本而完全去学习西方医学呢！

我们要学习西方的，是西方进取科学的精神，研求科学的方法，致力科学的毅力，而不是要拿阿司匹林来代替桂枝汤，拿奎宁来打消常山，因为桂枝汤和常山，都是与中华民族生息以相合的植物，都是与中华民族人民体质和生理极相投的有机质药品。我们只是在用桂枝汤和常山的时候，历行仿照西方研究阿司匹林及奎宁的方法，化知其成分，鉴定其作用，踏实地记载其功效。或可不必再说桂枝辛温通阳以治卫，芍药苦酸益阴以治营，生姜辛温以散寒，大枣、甘草甘温以扶中，常山禀天地阴寒之气以生，功能破瘴除饮，入肺、心、肝三经，为吐痰截疟行水之品。当然，这种说法在先民时代是可通的，而且是极有价值的，盖当先民时代，他们仅凭着天地相感的心灵，用一种哲理的演绎方法而归纳得来的一种规律。我们这时代，就应该拿出科学的头脑来，脚踏实地的剖析先民所说桂枝辛温的成分是怎样？芍药苦酸的成分是怎样？通阳以治卫的作用是怎么样？益阴以治营的作用是怎么样？用科学方法剖析的结果，知道了桂枝含有挥发性的桂皮油，气极芳香，性善挥发，或许这便是先民所谓辛温之所在；在医治作用上，能亢奋强心，解热镇痉，这便是通阳治卫；芍药含有苯甲酸，能镇痛解热，弛缓神经，与张仲景所谓治腹满时痛、腹中急痛、身痛之实验亦无二致，吾人便以之用作镇痛弛缓神经药，既不悖于古亦不逆于今。其余生姜、大枣、甘草、常山及其他药品，或生理、病理各学科亦照此实地求是地剖析清楚，先民的遗业得以彰明，玄学的色彩得以取消。这也许便是迎头赶上科学，与夫中医科学化的关键所在。

1892 年，国父孙中山先生在香港西医书院毕业时，教务长康德黎对学生演说词中有云："在四川沿河，各位将发现贵国人士由耕植而输出，以供给中国药材市场之植物，此类植物为科学家所未知，亦未被科学分类，其性质仅为流俗所信仰，其效能亦多涉怪诞。各位若探访其地，识之主人，而将所撰大量资料，提交植物学、化学、生理学、治疗学诸专家及执业之医生，为之鉴定，则树叶、树根之轻易与可厌之煎汁，向引为可以神怪邪术疗治未经诊断之疾病者，将被充分解析。植物学家可将此树叶树根在植物界之地位，为之确定；化学家还原其成分，而得其化学方程式；生理学家则证实其效能及影响，此效能及影响固不仅及于身体。如华人所未知者，具各项器官之受其刺激，神经系或脉管之受其影响，虽仅由物质一克千分之一处理，其结果亦至显著。由是，此项物质之价值将为世人所确知，其声名遂乃远播，此为黑暗与光明之特征，亦今日中国之知识状态与吾人所期望此后一百年之中国不同之所在也。"康德黎博士是英国著名之解剖学家，对我国药物科学化如此之关切，并逆料中国药物在后百年中将为世人所确知而远播其声名。乃我国号称科学化之西医，不自己在科学中痛下功夫，反谓中医不科学，宁非怪事！

有等人蔑视中国医学之所由来，竟谓中国医学是产生于"杀人医学试尝"的成功，其意若谓中国医学最初是盲目的试尝，由盲目试尝一人、十人、百人、千人的结果，才得到今日的成就。持此论者，是忽视了先民与孕育天地相感的心灵，与夫用哲理演绎的方法，而不知这种心灵与方法，便是中国医学直接及于人身的前导，与见苹果落地而引发出地心有吸引力的思想是完全一致的。《搜神记》中曰："神农以赭鞭鞭百草，尽知其平毒寒温之性，臭味所主，以播百谷，故天下号神农也。"所谓赭鞭，与《史记》中记载的"赭其山"是有同样的意义，当作穷尽无物解，"鞭"是取药物的工具。神农用尽了工具，取完了百草，遍尝了平毒寒温之性，复次辨其臭味之所主，经过这种学理上的工夫，才敢试尝于人，这何尝是在盲目杀人呢？

由此我们便知道，中国医学的产生是相当艰难的。第一要有能够孕育天地相感的心灵的头脑，第二要有神农以赭鞭鞭百草的艰苦卓绝的实践，第三要懂得用哲理演绎的方法。要备具这三种智慧，才能办得臭味所主、寒温所从。《物理论》中有这样一句话："夫医者，非仁爱不可托也，非聪明理遴不可任也，非廉洁淳良不可信也。"是以古之用医必选名姓之后，其德能仁恕博爱，其智能宣扬曲解，能知天地神祇之次，能明性命吉凶之数，处虚实之分，定逆顺之节，原疾病之轻重而量药剂之多少，贯微达幽，不遗细小，如此乃谓良医也。这样看来，先民就医是非常慎重的，哪能用杀人试尝医的话去抹杀呢？

朴素的唯物辩证法是《内经》的指导思想（1979 年）

《内经》是中医学的一部巨著，是我国灿烂的古代文化的重要组成部分，是我国古代丰富的防治疾病实践经验的理论总结，对我国医学的发展做出了巨大的贡献，直至今天依然对中医的医疗实践有重要的指导作用。像这样一部能够经受长期实践检验的医学巨著，必然有一种指导思想存在，这个思想就是朴素的唯物辩证法。现从以下几个方面来分析说明。

一、《内经》的自然观

辩证唯物论指出，承认世界的物质性是一切科学研究的前提。《素问·四气调神大论》的内容不过 600 字，便七次提到"万物"，如"天地俱生，万物以荣""天地气交，万物华实""交通不表，万物命故不施""万物不失，生气不竭""四时阴阳，万物之根本""四时阴阳，万物之始终""与万物浮沉于生长之门"。所谓万物，即是说世界的一切无一不是物质的，这里面包括人类本身。《素问·宝命全形论》中说："天覆地载，万物悉备，莫贵于人。"意思是说，人固为万物之一，但人在万物中是最可贵的生物。世界充满了物质，因而世界的变化就是物质的变化。故《素问·天元纪大论》中说："物生谓之化，物极谓之变。"《素问·六微旨大论》又进一步解释道："物之生，从于化，物之极，由乎变。变化之相薄，成败之所由。"

关于物质世界变化的复杂性，《内经》提出了两点认识。第一，《内经》认为物质的变化是可以认识的，如《灵枢·五音五味》所谓"孰能明万物之精"，《灵枢·逆顺肥瘦》又说"将审察于物而心生"。第二，《内经》认为物质的变化是有规律的，如《素问·至真要大论》中说"物化之常"，"常"就是规律之意。以"万物"概括自然界毕竟还是笼统，古代劳动人民通过长期对万物的认识后，提出万物是由"水""火""金""木""土"五类基本元素所构成。而这五类物质元素所以能够运动变化，是由于各自有其对立面，又有自己内部的矛盾（相治），因而万物变化就能无穷无尽（相继）。很明显这是一种朴素唯物论和辩证法的观念，这个观念在《内经》中是比较突出的。如《素问·天元纪大论》说："木、火、土、金、水，地之阴阳也，生、长、化、收、藏下应之。"

《内经》认为，事物的运动和发展都和对立统一的运动有关，并提出事物对立统一的现象是普遍存在的。如《素问·阴阳离合论》中说："阴阳者，数之可十，推之可百；数之可千，推之可万；万之大不可胜数。"《内经》认为，事物对立的"阴"之与"阳"这两个方面，是相互斗争的，而不是平平静静的。如《素问·阴阳别论》中说："阴争于内，阳扰于外。"《素问·疟论》中说："阴阳上下交争，虚实更作，阴阳相移。"《内经》认为，阴阳双方既是对立的又是互为依存的。如《素问·阴阳应象大论》中云："阴在内，阳之守也；阳在外，阴之使也。"同时还指出阴阳双方不仅相互依存，在一定条件下，还可以各自向着相反的一方转化。如又云："重阴必阳，重阳必阴。"这些观念都存在着辩证法的元素。

历来的唯物论者，都把"天"解释为物质的自然界，人类应该认识自然界，掌握自然界，进而适应和改造自然界。《内经》对此亦有相当的认识，在《素问·阴阳应象大论》中把自然的"天"描述得十分清楚，它说："积阳为天，积阴为地……清阳为天，浊阴为地；地气上为云，天气下为雨；雨出地气，云出天气……天有四时五行，以生、长、收、藏，以生寒、暑、燥、湿、风。"

至于人与自然界的关系，《素问·咳论》则谓："人与天地相参。"即是说人生存于自然界，便要参与自然界。《灵枢·玉版》中说："人者，天地之镇也。"即是说，人要作自然界的主人。《素问·上古天真论》中说："提挈天地，把握阴阳。"也就是说掌握了自然界的运动规律，才可以进而适应和改造它，所以人为"天地之镇"。

二、《内经》的生理观

"人"既是物质世界之一员，究竟是由什么物质构成的呢？《灵枢·经脉》中云："人始生，先成精。"《素问·金匮真言论》中说："夫精者，身之本也。"通过长期医疗实践，又认识到"精"分为先天和后天两种。先天之精，禀受于父母，是构成机体的原始物质，《灵枢·经脉》所说的"精"就是先天之精；后天之精，来源于饮食水谷的化生，经过血液的运行，以营养五脏六腑。先天之精、后天之精，相互依赖，相互为用。《素问·上古天真论》中说："肾者主水，受五脏六腑之精而藏之，故五脏盛乃能泻。"后天之精不断地转化为脏腑之精，而脏腑之精又不断地补充了先天之精，先天之精藏于肾，持续地得到后天之精的充养，从而成为机体生命活动的物质基础。

《内经》认为，"气"也是构成人体和维持其生命活动的基础物质之一。气是通过人体脏腑组织的功能活动反映出来的，所以又可以把"气"概括为机体脏腑组织各种不同的功能活动。如《灵枢·决气》中说："上焦开发，宣五谷味，熏肤充身泽毛，若雾露之溉，是谓气。"在这一认识的基础上，复根据气在人体分布的部位，以及所反映出来的不同功能作用，而分别称作"元气""宗气""营气""卫气"等。

《内经》对血液的生化来源、生理循环、功能作用，都有比较精确的认识。如《灵枢·决气》中说："中焦受气取汁，变化而赤，是谓血。"《灵枢·本脏》中说："血和则经脉流行，营覆阴阳，筋骨劲强，关节清利。"《内经》既提出了血液是由中焦水谷精微经过生理变化而成的认识，同时认识到血液中所含有的丰富营养，通过气的推动，循着经脉运行至全身，以供给各器官组织所需的营养。如《内经》中"心主身之血脉""经脉流行不止，环周不休""经脉者，所以行血气而营阴阳""内溉五脏，外濡腠理"等认识，把心脏与经脉的联系，血液循环式的运行等都说得很明确。与希腊医学相比较，公元前四世纪他们还不知道血液是流动的。公元二世纪罗马医学只认为血液像潮水，并不知道血循环。公元十三世纪阿拉伯医学才开始认识小循环。直到公元十七世纪，英国哈维才证明了血液的循环说，但比《内经》迟了两千年。

尤其可贵的是，《内经》在人之"形体"与"精神"的关系方面，认为形体是第一性的、本原的，精神是第二性的、派生的。如《灵枢·平人绝谷》中说："神者，水谷之精气也。"《素问·六节藏象论》中说："气和而生，津液相成，神乃自生。"也就是说，"神"是由"精气"所产生的。关于精神活动的器官，我国民族的传统习惯称之为"心"，但在实践、认识、再实践、再认识的过程中，也逐渐考虑到精神活动与"脑"的关系。如《素问·脉要精微论》中说："头者，精明之府，头倾视深，精神将夺矣。"当然亦无可讳言，其认识还是不够系统的。

《内经》还认识到，人体各个器官组织都不是各自孤立的，而是分工合作相互关联的。如《素问·五脏生成》中说："心之合脉也，其荣色也，其主肾也；肺之合皮也，其荣毛也，其主心也；肝之合筋也，其荣爪也，其主肺也；脾之合肉也，其荣唇也，其主肝也；肾之合骨也，其荣发也，其主脾也。……故心欲苦，肺欲辛，肝欲酸，脾欲甘，肾欲咸，此五味之所合五脏之气也。"又《素问·阴阳应象大论》中说：肝生筋，在窍为目；心生血，在窍为舌；脾生肉，在窍为口；肺生皮毛，在窍为鼻；肾生骨髓，在窍为耳及二阴。又《灵枢·本输》中说："肺合大肠，大肠者传导之腑；心合小肠，小肠者受盛之腑；肝合胆，胆者中精之腑；脾合胃，胃者五谷之腑；肾合膀胱，膀胱者津液之腑；……三焦者，中渎之腑也，水道出焉，属膀胱，是孤之腑也。是六腑之所与合者。"这一以五脏为中心，把脏腑与脏腑之间，脏腑与形体各组织器官之间有机的联系在一起的整体观念，形成了中医学的藏象学说，一直是中医辨证论治所依据的基础理论，这一理论在几千年的医疗实践中都行之有效，成为中医学的基本特点之一。

　　《内经》的生理观之所以具有辩证唯物论元素，是和长期的医疗实践分不开的。其中也包括对尸体的观察实践。《灵枢·经水》中说："八尺之士，皮肉在此，外可度量切循而得之，其死可解剖而视之，其脏之坚脆，腑之大小，谷之多少，脉之长短，血之清浊，气之多少，十二经之多血少气，与其少血多气，与其皆多血气，与其皆少血气，皆有大数。"可见当时的医者对人体和尸体的观察是相当仔细的。有人将《内经》所载消化道长度，与近代斯巴德何辞（SPALTEHOLZ）所著《人体解剖学图谱》作一比较：《内经》食道为 1.6 尺，《图谱》为 25 厘米；《内经》肠道为 56.8 尺，《图谱》为 925 厘米；食道和肠道的比例，《内经》为 1.6 尺：56.8 尺 = 1：36，《图谱》为 25 厘米：925 厘米 = 1：37，基本是很接近的。以上说明，中医关于人体形态学方面的理论，在两千年以前已经达到相当高的水平了。

三、《内经》的疾病观

　　鬼神致病、死生有命的唯心论充斥于奴隶社会和封建社会，而《内经》是反对迷信鬼神的。如《灵枢·贼风》中说："其毋所遇邪气，又毋怵惕之所志，卒然而病者，其故何也？唯有因鬼神之事乎？岐伯曰：此亦有故邪留而未发，因而志有所恶，及有所慕，血气内乱，两气相搏，其所从来者微，视之不见，听而不闻，故似鬼神。"尽管致病的因素很微细，不容易被觉察到，但既然发生了病变就必定有发病的因子存在，不能用鬼神之说来解释。故《素问·宝命全形论》中明确提出"道无鬼神"的主张，即是说在医学中绝对没有什么鬼神的存在，宣扬鬼神的便不能称作医学。如《素问·五藏别论》中亦谓："拘于鬼神者，不可以言至德。""至德"即指医学。鬼神邪说既被排除，便当明确地找到致病的原因来。《内经》认为，疾病不是从天上掉下来的，也不是从地上长出来的，而是由于致病因子的存在而逐渐形成的。如《灵枢·玉版》中说："夫痈疽之生、脓血之成也，不从天下，不从地出，积微之所生也。"

于疾病的成因，《内经》认为与环境、精神和生活习惯几方面密切有关。如《素问·调经论》中说："夫邪之生也，或生于阴，或生于阳。其生于阳者，得之风雨寒暑；其生于阴者，得之饮食居处，阴阳喜怒。"风雨寒暑，即是对风、寒、暑、湿、燥、火的概括。《素问·至真要大论》中补充说："百病之生也，皆生于风、寒、暑、湿、燥、火，以之化之变也。"风、寒、暑、湿、燥、火，又简称作"六气"。人类在长期和自然界做斗争的过程中，逐渐摸索到四时六气的变化规律，并能适应它。但六气亦随时出现反常的变化，如当寒不寒、当热不热、不当寒而寒、不当热而热之类。这种不正常的六气，《内经》称作"虚邪"，最是致病的因素。故《灵枢·百病始生》中说："风雨寒热，不得虚邪，不能独伤人。"这种虚邪，后来又称作"六淫"。中医学的六淫为病说，从今天的临床实践来看，包括了生物（细菌、病毒、寄生虫之类）、物理、化学等多种因素作用于人体所引起的疾病。惟其限于社会历史条件和科学技术水平，虽没有完全看到致病的微生物等，但能用"六淫"概括病邪，既没有排除致病因子的影响，更着重研究致病因子作用于人体后所引起的机体反应，这样将致病因子与机体反应结合在一起来研究疾病发生发展的方法，仍是很可贵的。

《内经》所言"阴阳喜怒"，即是对喜、怒、忧、思、悲、恐、惊几种情志变化的概括，简称"七情"。在一般情况下，七情本是大脑对外界事物的反映，属于正常的精神活动范围。但是，如果由于长期的精神刺激，或突然受到剧烈的精神创伤，超过了大脑生理所能调节的范围，就会引起机体内脏腑、气血等功能紊乱，从而导致疾病的发生。如《素问·玉机真脏论》中说："忧、恐、悲、喜、怒，令不得以其次，故令人有大病。"

《内经》所言"饮食居处"，现在一般叫作"饮食劳倦"。劳作和饮食都是维持人体健康的基本条件，但饮食如果没有节制，劳作没有适度，就会降低机体抵抗能力而导致疾病的发生。正如《素问·痹论》所说："饮食自倍，肠胃乃伤。"又如《素问·上古天真论》中说："以酒为浆，以妄为常，醉以入房，以欲竭其精，以耗散其真，不知持满，不时御神，务快其心，逆于生乐，起居无节，故半百而衰。"这些描述都是有现实意义的。

既明确了病因，还得明确致病因素究竟是怎样作用于人体而发病的。《内经》认为总不外机体的阴阳的失调。阴阳失调的原因有二：一是机体本身的功能紊乱；一是外界致病因素对机体的影响。《内经》把人体生理功能的活动及其对外界致病因素的预防作用，称作"正气"；凡进入人体而导致疾病的发生和变化的因素，叫作"邪气"。因而疾病的发生和发展过程是正气和邪气斗争的过程，发病是正气不能抵抗邪气的结果。《内经》认为，在正气与邪气的矛盾斗争中，正气是主要的矛盾方面，只要人体的脏腑功能正常，气血和调，精力充沛，也就是正气强盛，邪气便无从侵入，疾病也就无从发生。如《素问·上古天真论》中说："精神内守，病安从来。"《素问·刺法论》中说："五疫之至，皆相染易，不相染者，正气存内，邪不可干。"这些都在说明，只有在正气虚弱抵抗力不足时，病邪才有可能乘虚而入，导致疾病发生，《灵枢·五变》里更是反复地举例来说明这一点。《灵枢·五变》中说："一时遇风，同时得病，其病各异，愿闻其故。少俞曰：善乎哉问！请论以比匠人，匠人磨斧斤，砺刀削，斲材木。木之阴阳，尚有坚脆，坚者不入，脆者皮弛，至其交节，而缺斤斧焉。夫一木之中，坚脆不同，坚者则刚，脆者易伤，况其材木之不同，皮之厚薄，汁之多少，而各异耶。夫木之蚤花先生叶者，遇春霜烈风，则花落而叶萎；久曝大旱，则脆木薄皮者，枝条汁少而叶萎；久淫阴雨，则薄皮多汁者，皮溃而漉；卒风暴起，则刚脆之木，枝折杌伤；秋霜疾风，则刚脆之木，根摇而叶落。凡此五者，各有所伤，况于人乎！"这段对话提出了三个观点：一是致病的因子是多种多样的，轻、重、大、小、缓、急不等；二是个人体质不同，抵抗力大小互异，因而所受病邪的浅深就不一样；三是人体正气充沛、抵抗力强，一般来说不仅可以不受病邪的侵害，甚至可以消灭病邪而自愈。

《内经》这些论点是符合辩证法思想的。体内的正气，既能决定着疾病的发生，亦关系着疾病的发展、转归和预后，因为疾病的发展、转归、预后如何，一定要取决于正邪双方力量的对比。正强邪弱，疾病就易于趋向好转或痊愈；反之，正衰邪盛，病情便将恶化，甚至死亡。这种强调人体正气的抗病作用，又不排除外界致病因素的学说，有力地批判了唯心论者"死生有命，鬼神致病"的迷信思想，也驳斥了片面强调外因的形而上学观点。只有运用唯物辩证法思想，才能更好地掌握正气与邪气的辩证关系，以及外因和内因的辩证关系，才能正确地认识和有效地防治疾病。

四、《内经》的治疗观

在古代社会里，由于对疾病的认识不同，也就形成了两条根本对立的治疗路线，"信巫"还是"信医"。唯心论者用祈祷、祭祀、占卜、祝由等方式来求天意的宽恕，到头来只落得"获罪于天，无所祷也"的自我解嘲，而在疾病面前表现出的是无能为力。

《内经》在病因学中既不相信有鬼神，在治疗学中就必然要反对巫祝。如《素问·移精变气论》中说："内至五脏骨髓，外伤空窍肌肤，所以小病必甚，大病必死，故祝由不能已也。"意思是说，祝由所治愈的，只是些不必要治的小病，如果真是大病，祝由是不可能治好的。在《灵枢·贼风》中还揭穿祝由治病的骗术："祝而已者，其故何也？岐伯曰：先巫者，因知百病之胜，先知其病之所从生者，可祝而已也。"这就一针见血地戳穿了祝由治病的骗术所在，不过是巫者预先掌握了病人的实际情况进行治疗，祝由只是一个幌子而已。所以战国时扁鹊批评那些"信巫不信医"的病人是不可治愈的。

《内经》反对巫祝，主张与疾病进行斗争，积极地进行治疗，战而胜之。如《灵枢·九针十二原》中说："今夫五脏之有疾也，譬犹刺也，犹污也，犹结也，犹闭也。刺虽久犹可拔也，污虽久犹可雪也，结虽久犹可解也，闭虽久犹可决也。或言久疾之不可取者，非其说也。夫善用针者，取其疾也，犹拔刺也，犹雪污也，犹解结也，犹决闭也。疾虽久，犹可毕也。言不可治者，未得其术也。"这是多么积极的唯物主义思想，亦充分体现出对待疾病的辩证态度。《内经》认为，疾病总是可以逐渐被认识和征服的，虽然目前确是有许多还没有被认识的疾病和没有掌握有效的治疗方法，这只是"未得其术"的问题，通过实践，认识，再实践，再认识，终归有"得其术"的一天。

人类究竟应该用什么方法来征服疾病呢？《内经》早在2000多年前便总结出治疗疾病的几个法则：治未病、明标本、辨逆从、识同异。

首先，是"治未病"。《素问·四气调神大论》中说："不治已病，治未病；不治已乱，治未乱……病已成而后药之，乱已成而后治之，譬犹渴而穿井，斗而铸锥，不亦晚乎！"所谓"不治已病"，就是说不要等到"已病"了才开始治疗，这一思想是积极的，也就是无病先防的意思。治未病中还包括"既病防变"的观念，即已经病了，就要争取及时治疗，防止疾病的发展与传变。如《素问·阴阳应象大论》中说："故善治者，治皮毛，其次治肌肤，其次治筋脉，其次治六腑，其次治五脏。治五脏者，半死半生也。"这就是说，如果不从全局来看问题，不具杜渐防微的思想，不做出及时的处理，病变就会逐步深入，由表及里，由轻而重，由简单到变得复杂了。因此，在治未病过程中，必须掌握疾病发生、发展的规律及其传变途径，做到早期诊断，有效治疗。"病"与"未病"是一对矛盾，机体某一部分发生了病变将影响到没有病变的部分，因此在治疗时既要解决好已病部分的矛盾，也要解决已病和未病之间的矛盾，这才符合从全局看问题的方法。

其次，是"明标本"。"标"和"本"是相对的概念，随着具体疾病、具体病人的情况而所指有不同。以病因而论，引起疾病发生的原因是本，各种临床表现为标；以正邪关系而论，正气是本，邪气是标；以病位而论，原发病变部位是本，继发病变部位为标；以症状而论，原发症状是本，继发症状为标；以疾病的新旧而论，旧病是本，新病为标。于此可见，一切错综复杂的病变，都可以用标本理论来进行定位分析，"标"是次要的，"本"是主要的，明确了标本也就分清了主要和次要。疾病的发展和变化，特别是较复杂的疾病，往往存在着多种矛盾，其中必然有主要矛盾和次要矛盾，主要矛盾是本，次要矛盾是标。《素问·阴阳应象大论》中说："治病必求于本。"就是说，治病要抓主要矛盾。《素问·标本病传论》中说："先病而后逆者治其本，先逆而后病者治其本，先寒而后生病者治其本，先病而后生寒者治其本，先热而后生病者治其本，先热而后生中满者治其标，先病而后泄者治其本，先泄而后生他病者治其本，必且调之，乃治其他病。先病而后生中满者治其标，先中满而后烦心者治其本。人有客气有同气，小大不利治其标，小大利治其本。"这说明十之八九的疾病均当治本，惟中满、大小便不利二者可以治标，因此两症为危急之候，虽属标病亦当先治，所谓"急则治其标"也，若病非危急，仍得治本，解决主要矛盾。《灵枢·病本》中也一再强调这一点。

第三，是"辨逆从"。逆治与从治也具有辩证的关系，一定要以病情的真假为依据。无论是寒证、热证、虚证、实证，若都是表里如一，病情真确，而无任何模糊不清或模棱两可的情况时，则为"真"，便当逆其病势而治之，这是逆治法。如《素问·至真要大论》中"散者收之，抑者散之，燥者润之，急者缓之，坚者软之，脆者坚之，衰者补之，强者泻之""高者抑之，下者举之""客者除之，劳者温之，结者散之，留者攻之"均属于逆治法。其中散与收相逆，散与抑相逆，润与燥相逆，通过种种与病势相逆的治疗方法，矫正其由病因作用所发生的病理变化，从而达到恢复机体正常生理的目的。但有些比较复杂的病变，内在的病理变化与反映出来的症状颇不一致。如阴盛格阳的真寒假热证；阳盛格阴的真热假寒证；脾虚不运而腹胀的真虚假实证；饮食积聚而腹泻的真实假虚证。这些证候表里极不一致，似虚而实实，似实而实虚，便应当透过现象认清本质，从其本质而治疗。如内真寒而外假热者，便置其假热之象不顾，用热药散其真寒；内真热而外假寒者，便置其假寒之象不顾，用寒药以清其真热。正如《素问·至真要大论》中说："热因热用，寒因寒用，塞因塞用，通因通用。"像这种症有热象而用热药，症有寒象而用寒药，症有实象而用补药，症有虚象而用泻药，这就是从治法，言其方药的功用与症状的表现是一致的，便名之曰"从"。《素问·至真要大论》又说："逆者正治，从者反治……必伏其所主，而先其所因……可使气和，可使必已。"这就是说，无论用逆治法还是从治法，要想达到"伏其所主"的目的，必须具有辨识"先其所因"的本领才行，逆治法或从治法都是针对着病因来治疗的。

第四，是"识同异"。同中有异，异中有同，这一辩证法思想在《内经》的治法中亦是较突出的。如《素问·五常政大论》中说："西北之气散而寒之，东南之气收而温之，所谓同病异治也。"同一疾病，由于病因、病理以及发展阶段的不同，便得采用不同的治法。例如同是感冒，由于有风寒证与风热证的不同病因和病理，治疗就有辛温解表与辛凉解表之异；甚至是同一风寒证，由于季节、地域、体质种种的不同，还需要具体分析，区别对待。如《素问·异法方宜论》中说："杂合以治，各得其宜，故治所以异，而病皆愈者，得病之情，知治之大体也。"由于医学科学的不断发展，实践经验的不断累积，后来竟发现异病也可以同治，也就是在"不同"之中去求"同"。因为有些不同的疾病，由于病因、病理相同，或处于同一性质的病变阶段，便可以采用相同的治疗方法。如慢性痢疾、慢性腹泻、脱肛、内脏下垂等，往往都是由气虚下陷所致，便都可以用益气升提的方法来取得疗效。又如失眠、心悸、妇女月经不调等不同的病，病变过程中在都处于心脾两虚的同一性质阶段时，就都可用补益心脾的方法来治疗，也同样能取得较满意的疗效。无论是同病异治，还是异病同治，都是符合"透过现象看本质""具体问题具体分析"辩证法的精神的。

五、结语

从以上几个方面看来,《内经》中所存在的朴素的唯物辩证法思想是十分明显的。《内经》在长期的封建社会中,能运用这一思想方法作为指导,是和长期的医疗实践分不开的,时至今日,仍然具有努力发掘加以提高的巨大价值。

但无可讳言,在历史发展的长河中,《内经》亦受到唯心主义的天命论、先验论的影响,故《灵枢·邪客》有"人之肢节,以应天地""人之合于天道"等说。《灵枢·通天》把人分作五类,《灵枢·阴阳二十五人》又在五类分人的基础上,发展为"五五二十五人",可说是与医学毫不相干的一些内容,对中医学的发展是起到一定的桎梏作用的,历代绝大多数医学家都认为是糟粕而予以扬弃,今天更应当给予批判地认识。

在继承中医学的过程中,必须区分其中的精华与糟粕,主流和非主流。其具有朴素的唯物辩证法部分,是中医学之精华,是中医学不断发展的主流。至其中受到唯心论影响的一小部分是糟粕,但毕竟不是中医学的主流。如果像某些民族虚无主义者那样,对中医学一概否定,实际上就是否定了中医学的历史贡献。

毛主席说:"清理古代文化的发展过程,剔除其封建性的糟粕,吸收其民主性的精华,是发展民族新文化,提高民族自信心的必要条件,但是决不能无批判的兼收并蓄。"所以,我们在肯定《内经》中所存在的朴素的唯物辩证法思想的同时,必须用一分为二的方法,发现并指出其历史的局限。

我们说《内经》中的指导思想是朴素的唯物辩证法思想,是从生理、病理、治疗各方面都通过了医疗实践而得出的结论。今后我们还要不断地通过医疗实践来提高中医学的理论,努力本着古为今用、推陈出新的精神,使中医学更充分地为社会主义建设服务,为人类健康服务。

应该重视中医学理论（1980~1981年）

中医学是一门科学，它不仅有数千年丰富的临床实践经验，而且有完整的理论体系。至今这些理论不但仍有效地指导着中医临床实践，而且随着自然科学的发展，更加显示出它的价值。正可谓：道经千载更光辉！但是因为各种原因，中医学也面临许多的质疑。

一、中医学是否有理论

中医学是否有理论？或者说中医学理论是否值得怀疑？这个思潮当前是客观存在的，中医工作之所以有这样或那样的困难，从根本上来说是和这样的思潮分不开的。中医学是否有理论？还是要通过医疗实践的检验来回答。我国历代医学家所取得的丰硕成就，以及现实中广大中医医生在临床上之所以能取得较好的疗效，都是在中医学理论的指导之下而取得的

中医学已经经受了长时期的实践检验，对中华民族的卫生保健做出了巨大的贡献，直到今天仍在为广大群众的医疗保健服务，并能取得疗效，甚至被推广到世界范围，为更多的人服务。像这样一门具有现实意义的医学科学，还质疑其没有理论，是难以令人理解的。

从科学发展的历史来看，一些纯经验的传统医学由于自身的局限性，在近代相继被实验科学淘汰了，而中医学却在同样的环境中，由无数感性知识上升而形成了完整的医学理论体系。中医学是经过了亿万人医疗实践检验过的一门学科，所以才能延续数千年而不衰，并且越来越为许多科学家所承认。说中医学仅有经验，甚至给扣上"经验医学"的帽子，这种人不是别有用心便是对科学的无知。

中医学不仅有理论，而且有自成体系的理论。中医学的脏腑学说、经络学说、病机学说、诊法学说、辨证学说、治则学说、方药学说、针灸学说等等，无一不具有自成体系的理论，这些理论不仅有丰富的内容，还有

合乎唯物辩证法的指导思想，如阴阳五行学说中的物质观念、恒动观念、整体观念等。中医学理论中的认识观、方法论，不仅从历史的角度看是难能可贵的，即从当代科学发展的现状来看，也具有值得大力加以发掘研究的价值。

去年，在纪念爱因斯坦诞辰一百周年之际，国内外学者对爱氏的相对论问世七十三年倍加推崇，认为一个理论能维持这样长的时间而不动摇是罕见的，说明它在科学上具有极大的价值。那么，产生于数千年前的中医学理论，一直指导着我国中医的临床实践，而且还获得许多国家的不同程度的肯定与应用，难道就不是科学史上的奇迹吗？这是值得每一个具有民族自尊感的中国人引以为自豪的。

上个月，我随北京中医学院的讲师团，接受日本医师东洋医学研究会的邀请，去东京讲学，来听讲座的大多都是西医，他们主动提出要了解中医学基础理论，我们讲了阴阳五行学说、脏腑学说、病机学说、诊法学说、辨证学说、治则学说、方药学说等的中医学的基本理论知识，讲座时间虽短，但反应相当热烈。学者胜田正泰认为：中医学具有特殊价值的医学理论。在讲学过程中，举办方还进行了民意测验，结果是百分之百的人要求继续讲下去。现在，又派代表来我国发出第二次去讲学的邀请。还有一个由花田传主持的针灸学校，也向我们提出要求派教师给他们讲中医学基础理论的要求，并说今后要办成以中医学为主的针灸学校。现在上海中医学院（现上海中医药大学）还有教师在大阪讲授中医学基础理论。日本从明治维新以后，汉医一直不被重视，现在大批的西医强烈要求学习中医学基础理论，而我们自己还抱以怀疑和否定的态度，难道还不值得的反省吗？

二、中医学理论的科学性问题

中医学理论是否科学？这个问题可以说是质疑者的实质问题所在。我想提出以下几点看法。

（一）从世界传统医学来看中医理论

世界上许多民族都有着他们各自独特的医学，有的业已由千百年的实践总结上升为理论，有的则仍旧停留在民间医学或经验医学阶段。这些传统医学可大致分为亚洲系统、阿拉伯系统、欧美系统、非洲系统与南美系统，中医学是亚洲系统里面的一个分支。尽管某些民族的传统医学中也有一定的理论，但是由于存在着缺陷多已濒于灭亡。只有中医学的理论，在漫长的历史发展过程中，一直发挥着指导临床的重要作用，这说明了中医学理论的强大生命力。因此，与其他传统医学相比，中医学处于领先地位。

联合国世界卫生组织，1977 年 11 月在瑞士日内瓦召开的"促进与发展传统医学会议"上提出：传统医学已证明是有效的，有实用价值的，应给予正式承认，并促进其发展。最近世界卫生组织又肯定了中医针灸疗法，并肯定了针灸治疗十余种疾病的有效性。在这方面，中医学要为世界医学做出贡献是责无旁贷的。

（二）从气化学说来看中医学理论

在中医学理论中，对气血极为重视，特别对气的认识。在中医学中"气"涵义很广，既包括从自然界中吸入的大气，又包含人体内的元气、阴气、阳气、营卫之气等。"气"究竟是一种物质呢？还是一种虚无缥缈的想象呢？

中国古代的气化学说，认为世界万物均由"气"构成。如《类经》中说："生化之道，以气为本。天地万物，莫不由之……人之有生，全赖此气。"《素问·天元纪大论》中也说："在天为气，在地成形，形气相感而化生万物矣。"很清楚，古代医家把"气"看成是一切物质的基础。物质是否连续，是哲学史的一个有争论的问题。北宋的张载于《张子正蒙·太和篇》中说："气之聚散于太虚，犹冰凝释于水，知太虚即气，则无'无'。"他把气看成是水那样的连续形态的物质，并提出太虚无"无"，即没有一无所有的空间。《素问·阴阳应象大论》中说："阴阳者，天地之道也，万物之纲纪，变化之父母，生杀之本始……治病必求于本。"张景岳注谓："人之疾病，皆不外阴阳二气。"他把人的生死、疾病均归结于"气"的变化。由此看来，中国古代的朴素唯物主义者，把物质当成是连续的"气"与不连续的"形"的统一，中医学的基本理论就建立在这个基础之上的。

英国著名学者李约瑟于《中国科学技术史》中曾提到传教士丁韪良的一个猜测，认为中国的气化学说曾传至欧洲，可能影响狄卡儿提出的"以太学说"的形成。尽管仅为猜测，但也说明中国在这方面的认识是早于西方的。

（三）从阴阳学说来看中医学理论

阴阳的概念产生于殷周时代，人们根据自然界为成双、成对的一些现象，故用"阴阳"这一对立统一的观点来解释客观事物。周代伯阳父在《国语》中曾提出："阴伏而不能出，阳迫而不能烝，于是有地震。"在鬼神之说占统治地位的时代，人们就用阴阳变化来解释地震了，但是同时伯阳父根据有地震推测出"国必亡"的结论。这说明，阴阳学说可以为唯物论者运用，也可以为唯心论者所利用。唯物主义者把阴阳的对立统一看成客观存在，如荀子《礼论》中说："天地合而万物生，阴阳接而变化起。"《洪范传》中说："阴阳代谢……不召而自来。"中医学接受了这样的观点，将阴阳学说运用于对自然界和人体生理、病理的认识，并作为中医学的基础理论，这是科学史上的必然现象。

中医学理论中的阴阳概念，并非单纯的说理工具，而是赋予具有医学特征的丰富内含。明代张景岳在解释《内经》"阴阳者，天地之道也"时说："道者，阴阳之理也，阴阳者，一分为二也。"（《类经》）《内经》中"阴平阳秘，精神乃治"之说，讲的是阴阳平衡是维持正常生理的根本。《内经》中"阴胜则阳病，阳胜则阴病"，张景岳在《类经》中注云："阴阳不和，则有胜有亏，故皆能为病。"说的是阴阳不平衡是产生疾病之原因。《素问·至真要大论》中的"阳病治阴，阴病治阳"，张景岳在《类经》中注曰："阳胜者，阴必病；阴胜者，阳必病。"意思是在治疗疾病时要以恢复阴阳之间的平衡为目标。在中医学中，阴阳又是相互转化的。《素问·阴阳应象大论》中说"重寒则热，重热则寒""重阴必阳，重阳必阴"，以及《素问·金匮真言论》中说"阴阳之中复有阴阳"等等。这些"阴阳"之说，在中医临床实践中均有其特定的、具体的概念。

一个自然科学的理论，如果没有正确的认识论和方法论作为依据，是很难生存的。中医学中关于阴阳的理论是包涵唯物辩证法元素的，因此至今几千年而不衰。对比之下，古代西方医学是由唯心的"灵气论"为依据，结果被近代医学理论所代替。随着科学的发展，证实阴阳学说的科学依据愈来愈多，人们已经能够从细胞水平与分子生物学水平来证实其科学性。有人认为，把复杂的生理、病理变化归结为两个对立体的矛盾与统一，似乎过分简单，但是近代生理科学的发展，似乎越来越说明中医学阴阳之论存在着科学的根据。

20 世纪 40 年代，塞里提出疾病的产生，是致病因子刺激垂体前叶，分泌促肾上腺皮质激素，使肾上腺皮质分泌相对立的亲炎激素（醋酸去氧皮质酮）与抗炎激素（氢化可的松），这两种激素的分泌量的不同而引起机体的变化，这一对矛盾对立物质的盛衰变化，正好与阴阳学说提出的四种情况（阴平阳秘、阳盛阴虚，阴盛阳虚、阴阳两虚）相符。

另外，1973 年古德伯采用阴阳学说来解释细胞内环磷酸腺苷（cAMP）与环磷酸鸟苷（cGMP）之间的作用与关系，两者的比值具有临床意义，他认为这种矛盾的对立统一与阴阳学说有相似之处。

（四）从藏象学说来看中医学理论

中医学根据藏象学说来说明人体生理现象，这一学说的中心内容是以心、肺、脾、肝、肾五脏为核心展开的。这五个脏器从解剖来看，与西医所说的心、肺、胃、肠、肝、肾诸器官有相近之处，但不能画等号，如藏象中的"心"包括了现代"脑"的一些认识等。从功能来看，中医学认为，任何一脏具有多种生理功能，而西医的一个器官多数仅有一种功能。有人认为，中医一脏有多种功能的认识是中医的特点而非中医的优点，因为不能被现代科学的认识所支持。但是，近年的科学发展已使人们认识到，一种器官仅有一种功能的观点是错误的，随之一种器官具有多种功能逐渐被认识，如对肺、肾等研究的发展，为中医学的藏象学说提供了支持。

国外的一些实验研究业已直接或间接证实了中医藏象学说中的一些问题。如中医学认为"肝开窍于目"，即眼的病变与肝有一定关系。1977 年美国佛罗里达大学医学院道森等，对 23 位胰腺炎患者进行视力测验，发现视网膜均有异常表现，视觉对黑暗的适应力特别差，开始认为可能与维生素 A 缺乏有关，但发现有的病人的维生素 A 含量是正常的，值得注意的是，一些病人用胰腺酶治疗后，视网膜的功能改善。这一研究有助于说明，中医学"肝开窍于目"的认识是有道理的，中医学所言的肝，实际包括胰腺在内。

又如"肾开窍于耳"的学说，中医学认为肾中的阴精阳气，通过经脉能分布到耳且发生濡养与温煦的作用，所以有关耳的许多病变常要联系到肾来考虑，现代医学并不承认这个理论。但是 1976 年，美国医学会杂志报道：明尼苏达大学奎克教授提出，肾的疾病可能有某种程度的听觉障碍，他从 1965 年 7 月到 1975 年 12 月发现 602 个经过透析和肾移植的病人中，发现 107 个病人有听觉丧失。他认为肾脏有了病变，可以直接或间接影响耳的听力。同时他还发现，一些病可同时影响肾与耳，如奥尔伯特氏病（遗传性肾炎），这种病人有着进行性耳聋的临床表现。为什么肾与耳发生联系呢？奎克提出三个方面的认识：一是在电子显微镜下，此二器官的组织相似，如耳蜗管外壁的血管纹与肾小球均为有血管的上皮膜，肾小管与血管纹的结构也近似；二是在生理上，耳蜗管与肾均可在一定程度上调整淋巴与血的化学组成与电解质组成；三是在免疫学方面，耳蜗管与肾在抗原方面有免疫学的联系，故听觉减退可能与免疫因素有关。

当然，中医藏象学说的科学性，并不一定要现代医学取得的这些数据来证明，因为中医的藏象学说早已被无数的临床实践所证明了。这里不过是建议那些对中医学理论抱怀疑态度的人看看这些客观的事实报道而已。

（五）从病因学说来看中医学理论

中医学在发病方面特别强调内因，认为"邪之所凑，其气必虚"。但是这个"虚"的物质基础究竟是什么？由于历史条件的限制一直未能做出确切的说明。过去西医在病因方面对外因比较重视，现在也非常注意内因了。以肿瘤为例，肿瘤的病因虽然尚未完全确定，但一般认为，80％～90％的恶性肿瘤是由化学物质或病毒引起的。目前在研究肿瘤病因方面，已注意到遗传因素之间的关系，并已有了很多证据，这和中医学强调的内因有联系。

再如，中医学对于精神、情绪与疾病发病的关系也十分重视，国外现在也很注意了，如美国已拨款对精神与疾病的关系进行研究，新的学科如"心理生物学"等已相继产生。

（六）从系统论的认识看中医学理论

系统论是一门新兴的学科，它的核心是统一整体观。而中医学认为，五脏六腑在人体内是一个统一的整体，各个脏腑的自身也是一个整体。

如心主阳气、主血脉、主神志，这三种不同的功能构成了心的整体功能。因为心主阳气，才能推动血脉；心所主的血脉，又是神明的物质基础；心藏脉，脉舍神，则血脉和神明又是统一的整体。阳气可以推动血脉，但阳气又必须存在于血脉之中，故气为血帅，血为气母，气助血行，血载气行。没有血脉，阳气便失去依据；没有阳气，血脉就失去动力；只有气血运载正常，才能维持神明的正常；亦只有神明正常，才能统摄阳气和血脉。这就是中医学对心脏的认识。此外，中医学还认识到，心脏的阳气要下交于肾，肾脏的阴精要上交于心，心肾相交水火既济，这就是心与肾之间的统一整体关系。其他脏腑和各个器官组织，都具有各自的统一整体关系。

21世纪出现的普通系统论，可用于阐明中医学的整体观理论。因为系统论中最基本的概念就是整体观念，它强调研究事物要从整体着眼，强调事物间的关系重于强调事物的结构，它把具有一定结构关系的整体叫作系统，而此系统本身又可成为它所从属的更大系统的组成部分。中医学认为天人相应，认为人体自身就是个小天地，这些从整体观出发的认识，在普通系统学方面获得了证明。

（七）从控制论的认识看中医学理论

我们知道，现代医学对人体的研究已经由人体的各个系统、各个器官、各个组织、各个细胞深入到了亚细胞和分子细胞的水平，科学发展对人的生命活动的研究做出了巨大的贡献。但是我们也要看到，解剖学、生物化学、组织学的研究方法，对人体正常生命活动有不同程度的干扰，甚至于割裂了人体局部和整体的紧密关系，因此不能完全地、正确地反映人体生命活动的客观规律。而控制论认为，不能单纯用分析的方法来认识事物，提倡从整体和系统的角度来认识事物，提出黑箱研究系统的方法，从综合的角度为人们提供一条认识事物的重要途径。

中医学的辨证论治方法，就是不打开黑箱来调节控制人体的医学理论，因为辨证论治中受控量和被调查量，基本上只限于望、闻、问、切所获得的变量系统，此系统在被调查过程中，是在不干扰人体正常生命活动的情况下进行的。甚至《素问·脉要精微论》中提出："诊法常以平旦、阴气未散、阳气未动、饮食未进、经脉未盛、络脉调匀、气血未乱，故乃可诊有过之脉。"这是强调要在不干扰人体正常生命活动的情况下进行调查诊断。我看中医学的辨证论治理论和黑箱理论在方法上有很大程度是相似的。

有人说，中医单凭三个指头和一个枕头看病不科学，我看这个结论下的过早了。就从上面所说的几方面来看，中医学的理论体系是有科学基础的，并已逐渐得到新兴科学的证明和当代科学家的承认。科学家钱学森先生最近给吕炳奎同志的一封信便说：西医源起和发展于科学技术的分析时代，也就是为了深入研究事物，把事物分解为其组成部分，一个一个地加以认识，其优势是便于认识，但把本来整体的东西分割了是其弊病所在，这一缺点早在一百年前恩格斯就提出来了，到大约二十年前终于被广大科技界所认识到，要恢复系统观，有人称为系统时代，人体科学一定要有系统观，而这就是中医的观点，所以医学的方向是中医不是西医，西医也要走到中医的道路上来。钱学森同志的看法是客观的，也是深刻的，很值得我们深思。

（八）从治疗效果来看中医学理论

中医学对疾病和治疗的认识尤具有唯物辩证法。首先，中医学认为病因总是可以认识的，因而疾病总是可以医治的。如《内经》说："五脏之有疾也，譬犹刺也，犹污也，犹结也，犹闭也。刺虽久，犹可拔也，污虽久犹可雪也，结虽久犹可解也，闭虽久犹可决也，或言久病之不可取者，非其说也。夫善用针者，取其疾也，犹拔刺也，犹雪污也，犹解结也，犹决闭也，疾虽久犹可毕也。言不可治者，未得其术也。"中医在临床上之所以能取得较好的疗效，特别是对一些所谓疑难病、不治之症的取效，都是在中医学理论的指导之下而取得的。

中医运用其理论于临床，往往能取得预期的效果，这就是科学的真理，难道能指导实践和经受实践检验的认识还不足以成为理论吗？毛泽东同志说过："判定认识或理论之是否真理，不是依主观上觉得如何而定，而是依客观上社会实践的结果如何而定。"又说："许多自然科学理论之所以被称为真理，不但在于自然科学家们创立这些学说的时候，而且在于为而后的科学实践所证实的时候。"我们认为，中医学理论应该被肯定，也是指它能取得临床验证的部分，而不是而不是兼收并蓄。

据上所述，中医学在理论上，在方法论方面，都有着一定的科学性。但是，时至今日，无论对中医理论或中医临床还有一些分歧的看法。众所周知，实践是科学争鸣的最后裁判。中西医学是在不同历史条件下发展起来的，分别受到当时当地的社会环境、哲学思想、经济生产、科学技术的影响而形成了不同的理论体系，从不同的侧面反映出人体生命活动的客观规律。但两者的研究对象均为人体，没有理由不能统一认识，中西医结合应该是从理论到实践统一两种对人体的不同认识的研究课题，有人说这与物理学上延续数百年的光是波动说还是粒子说之争有些近似，粒子说企图将波动性完全归结为粒子，而波动说则企图以波动来说明粒子的形成。直到 20 世纪才从方法论的角度，认识到光的波动说与粒子说是根据不同实验手段对同一客观事实提出的两个模型，随着两者的统一，产生一门与经典物理完全不同的物理学——量子力学。因此，我们也期待着实现中西医结合，创立新医药学说。

据上所述，中医学的理论经受了长时期的实践检验，是可以重复的，因此是有科学基础的，这些都是客观存在，都是不难论证的。评价一种认识或理论，不是依主观上觉得如何而定，而是依据客观的社会实践的结果如何而定。以上介绍的中医学基础理论，运用于临床时，往往能取得预期的效果。中医学的理论既能指导实践，又经受了实践的检验，应该承认是有真理存在其中的。尽管中医学的有些认识一时还不能用现代科学手段来说清楚，逐步地用科学的方法不断地阐明它就是了。许多自然科学理论之所以被称为真理，不但在于自然科学家们创立这些学说的时候，而且在于为尔后的科学实践所证实和重复的时候。爱因斯坦曾经说过：有谁想把自己自居为真理同知识的审判官，这个人将被上帝的笑声所毁灭。

三、中医学理论整理研究规划的指导思想

任何科学成就都是在继承前人的成果上产生的，所以我们还是要在继承好前人留下的这份宝贵遗产的基础上，不断地吸取相关学科的营养，特别是要结合现代科学，使中医学从而得到发展和提高。没有继承，固然谈不到发展创造；反之，没有发展创造，继承就失去了存在的价值和意义。

由于长时期的历史局限性，中医学各种学说的理论没有得到很好的整理和提高，特别是近几十年来先后受到西方机械唯物论以及民族虚无主义的冲击，使中医学一直停顿在封建王朝以及个别医学家力所能及的整理阶段。如唐朝王焘的《外台秘要》是对古经方的整理。宋朝的整理成绩斐然可观，医经方面如对《素问》《伤寒论》《金匮要略》《脉经》等的校勘；本草方面有《大观》《政和》等几次的修订；医方有《圣济总录》《圣惠方》《和剂局方》的编辑；理论方面有《圣济经》的专著。以后如元代的《济生拔粹》《难经本义》《读素问钞》，明代的《普济方》《医统正脉》，清代的《图书集成医部全录》等。在各个不同的历史时期，这些对中医理论和文献的整理，对中医学的发展都曾发挥了一定的作用。

回顾新中国成立三十年来，中医工作虽取得一定成绩，但对于中医学理论的研究整理，除编写了几版中医教材，比较明确了中医学的基础理论而外，其他方面不仅原封未动，某些同一性质的出版物的质量反而有所下降。与新中国成立前比较，如《医学大辞典》《药物大辞典》《三三医学丛书》《中国医学大成》《珍本医书集成》《皇汉医学丛书》等，我们的出版物有所逊色，更不能与宋朝的整理工作相比拟。为什么会产生这样落后的状况，是不是由于我们的人力、财力、物力等条件不如呢？我看不是，从对《内经》的校勘学来讲，我们现在所掌握的资料，特别是掌握了清代乾嘉以后各经学家、小学家的校勘资料，远远超过宋臣林亿、高保衡等，但是我

们就没有出一部比"新校正"更高明的《素问》校勘本。过去所编辑较好的丛书如《古今医统正脉》《周氏医学丛书》，都是私人力量搞的，现在我们的力量比较能集中了，印刷条件亦好多了，但并没有出版一部更高明的丛书。究竟是为什么？归根到底，关键还是受到了不承认中医学理论这一思潮的严重阻碍。

现在中医学的存亡问题，已经严重的摆在我们中医界每个同志的面前，究竟是逆流而上，还是知难而退！我认为，为了发扬中医学利天下来世的传统精神，应该逆着这股思潮而上，争挑整理研究中医学理论的重担，一定要鼓足勇气把中医学的整理研究工作搞上去。现在我们最有利的条件是，中央已经批准今年3月卫生部召开的中医、中西医结合工作会议的决定，中医、西医、中西医结合三支力量长期并存，中医本身要独立发展。即是说，现在进行中医学理论的整理研究工作，有了法律上的依据，取得了合法的地位。我们应该把全国的中医力量团结起来，苦干十年，一定会取得应有的成绩。特别是对我们五六十岁以上的同志来说，真是机不可失时乎不再。

我在日本讲学过程中，对我影响最深的是他们中多数人都有一种励精图治的精神面貌。回国以后我写了一副对联贴在我的办公室："一息尚存，此志不容稍懈；四化艰巨，决心勇往上前。"横额是"自强不息"。我所勇往上前、自强不息的奋斗目标，就是在整理研究中医学理论，因为我力所能及的就只此一点力量，所以我愿与全国的中医同志一道，为中医学理论的整理研究工作而奋斗。

整理研究中医学理论的工作应该用什么方法来进行呢？钱学森在给吕炳奎的信中曾说：已有的中医理论又不能同现代科学技术联系起来，而科学技术一定要联成一体，不能东一块、西一块，解决这个问题就是你说的中医现代化，实际上也是医学的现代化。从科学发展的趋势来看，现代化确是发展中医学的必由之路，但是我们又必须首先要明确中医学的理论，不先行在中医学自身下一番整理研究的功夫，使它比较系统和规范，是难于一下子便与现代科学技术联系起来的，中医学现代化是不可能一蹴而就的。因此我们提出，首先要把分散于浩瀚的医学典籍中的中医学各科学理论进行整理研究，使之更加系统划一，便于与现代科学技术发生联系，逐渐成为一体而达到现代化。不明白的人说我们保守，还在搞钻木取火，我认为这是他们绝大的误解。

1978年夏季，在西德莱茵河畔城市杜塞尔多夫召开了第十六届世界哲学会议。世界许多一流的科学家如数学家、物理学家、天文学家、神经生理学家、遗传学家参加了大会，其中包括有诺贝尔奖获得者。为什么这些自然科学家对于哲学讨论表现出如此浓厚的兴趣呢？一个学者回答说：对于哲学的需要！现在，来自全国的各方面的有关同志，会集鲜花盛开的羊城，参加医学辩证法的讨论。为什么发展中医学，进行中西医结合，创立新医药学，需要辩证法的讲习呢？我的回答是：对于哲学的需要！

西方的自然科学家们参加哲学讨论，说明哲学与自然科学的结合日益紧密，科学家们不再孤立地看待哲学问题与科学发展，认为哲学对自然科学可能起到指导作用。现在的情况是：哲学理解生物学科的最新成果固然是重要的，哲学向生物学科提出新的任务与开辟新的天地也是极其重要的。我们大家在今天的任务，就是要完整地准确地领会用马克思主义哲学的基本观点、方法来研究中医学，研究中医学发展的历史、现状与前景，总结经验教训，寻找发展中医、中西医结合、创立新医药学的规律，使中医学为加速实现四个现代化立下汗马功劳。为此特提出几点建议。

（一）建立跨学科的中医研究中心

跨学科研究之特点在于从不同角度同时考察一个对象，处处着眼于"面"及"整体"，这与国外流行的平面思考、系统论等有不少地方相符。在 20 世纪之前，人们各自对专科进行研究。而于 20 世纪，一些科学技术如宇宙航行、新能源方案等均非一个学科能解决，需多方面协作。如医学的历史就与地理学、社会学、物理学、化学、生物学及其边缘科学的历史密切相关，在研究中会出现超越本学科的问题，为跨学科研究提供素材与线索。只有从研究方法与思维方式来一个革命，在中医学研究才会有重大突破，因此建议在中医研究方面建立跨学科的研究中心。

（二）为改革中医教育探索途径

中医教育 23 年以来，各地中医学院培养出大量中医人才，在全国各地发挥着重要的作用。但是，由于学习年限与同时掌握中西医两套本领存在着矛盾，学习质量已不能完全适合当前科学飞速发展，必须进行教育改革，设立两头小中间大的学制。故建议除了按原有教育计划继续大量培养外，有计划地在少数有条件的中医院校培养以下两类人才：中医理论研究骨干和中医临床研究骨干。

目前当务之急，不是辩论中医有无理论的问题，而是如何发掘中医宝库中的理论，并加以整理提高的问题。要做好这一工作，首先在于培养一支精通中医学理论的高水平的中医人才，这就应当办好重点中医学院，加强基本功的训练，认真学好几部古典医著，并广泛浏览各家著作，掌握中医治学方法，具备发掘整理研究中医学理论的能力。因为如果丢掉了中医的理论，就无中西医结合之可言，也谈不到创造新医学。所以我们必须加快培养一支精通中医理论高水平的骨干，使他们成为创建新医学长征途中的突击队。

延长学制（八年），使学生完全掌握中西医两套本领，培养既通晓中医学理论，有过硬的临床技能，有能充分运用先进科学技术进行研究的人才，用医疗的实践有效地证明中医学理论的科学性，使发展中医学、中西医结合与创立新医药学的工作加速进行。

（三）办好现代化的中西医结合医院

集中力量，抽调人才，办好一个具有中国特点的现代化医院，使它成为中医临床与研究的重点基地，既能有高标准的医疗质量，又能培养高级中医临床研究人才，争取创造大量科研成果。

（四）解决好几个关系

1. 继承与创新

任何创新都是在继承前人工作的成果上产生的，中医学当然不例外，忽视中医学理论与前人遗留给我们的宝贵遗产是错误的。另一方面，任何科学在成长发展过程中都会不断地吸取周围的营养，从而使自己得到发展，中医学自然也不例外，故步自封，闭关自守，只能使自己萎缩、灭亡。没有发展的科学是死亡的科学，科学必须在继承的过程中发展。没有继承，就谈不到发展创造，反之，没有发展创造，继承就失去了意义，这也是辩证法。

2. 学习与独创

学习国外研究医学的方法，不仅要一般的学习人家的技巧方法，而且要弄清楚他为什么要研究这个问题，如何研究？以什么理论、方法为基础？经过分析，形成我们自己的一套看法，与我们的研究工作相结合，实现独创性的研究方法。周总理曾教导我们，对外国东西要"学、用、改、创"。所以学习外国是为了独创，要钻得进、出得来。钻进去是手段，出得来是目的。取他人之长，走自己的路。在这方面要提倡独创，搞自己有特色的东西，不要搞"科学复习"，更不应当走人家已放弃的弯路或盲目前进。

3. 民主与集中

在继承与发展中医学方面应贯彻双百方针，在充分交流思想的基础上，确定近期重点研究方向，集中主要力量来攻克重点。在另一方面，不要强求一致，也不需要一致。用行政命令强行推行，是不利于科学发展的，要提倡发扬学术民主，开展百家争鸣。在科学面前，必须坚持人人平等的原则。事实表明，在缺乏科学民主空气的地方，科学家的独创性不会得到鼓励。哪里缺乏科学与民主，哪里就增多无知与专制。

4. 老年与青年

老科学家、老中医是我们国家的宝贵财富，是中医学的活宝库，要充分发挥他们的作用，让青年人很好地接下他们的班。老中医对青年不仅是要手把手地教，更重要的是启发诱导，传授入门要领，鼓励、引导他们进取。从中外科学史中均可发现，高徒往往出自名师。另一方面，应当把培养中、青年新生力量提到议事日程上来，用战略眼光来看待中青年，他们精力旺盛，不怕辛苦，不怕出丑，不怕权威。虽然知识少，但受旧框框的束缚也少，敢于创新，要给他们创造"创"的条件，支持有创见的人，鼓励他们解放思想，不要怕失败。不允许失败与错误，新的、正确的东西就出不来，这也是辩证法。

最后我想说，继承发扬中医学遗产，搞中西医结合，创立新医药学，我们已搞了若干年了。这是一件前人从未做过的工作，创业虽然是艰难的，但历史要求我们必须知难而进。天下兴亡，匹夫有责，如果我们创不了这个业，那就不仅是中医的耻辱，而且也是中华民族的耻辱。有志者事竟成，我相信我们一定会成功。